O LIVRO COMPLETO DOS

Óleos Essenciais

Sandra Kynes

O LIVRO COMPLETO DOS

Óleos Essenciais

Como Combiná-los, Difundi-los, Criar Remédios e
Usá-los na Vida Cotidiana

Tradução
Marcelo Brandão Cipolla

Editora
Pensamento
SÃO PAULO

Título do original: *Llewellyn's Complete Book of Essential Oils.*

Publicado originalmente por Llewellyn Publications, Woodbury, MN 55125 – USA – www.llewelym.com.

1ª edição 2021./1ª reimpressão 2023.

Editor: Adilson Silva Ramachandra
Gerente editorial: Roseli de S. Ferraz
Gerente de produção editorial: Indiara Faria Kayo
Editoração eletrônica: S2 Books
Revisão: Adriane Gozzo

Dados Internacionais de Catalogação na Publicação (CIP)
(Câmara Brasileira do Livro, SP, Brasil)

Kynes, Sandra
O livro completo dos óleos essenciais : como combiná-los, difundi-los, criar remédios e usá-los na vida cotidiana / Sandra Kynes; tradução Marcelo Brandão Cipolla. -- 1ª. ed. -- São Paulo : Editora Pensamento Cultrix, 2021.

Título original: Llewellyn's Complete Book of Essential Oils
Bibliografia
ISBN 978-65-87236-58-2

1. Aromaterapia 2. Óleos essenciais - Uso terapêutico 3. Terapia alternativa I. Título.

20-50222 CDD-615.3219

Índices para catálogo sistemático:

1. Aromaterapia : Terapia alternativa 615.3219

Aline Graziele Benitez - Bibliotecária - CRB-1/3129

Direitos de tradução para o Brasil adquiridos com exclusividade pela
EDITORA PENSAMENTO-CULTRIX LTDA., que se reserva a
propriedade literária desta tradução.
Rua Dr. Mário Vicente, 368 – 04270-000 – São Paulo – SP – Fone: (11) 2066-9000
http://www.editorapensamento.com.br
E-mail: atendimento@editorapensamento.com.br
Foi feito o depósito legal.

Sumário

Lista de Figuras

Lista de Tabelas

Isenção de Responsabilidade

As informações apresentadas neste livro não têm a intenção de substituir a consulta ao médico. Não se deve fazer uso interno dos óleos essenciais sem a supervisão de um profissional de saúde habilitado. Não use, sem autorização médica, óleos essenciais para doenças que já estejam sendo tratadas. Ao utilizar remédios de óleos essenciais para tratar males menores, entre em contato com um profissional de saúde caso o problema piore ou se prolongue.

Introdução

Os aromas nos estimulam, inspiram e encantam. Pelo fato de nosso olfato estar tão ligado à memória e às emoções, existe uma relação profunda entre os aromas e as qualidades dos lugares. Algumas de minhas memórias de infância mais vívidas têm relação com a casa de minha avó, que era cheia de plantas e móveis grandes e velhos. De que mais me lembro são os cheiros. Com seus *pot-pourris*, jardins e a enorme cozinha, sua casa era um paraíso de fragrâncias.

Como acontece com tanta gente, a primeira coisa que me interessou nos óleos essenciais foram suas fragrâncias estimulantes. O fato de eu mesma poder misturá-las para fazer perfumes me empolgava. Sou uma eterna estudante. Adoro aprender e estudar e, no geral, faço isso sozinha, com a ajuda de uma ou outra aula ou *workshop*. Enquanto fazia experimentos com os óleos essenciais, constatei que certas combinações não funcionavam tão bem quanto eu esperava. Por isso, saí em busca de informações.

Encontrei várias receitas que me divertiram durante certo tempo, mas queria saber mais e compreender o que estava fazendo. Isso coincidiu com meu interesse pelos *pot-pourris*, que, muitas vezes, envolvem o uso de óleos essenciais. Aproveitei a oportunidade para participar de um *workshop* num sábado à tarde, no qual eu tinha a esperança de aprender mais sobre a arte de misturar óleos essenciais. Embora a aula tenha sido boa, não atendeu a todas as minhas expectativas, e eu avançava com lentidão no conhecimento dos óleos essenciais.

Eu queria compreender por que determinados óleos dão certo juntos e outros, não. Queria saber fazer escolhas inteligentes, não apenas pelo fato de alguns óleos essenciais serem caros, mas também para minha própria satisfação. Queria saber não apenas fazer algo, mas também por que o que faço dá certo – ou não.

Não queria fazer um curso que me desse um diploma de aromaterapeuta nem estava disposta a gastar centenas de dólares. Queria apenas compreender como escolher os óleos para misturar aromas. Por sorte, descobri que uma conhecida minha estava estudando sistemas de certificação para vários métodos naturais de cura, e a aromaterapia era um deles. Melhor ainda, estava disposta a compartilhar comigo alguns dos seus estudos. Embora a escolha de óleos para a confecção de aromas representasse apenas uma pequena parte de seus estudos, era o bastante para preencher as lacunas do meu conhecimento. Depois de passar algum tempo com ela, me senti no paraíso, pois finalmente compreendi o que estava fazendo com os óleos essenciais.

Meu interesse pelos óleos essenciais completa meu interesse pelos remédios fitoterápicos, o que não surpreende, pois as histórias dos óleos aromáticos e da medicina fitoterápica se interpenetram. Cresci numa casa em que a primeira linha de defesa contra as doenças e os desconfortos e os primeiros socorros depois de qualquer ferimento vinham, em geral, da cozinha ou do jardim da minha avó. Embora os produtos comerciais tenham acabado entrando no armário de remédios da família, minha mãe volta e meia tornava a usar remédios que conhecera na infância. Por causa disso, eu também me familiarizei com eles. Quanto mais trabalhava com óleos essenciais, mais descobria que eles vinham expandir e melhorar meu repertório fitoterápico.

Antes de continuar, quero explicar que trabalho com óleos essenciais por razões minhas, não para tratar as pessoas ou vender produtos. Embora talvez pareça estranho eu ter escrito este livro, meu objetivo é encorajar os outros a explorar o mundo fascinante dos óleos essenciais sem se sentirem intimidados. Por outro lado, embora eu queira inspirar a criatividade, também insisto com os leitores para que o façam tomando as devidas precauções de segurança.

Além disso, quis escrever um livro que abarca vários assuntos. A palavra *Completo*, que integra o título, não é uma referência ao número de óleos essenciais descritos. Pelo contrário, reflete uma abordagem holística na qual a compreensão dos óleos carreadores e de outros ingredientes importantes dos preparados caseiros é importante do mesmo modo. Embora haja sugestões de receitas em todo o livro, dou ênfase à compreensão dos vários tipos de remédios. Explicações e instruções passo a passo lhe darão orientação nos processos de seleção, confecção e uso dos diferentes preparados e métodos de aplicação. Também o ajudarão a aproveitar ao máximo os óleos essenciais que você já tem em mãos.

A Parte Um deste livro começa com uma visão histórica geral dos óleos essenciais. Explica o que eles são e como diferem de outros produtos aromáticos. Do mesmo modo, explica e explora os óleos carreadores e cobre as precauções de segurança. Embora os óleos essenciais sejam produtos naturais, são poderosos e precisam ser usados com cautela e sabedoria. Não recomendo sua ingestão, a qual só deve acontecer sob a supervisão de um profissional de saúde.

A Parte Dois proporciona uma explicação aprofundada de como misturar óleos em vista do aroma. Inclui dois métodos fundamentais para escolher os óleos essenciais: as notas aromáticas e os grupos aromáticos. Esta seção também lança um olhar divertido para a criação de misturas especiais de aniversário, baseadas nos signos solares. É verdade que o perfil de cada óleo essencial inclui sugestões de outros óleos que combinam com ele, mas a beleza da fragrância está no nariz de quem a cheira. Siga não apenas os métodos de seleção, mas também seu nariz, para criar misturas só suas.

Sempre considerei o termo *aromaterapia* bastante limitado, pois ele parece implicar que o único uso dos óleos essenciais é aquele relacionado a seu aroma. A verdade é que eles podem ter uso tópico para combater infecções, curar problemas de pele, aliviar músculos doloridos e diminuir dores das articulações. A Parte Três explora o papel dos óleos essenciais na medicina fitoterápica e traz detalhes sobre a preparação de remédios. Inclui, ainda, uma lista de males e doenças, de quais óleos usar e dos melhores métodos de administração destes.

A Parte Quatro trata dos cuidados pessoais e do bem-estar, trazendo informações sobre como fazer preparados para a pele e os cabelos. Também cobre o uso clássico aromaterapêutico dos óleos para as emoções e o modo como os óleos essenciais podem ser utilizados para melhorar as práticas espirituais. Uma área relacionada ao bem-estar é o uso dos aromas em conjunto com a energia dos chakras. Vamos explorar também o uso de óleos essenciais com velas para introduzir um pouco de magia em nossa vida.

A Parte Cinco nos conduz a outra aplicação prática dos óleos essenciais, cujo uso é voltado para limpar, refrescar e controlar pragas das casas. O emprego de óleos essenciais com produtos comuns da vida doméstica, como o vinagre, ajuda a eliminar a necessidade dos limpadores químicos. Por outro lado, se nem todos os óleos essenciais são adequados para limpeza, podem ser usados no que chamo de *feng shui aromático*. Os detalhes do Capítulo 15 nos conduzem passo a passo ao longo de um método simples para empregar os óleos essenciais no contexto dessa antiga prática chinesa. A Parte Seis apresenta perfis aprofundados de mais de 60 óleos essenciais. A Parte Sete proporciona informações sobre os óleos carreadores e outros ingredientes importantes que costumam ser usados nos preparados caseiros, falando, inclusive, sobre o tipo de água que deve ser utilizado. O apêndice, por fim, traz tabelas de conversão de medidas e de diluição de óleos, e os glossários o ajudarão em suas explorações e seu aprendizado.

Alguns óleos essenciais bem conhecidos não estão incluídos neste livro. O pau-rosa (*Aniba rosaeodora*), também conhecido como *bois de rose* (em francês), está na Lista Vermelha de Espécies Ameaçadas da União Internacional para a Conservação da Natureza (IUCN – International Union for Conservation of Nature). Essa árvore tem sido demasiado explorada, e, segundo a IUCN, não há sinais significativos de que a espécie esteja se regenerando. O nardo indiano (*Nardostachys jatamansi*) também está na lista vermelha, onde consta como gravemente ameaçado. O sândalo indiano (*Santalum album*) é um aroma de que muita gente gosta, mas, por infelicidade, sua popularidade e o uso excessivo vêm causando sua destruição. A IUCN o considera uma espécie vulnerável, a um passo de ameaçada. Mas nem tudo está perdido, pois o governo australiano controla a coleta do sândalo natural do país (*Santalum spicatum*) para garantir a sustentabilidade.

Há casos em que mais de um óleo essencial pode ser obtido com base na mesma planta. As raízes da angélica, por exemplo, dão um tipo de óleo, ao passo que suas sementes dão outro. Nos casos em que é importante distingui-los, chamei-os de angélica (raiz) e angélica (semente). Caso contrário, a palavra *angélica* se refere a ambos os óleos. Nos casos que envolvem mais de uma espécie, faço uma distinção semelhante. Quando faço referência a uma espécie específica de eucalipto, por exemplo, chamo-a de eucalipto (comum) ou eucalipto (cheiroso). A simples palavra *eucalipto* indica que qualquer um dos dois óleos pode ser usado.

Este livro tem a intenção de ajudá-lo a aproveitar ao máximo os óleos que já tem. Embora em algumas receitas sugiram-se combinações de óleos, o mais importante é criar suas próprias combinações. Se uma receita inclui um óleo que você não tem, verifique a tabela 9.1. e outras tabelas para ver qual outro óleo pode substituí-lo.

Não é necessária uma longa lista de ingredientes para fazer um remédio eficaz. Durante séculos, na verdade, herboristas fizeram remédios "simples" preparados com uma única erva. Trabalhar com uma única erva ou óleo essencial é um bom método para conhecê-lo e entender como ele funciona.

As receitas de remédios apresentadas neste livro foram feitas para pequenas quantidades, de modo que a preparação seja rápida e fácil. Com isso, seus preparados também estarão sempre frescos. Vamos entrar agora no mundo fascinante dos óleos essenciais, que pode melhorar, em muito, nossa vida.

Parte Um

Informações Preliminares

Nesta parte, começamos com uma visão histórica dos óleos essenciais e do nosso fascínio por óleos perfumados. Veremos que os óleos aromáticos eram usados para fins medicinais e religiosos em muitas culturas do mundo antigo. Além disso, a destilação de plantas aromáticas para obter os óleos essenciais pode ser mais antiga do que se imaginava. Durante o século XX, fez-se extenso uso de substâncias químicas para a fabricação de remédios e perfumes; mostraremos, no entanto, que os óleos essenciais estão voltando a entrar em cena.

Depois desse estudo histórico, entraremos um pouco na ciência para aprender o que é um óleo essencial, por que as plantas os produzem e como esses óleos diferem de outros produtos aromáticos no mercado. Aprenderemos sobre os diversos métodos de obtenção dos óleos essenciais e sobre os subprodutos produzidos com base neles. Pelo fato de alguns produtos serem, muitas vezes, confundidos com óleos essenciais, examinaremos os outros processos de produção de diversos tipos de extratos aromáticos.

Uma vez que os óleos essenciais não são usados sozinhos, os métodos de refino utilizados na produção de óleos carreadores também serão detalhados. Depois de aprender sobre esses processos, você talvez mude de ideia acerca dos óleos que usa para cozinhar. Incluímos ainda os termos de marketing e os cuidados a serem tomados ao comprar óleos essenciais e carreadores.

Embora seja fácil se lembrar dos nomes comuns das plantas, eles podem nos confundir. Comprar os óleos essenciais corretos é importante, pois até óleos semelhantes podem ter propriedades diversas e exigir diferentes precauções de segurança. Ainda que os óleos essenciais sejam alternativas naturais aos produtos sintéticos de base química, podem ser perigosos e nocivos quando mal utilizados. Sem entrar em termos técnicos, desmistificaremos seus nomes botânicos para garantir que o leitor compre o óleo correto. Também falaremos das precauções de segurança que devemos tomar para proteger a nós, nossa família e nossos animais de estimação.

CAPÍTULO 1

A História dos Óleos Essenciais

A história dos óleos essenciais começa antes de eles serem manufaturados: inicia-se com a atração que os seres humanos têm pelos óleos aromáticos desde os tempos antigos. Plantas aromáticas mergulhadas em óleo eram usadas em práticas terapêuticas e religiosas em culturas antigas do mundo inteiro. Era bem disseminada a crença de que os aromas estabeleciam uma conexão entre os mundos físico e espiritual. A unção com perfumes e óleos aromáticos era uma prática quase universal, que subsiste até hoje. A palavra *perfume* vem do latim *per*, que significa "por, através de", e *fume*, "fumaça".[1]

O Uso dos Óleos Aromáticos na Antiguidade

Datado do século XVI a.C., o Papiro de Ebers é o registro escrito mais antigo sobre o uso de plantas medicinais no Egito.[2] Com os detalhes físicos das plantas, ele traz receitas fitoterápicas e informações sobre perfumaria e incenso. Muitas vezes, médicos egípcios eram perfumistas e produziam óleos medicinais que podiam ser usados como fragrâncias. Os que se especializavam em embalsamar os mortos também usavam sua perícia

1 Groom, N. *The New Perfume Handbook*, 2ª ed. Londres: Chapman & Hall, 1997. p. 177.

2 Dobelis, Inge N. (org.). *Magic and Medicine of Plants*, Pleasantville, NY: Reader's Digest Association, 1986. p. 51.

para criar misturas que embelezavam a pele e a protegiam contra os rigores do clima desértico.

O olíbano, sempre valioso, era visto como o perfume dos deuses. Era empregado nos ritos dos templos e como base para perfumes de uso pessoal. Pelo fato de os óleos aromáticos serem muito apreciados, eram usados de modo quase exclusivo pelas classes mais altas. Costumavam ser guardados em primorosos frascos de alabastro, jade e outros materiais preciosos, os quais, além de funcionais, eram bonitos. Alguns desses frascos conservaram seu aroma até serem abertos pelos arqueólogos, milhares de anos depois de terem sido selados.

Os babilônios também usavam plantas aromáticas e se tornaram grandes fornecedores de matéria vegetal para os países vizinhos. Cedro, cipreste, murta e pinho eram muito apreciados. Os assírios gostavam de empregar produtos aromáticos tanto em seus ritos religiosos quando na vida pessoal.

Os *Vedas*, alguns dos textos mais antigos da Índia (c. 1500 a.C.), tecem louvores ao mundo natural e trazem informações sobre substâncias aromáticas, entre elas a canela, o coentro, o gengibre, a mirra, o sândalo e o nardo.[3] Essas informações constituíram a espinha dorsal da medicina ayurvédica, que se acredita ser o sistema de cura mais antigo. Embora a descoberta do processo de destilação seja, em geral, creditada ao médico e filósofo persa Ibn Sinna (980-1037), conhecido como Avicena, dados arqueológicos dão a entender que a destilação de plantas aromáticas para fazer óleos essenciais já era realizada na Índia por volta de 3000 a.C.[4]

As raízes da Medicina Tradicional Chinesa começam com um texto chamado *Huang Di Nei Jing* – o Clássico de Medicina Interna do Imperador Amarelo, o qual fala do uso de substâncias aromáticas. Comerciantes fenícios compravam e vendiam óleos aromáticos ao redor do Mediterrâneo, trazendo tesouros aromáticos do Extremo Oriente para a Europa, sobretudo para gregos e romanos.

À medida que os perfumes se tornavam mais populares entre os gregos, as propriedades medicinais das ervas e dos óleos passaram a ser amplamente conhecidas. Ao contrário dos egípcios, os gregos de todas as classes sociais usavam óleos aromáticos. Os antigos

---

3 Chevallier, Andrew. *The Encyclopedia of Medicinal Plants: A Practical Reference Guide to Over 550 Key Herbs and Their Medicinal Uses*. Nova York: Dorling Kindersley Publishing, 1996. p. 34.

4 Başer, K. Hüsnü Can e Buchbauer, Gerhard (orgs.). *Handbook of Essential Oils: Science, Technology, and Applications*. 2ª. ed. Boca Raton, FL: CRC Press, 2016. p. 6.

romanos deram continuidade ao costume grego de usar plantas para fins medicinais e de perfumaria. Além disso, aromatizavam todo o ambiente – desde o corpo e as vestimentas até as casas, os banhos públicos e as fontes.

Depois da queda do Império Romano, o uso de perfumes diminuiu e a Europa mergulhou na Idade das Trevas. Para escapar àquela confusão, quem tinha maior poder aquisitivo se mudou para Constantinopla (a moderna Istambul, na Turquia), levando consigo um tesouro de conhecimentos. Enquanto a civilização europeia afundava, as obras de Hipócrates e outros autores foram traduzidas e distribuídas por todo o Oriente Médio.

A Era Medieval

Os experimentos com plantas continuaram sendo feitos, e, como já se disse, Avicena extraiu um óleo essencial produzindo o *otto* ou *attar*, um óleo de flores – neste caso, de rosa. À medida que a cultura europeia ia se recuperando, a prática da perfumaria disseminou-se do Oriente Médio para a Espanha, onde se tornou muito popular. Depois das Cruzadas, havia grande demanda pelos perfumes da Arábia em toda a Europa continental; e, no século XIII, restabeleceu-se um vigoroso comércio entre o Oriente Médio e a Europa.

O médico alemão Hieronymus Brunschwig (c. 1450-c. 1512) fez experimentos com o processo de destilação e escreveu um livro completo sobre o assunto, mencionando os óleos essenciais de zimbro, alecrim e lavanda-brava. Uma vez que a destilação tinha a finalidade principal de produzir água aromática, o óleo essencial era considerado um subproduto. No entanto, o naturalista e herborista alemão Adam Lonicer (1528-1586) inverteu as prioridades e atribuiu mais valor ao óleo essencial que à água aromática. Lonicer fez experimentos com cerca de 61 óleos essenciais e escreveu sobre eles. Foi um dos principais responsáveis pela introdução de seu uso na medicina fitoterápica.[5]

Em meados do século XVI, a perfumaria voltara a existir na Europa, e os óleos essenciais ganharam popularidade para mascarar os odores do corpo. Na França, as fragrâncias eram usadas como na Roma antiga: na pessoa, na casa e nas fontes públicas. Fazendo experimentos com plantas locais, os europeus começaram a destilar lavanda, alecrim e sálvia.

Ao longo dos séculos XVII e XVIII, farmacêuticos continuaram estudando os óleos essenciais. As pesquisas dos químicos franceses Antoine Lavoisier (1743-1794) e Jean-Bap-

5 *Ibid.*

tiste Dumas (1800-1884) disseminaram o uso dos óleos essenciais na segunda metade do século XIX. À medida que os químicos conseguiram isolar e estudar os componentes dos óleos essenciais, também passaram a sintetizá-los em laboratório.

A Era Moderna

No início do século XX, os avanços da química sobrepujaram o uso de ervas e óleos essenciais não apenas em remédios, mas também em perfumes, pois as fragrâncias sintéticas eram mais baratas e mais fáceis de produzir. Ironicamente, foi um químico francês – René-Maurice Gattefossé (1881-1950) o responsável pelo ressurgimento do uso dos óleos essenciais na década de 1920. Ao queimar a mão no laboratório, despejou sobre ela o líquido que estava no frasco mais próximo, o qual continha óleo essencial de lavanda. Intrigado com a rapidez da cura, dedicou o restante da carreira ao estudo dos óleos essenciais e deu à sua descoberta o nome de *aromaterapia*.

Embora substâncias químicas artificiais tenham sido muito usadas na fabricação de remédios e perfumes durante o século XX, a ascensão do movimento ecológico promoveu a consciência de quanto nossa saúde depende da saúde do planeta. Essa mudança de atitude despertou o interesse pela medicina fitoterápica, pelos óleos essenciais e por outros métodos e disciplinas naturais de cura. À medida que uma variedade maior de métodos "alternativos" vai entrando em uso geral, vamos constatando que uma fusão da medicina tradicional e da medicina convencional pode nos dar o melhor de dois mundos.

Capítulo 2

Processos de Extração de Óleos Essenciais

As plantas produzem óleos essenciais por várias razões: auxiliar seu crescimento, atrair insetos para a polinização e proteger-se contra fungos e bactérias. A maioria das plantas produz óleos essenciais em pequenas quantidades, mas aquelas que se costumam chamar de *aromáticas* produzem-nos numa quantidade suficiente para os extrairmos e apreciarmos. Os óleos essenciais são obtidos de várias partes das plantas, e, dependendo da planta, ela pode produzir diferentes óleos em diferentes partes. A angélica, por exemplo, produz óleo tanto nas raízes quanto nas sementes. O óleo essencial pode ser extraído das folhas, dos caules e dos gravetos; das flores e dos botões; da casca das frutas cítricas ou da fruta inteira; da madeira e da casca; da resina, da oleorresina e da goma; das raízes, dos rizomas e dos bulbos; e das sementes, do cerne das sementes e dos frutos oleaginosos.

A maioria das pessoas tem alguma ideia de o que seja um óleo essencial, mas é comum que o termo seja aplicado de modo errôneo aos mais diversos produtos aromáticos extraídos das mais variadas fontes naturais. Os óleos essenciais têm dois aspectos fundamentais. Um deles é que se dissolvem em álcool ou óleo, mas não na água. Outro é que evaporam quando expostos ao ar. A maioria dos óleos essenciais é líquida, mas alguns, como o de rosa, podem se tornar semissólidos, dependendo da temperatura.

Destilação e Prensagem

O fator que define o que constitui um óleo essencial é o método pelo qual ele é extraído do material vegetal. Também chamados de *óleos voláteis*, os óleos essenciais são obtidos pelos processos de destilação e prensagem. Diferem, assim, dos extratos aromáticos, que são extraídos por meio de solventes. Os produtos extraídos por meio de solventes contêm componentes voláteis e não voláteis. Vamos examinar de perto esses processos e os produtos obtidos por meio deles.

O método mais antigo e mais fácil de obter óleos essenciais é a *prensagem*, também chamada de *prensagem a frio*. O termo *prensado a frio* talvez seja conhecido por quem gosta de cozinhar com azeite de oliva. No caso dos óleos essenciais, esse processo de extração só funciona com as frutas cítricas, que contêm grande quantidade de óleo perto da superfície da casca. Dependendo da planta, ou a fruta inteira ou somente a casca são esmagadas, e então o óleo volátil é separado do restante do material vegetal por meio de uma centrífuga. Esse método simples, mecânico, não exige o uso de calor nem de substâncias químicas. No entanto, se o cultivo das árvores não foi orgânico, é possível que as frutas tenham sido borrifadas com pesticidas, que estarão presentes no óleo em quantidades muito pequenas.

O outro processo de extração de óleos essenciais, a *destilação*, faz uso de vapor ou água. Durante o processo de destilação, as partes voláteis e solúveis da planta se separam, permitindo que o óleo essencial seja coletado. Às vezes, os óleos são destilados uma segunda vez, para purificá-los ainda mais e isolá-los de qualquer material solúvel que ainda tenha permanecido após a primeira destilação.

Quando o processo envolve vapor, este é bombeado para dentro do recipiente de destilação, debaixo do material vegetal. O calor e a pressão induzidos pelo vapor fazem com que o material vegetal se decomponha e libere o óleo volátil. O óleo é vaporizado e transportado, com o vapor, para uma unidade condensadora, onde esfria. O processo de resfriamento devolve tanto o óleo quanto a água ao estado líquido. Dependendo da densidade do óleo, ele flutua sobre a água ou afunda. De um jeito ou de outro, torna-se fácil separar as duas substâncias. A duração e a temperatura do processo variam de acordo com as plantas e as partes delas utilizadas.

O método chamado *hidrodifusão* é uma forma de destilação em que o vapor não entra no recipiente por baixo do material vegetal, mas por cima. A vantagem é que o processo exige menos vapor e, em geral, menos tempo. Alguns perfumistas acreditam que a hidrodifusão produz um aroma mais rico que a destilação comum a vapor.

Quando se usa água quente em vez de vapor no processo de destilação, o material vegetal fica imerso por completo na água quente. Esse processo faz uso de menos pressão e de temperatura um pouco menor que a da destilação a vapor. Não obstante, algumas plantas, como a sálvia esclareia e a lavanda, tendem a se decompor nesse processo. Outras plantas, porém, como a néroli (flor de laranjeira), são sensíveis a altas temperaturas, de modo que se dão melhor com a destilação a água.

Quando o óleo essencial se separa da água no processo de destilação, a própria água se torna um subproduto chamado *hidrolato*. Tradicionalmente chamado de *água floral* (como a água de rosas, por exemplo), ele contém as moléculas hidrossolúveis das plantas aromáticas. Os hidrolatos também podem ser chamados de *hidrossóis*. O nome "hidrolato" vem do latim *latte* (que os bebedores habituais de café conhecem bem), que significa "leite". Recebeu esse nome porque as águas florais têm aspecto leitoso assim que se separam do óleo essencial. Embora sejam, do ponto de vista químico, diferentes do óleo essencial correspondente, a fragrância é semelhante. Pelo fato de os hidrolatos serem substâncias à base de água, não se misturam bem com os óleos. Além disso, não devem ser usados no lugar dos remédios feitos com essências florais, pois não são preparados sob as condições requeridas para produtos que possam ser ingeridos.

O termo *essência floral* pode causar alguma confusão, pois essas essências, também chamadas de *florais*, não são aromáticas nem óleos essenciais. São simples infusões de flores em água, misturadas, em seguida, a uma solução de 50% de conhaque. Ao passo que o conhaque atua como conservante para as essências florais, os hidrolatos podem se estragar.

O calor empregado na destilação a vapor ou à água pode provocar mudanças no material vegetal e no óleo resultante. Às vezes, isso é bom, mas, às vezes, nem tanto. O calor, por exemplo, converte a matricina da camomila-alemã em camazuleno, que dá ao óleo a cor azul. Do ponto de vista médico, isso é considerado uma vantagem, pois o camazuleno permite que o óleo tenha uso anti-inflamatório. As flores de jasmim, por outro lado, são tão delicadas que o calor ou a água destroem seu óleo volátil.

Outros Métodos de Extração

Para evitar os efeitos negativos do calor e da água sobre algumas plantas, usa-se o processo de extração do óleo por solventes. Substâncias químicas como butano, hexano, etanol, metanol ou éter de petróleo são usadas nesse processo para dissolver o óleo volátil e extraí-lo do material vegetal. Essa dissolução gera uma substância cerosa, semissólida, chamada *concreto*, que, além do óleo volátil, contém as ceras e os ácidos graxos do vegetal. No caso do jasmim, o concreto contém 50% de cera e 50% de óleo volátil. O concreto tem a vantagem de ser mais estável e concentrado que um óleo essencial.

Uma nova lavagem com álcool ou etanol e, às vezes, um processo de congelamento podem ser usados para remover os solventes e a cera. O resultado é uma substância chamada *absoluto*. Embora o absoluto seja, em geral, um líquido viscoso, também pode ser sólido ou semissólido. Os absolutos são muito concentrados e têm fragrância mais rica, mais forte e, muitas vezes, mais semelhante à da própria planta que a dos óleos essenciais, o que, em perfumaria, é uma vantagem. O método de extração por solventes tem produtividade maior que a destilação e é preferido, em geral, para plantas cuja quantidade de óleo é pequena. Às vezes, o concreto ou o absoluto são destilados para produzir-se um óleo essencial. O problema, no entanto, é que os óleos destilados com base neles contêm impurezas: vestígios das substâncias químicas usadas para separar o óleo do material vegetal.

Para evitar o problema das impurezas, foi desenvolvido um método chamado *extração por CO_2* ou *extração por CO_2 supercrítico*. Esse processo usa o dióxido de carbono em estado líquido e em alta pressão para dissolver o material vegetal e liberar o óleo. Depois, com a redução da pressão, o dióxido de carbono volta ao estado gasoso, deixando para trás o óleo sem (segundo se relata) nenhum resíduo químico, ao contrário do que ocorre na típica extração por solventes. No entanto, as substâncias extraídas por CO_2, como as extraídas por solventes, contêm gorduras, ceras e resinas das plantas.

Há dois tipos de produtos da extração por CO_2. Um deles, produzido à pressão menor, denominado *extrato selecionado*, é líquido e tem menor conteúdo de gordura, ceras e resinas vegetais. O outro tipo, denominado *extrato total*, é mais grosso e contém mais matéria vegetal não solúvel. Segundo Ingrid Martin, autora e instrutora de aromaterapia, experimentos em laboratório revelaram que existem "diferenças significativas de composição química" entre os verdadeiros óleos essenciais e os produtos extraídos por CO_2.[6]

Outra substância criada pela extração comum por solventes são os *resinoides*. Como o nome implica, provêm dos materiais vegetais resinosos – resinas, bálsamos, oleorresinas e gomas. (Consulte o glossário para obter mais informações sobre essas substâncias.) Um extrato resinoso pode assumir a forma de líquido viscoso, sólido ou semissólido. Um novo processo de extração por meio de álcool cria um produto chamado *absoluto resinoso*.

Outro método de extração é chamado *enfleurage*. É pouco usado hoje, pois demanda muito tempo e trabalho, o que o torna bastante dispendioso. É usado para criar um absoluto com base em flores caras, como o jasmim. Em vez de extrair o óleo essencial com um solvente químico, usa-se uma substância gordurosa, como sebo ou banha. Nesse processo, uma placa de vidro emoldurada é revestida de gordura, e sobre esta põe-se uma camada de flores. Outra placa de vidro é colocada sobre as flores; é revestida de gordura, coberta por uma camada de flores, e assim por diante.

Uma vez por dia, a pilha de placas de vidro é desmontada, as flores são retiradas e substituídas por novas flores e a pilha é refeita. O processo continua até que a gordura esteja saturada de óleo volátil. O número de dias depende do tipo de flor; o jasmim leva cerca de 70 dias. No último dia, quando as flores são removidas, a gordura é lavada com álcool para separar o óleo. Quando o álcool evapora, o que sobra é o absoluto. Esse tipo de absoluto é, às vezes, chamado ele próprio de *enfleurage*.

Outro produto é chamado *óleo infuso*. É criado por meio de um processo fácil e barato no qual a matéria vegetal é mergulhada em óleo vegetal para infundir nele o aroma e a química de uma planta. Embora os óleos infusos tenham algum valor medicinal e sejam ótimos para cozinhar, a quantidade de óleo essencial liberada é muito pequena. (Saiba mais sobre os óleos infusos na Parte Sete.) A infusão, também chamada *maceração*, é um método muito antigo, usado já pelos antigos egípcios. Os óleos infusos ocupam lugar

---

6 Martin, Ingrid. *Aromatherapy for Massage Practitioners*. Filadélfia, PA: Lippincott Williams & Wilkins, 2007. p. 13.

merecido na medicina fitoterápica e na culinária, mas lembre-se de que não são óleos essenciais e não devem ser apresentados ou vendidos como tais.

Sinais de Alerta

Há certas coisas com que se deve tomar cuidado ao comprar óleos essenciais. A primeira são os óleos sintéticos. Embora sejam mais baratos, também têm menos qualidade, pois são criados por via química e não com base em material vegetal, mas, sim, de subprodutos de petróleo. Embora o cheiro deles talvez seja parecido com o dos verdadeiros óleos essenciais, não têm as propriedades curativas destes. Outra coisa a que se deve prestar atenção é à diluição no óleo carreador. Há um teste fácil que se pode fazer: pingar uma gota do óleo essencial num pedaço de papel. Depois que ele evapora, não deve deixar vestígio nenhum. Uma marca de óleo no papel indica a presença de óleo carreador.

O preço é outro sinal de alerta. Caso os óleos de certa marca tenham todos mais ou menos o mesmo preço, isso em geral indica que são óleos adulterados ou sintéticos. Algumas plantas sempre são mais caras que outras, e isso se reflete no preço dos óleos essenciais. O termo *idêntico ao natural* é outro sinal de alerta que, em geral, indica óleo sintético ou óleo natural adulterado. Do meu ponto de vista, a natureza é a natureza, e ponto final. Não há nada "idêntico" a ela. A última coisa que se deve notar é que os óleos essenciais têm origem vegetal e não animal. Almíscar, civeta e outros óleos de origem animal não devem ser classificados como óleos essenciais.

Agora que sabemos o que procurar nos óleos essenciais, vamos explorar como são produzidos os óleos carreadores.

Capítulo 3

Óleos Carreadores

A razão do uso de óleos carreadores é que os óleos essenciais podem causar irritação ou outros problemas quando aplicados diretamente ao corpo. Os óleos carreadores também são chamados de *óleos-base* e *óleos fixos*, pois servem como base ou base fixa e, ao contrário dos óleos essenciais, não evaporam quando expostos ao ar. Os óleos essenciais são bastante lipofílicos, ou seja, são absorvidos de imediato pelos ácidos graxos e pelas ceras. Um exemplo disso é o método de *enfleurage*, no qual o óleo essencial é extraído pelo simples contato de pétalas de flores com banha ou sebo.

Pelo fato de os óleos carreadores serem produzidos com base nas partes gordurosas dos vegetais, têm muita facilidade para absorver os óleos essenciais que se diluem à medida que se dispersam pelo óleo carreador. A maioria dos óleos carreadores é produzida a partir de sementes, cernes de sementes ou frutos oleaginosos. Alguns, como os de abacate e oliva, vêm da polpa desses frutos. Se você ou a pessoa que for usar suas misturas ou remédios tiver alergia a frutos oleaginosos, evite utilizar os óleos carreadores produzidos com base nestes.

Embora às vezes se recomende que os óleos vegetais vendidos no supermercado sejam usados como carreadores, vamos investigar por que essa não é uma boa ideia. Do mesmo modo, evite o uso de óleo mineral ou para bebês, pois esses produtos são derivados de petróleo.

Uma vez que os óleos carreadores são produzidos com base nas partes gordurosas das plantas, podem rançar caso não sejam conservados de modo adequado. Como os óleos essenciais, devem ser conservados em frascos escuros e herméticos, longe do sol e da iluminação artificial. Guardados na geladeira, podem permanecer frescos e terão a validade prolongada. No entanto, como qualquer outra coisa guardada na geladeira, também podem acabar se estragando. Por isso, se um óleo não estiver com a aparência ou o cheiro normais, jogue-o fora.

A maioria dos óleos carreadores tem aroma leve, que pode ser doce, acastanhado, herbáceo ou de especiarias. Esses aromas não são tão fortes quanto os dos óleos aromáticos e, em geral, não interferem nas misturas para perfumes. Em alguns casos, o aroma do óleo carreador pode intensificar a fragrância geral de uma mistura. Compre óleos carreadores em pequena quantidade e veja qual deles funciona melhor com suas criações.

Processos de Refino de Óleo

A essa altura, você deve estar pensando que o óleo vegetal comum, vendido no supermercado, não tem cheiro. Isso ocorre porque solventes químicos são usados para clarear e desodorizar esses óleos e matar as bactérias. Embora isso aumente o prazo de validade, também nos sujeita a introduzir substâncias químicas em nosso corpo.

Quando comprar óleos carreadores ou para cozinhar, prefira os não refinados. Se possível, compre óleos orgânicos. Os óleos refinados são produzidos com o auxílio de solventes para serem tão baratos quanto possível, e alguns são produzidos com base em vegetais geneticamente modificados.

Os óleos refinados para uso alimentar são produzidos para não terem odor e terem a cor mais clara possível. Por algum motivo, considerou-se que essas duas coisas são muito boas. Parte do material vegetal com que esses óleos são feitos permanece armazenada por um ano ou mais antes de ser processada. Quando esse material finalmente tirado dos silos, é lavado com substâncias químicas para eliminar o mofo que se acumulou enquanto estava guardado.

À essa lavagem inicial segue-se um processo de extração por meio de solventes, que separa o óleo das partes sólidas da planta. Depois vem o processo de destilação, para remover as substâncias químicas usadas na lavagem. A pasta resultante, chamada *óleo bruto*, é então filtrada. Essa ideia talvez evoque em nossa mente a imagem dos filtros limpinhos que usamos para coar café, mas esse processo de filtragem envolve aquecer o óleo e acrescentar a ele hidróxido de sódio (também chamado soda cáustica) ou carbonato de sódio (um sal de sódio e ácido carbônico) para neutralizá-lo. E isso não é tudo. Silicato de alumínio ou uma mistura de argilas são usados para remover o máximo possível a cor. Essas argilas têm granulação muito fina e absorvem grande quantidade de impurezas e sujeira. Também removem as moléculas que dão cor ao óleo.

O ciclo continua. Depois de algo ser acrescentado ao óleo em determinado processo, segue-se outro, para remover o que foi acrescentado. O óleo é filtrado mais uma vez para remover-se a argila. É exposto, então, a vapor de água em alta temperatura para ser desodorizado. Depois de ter a maioria dos nutrientes retirada, o óleo é sujeito a um último processo, chamado de *winterização* ou *deceramento*, que o impede de ficar turvo em baixa temperatura. O óleo não refinado pode ter aparência turva quando guardado em geladeira, mas isso não muda sua composição química nem suas propriedades nutricionais e curativas. Para meus óleos, prefiro o aspecto turvo e prazo de validade menor.

Termos Usados no Mercado

Talvez você encontre alguns óleos carreadores comercializados como *parcialmente refinados*. Isso significa que o óleo foi sujeito a algum dos processos descritos acima – em geral, o branqueamento, a desodorização e a winterização. No entanto, alguns dos outros processos também podem ter sido empregados. O refinamento parcial é usado para estabilizar os óleos que teriam prazo de validade mais reduzido. Também neutraliza os óleos que têm cor mais escura ou cheiro mais forte.

Entre os termos encontrados quando se compram óleos inclui-se a palavra *puro*, que significa apenas que aquele óleo não foi misturado com nenhum outro. A palavra *natural* no rótulo significa que ele não foi diluído com óleo sintético, e a palavra *orgânico* significa que as plantas foram cultivadas de acordo com certos padrões.

Um óleo não refinado pode trazer no rótulo a informação *prensado a frio*, o que significa que não foi sujeito a altas temperaturas. Como explicado no capítulo anterior, que trata dos métodos de extração de óleos essenciais, a prensagem a frio é um processo mecânico que não envolve a aplicação de calor. No entanto, o mecanismo de prensagem gera algum calor, o qual, em geral, fica entre 15 °C e 26 °C. Um método semelhante, chamado *prensagem hidráulica* ou *prensagem descontínua*, faz uso de prensa hidráulica. Embora também nesse método não haja aplicação de calor externo, a fricção gerada pela prensa hidráulica pode aquecer o óleo a cerca de 93 °C. O uso de prensa hidráulica é mais barato, o que torna o óleo um pouco mais econômico. As fontes que consultei em minhas pesquisas indicam que essa quantidade de calor não prejudica o óleo.

Em geral, o material vegetal passa pela prensa mais de uma vez, para que o máximo possível de óleo seja retirado. O óleo extraído da primeira prensagem é chamado *virgem*. Depois da última prensagem, passa por filtros de algodão e, então, por filtros de papel, para removerem-se quaisquer resquícios de biomassa sólida. Em seguida, está pronto para ser engarrafado.

No capítulo seguinte, vamos aprender por que os nomes científicos são tão importantes e quais são as precauções de segurança que devemos tomar ao escolher e usar óleos essenciais.

Capítulo 4

A Importância dos Nomes Científicos e Diretrizes de Segurança

Embora seja fácil se lembrar dos nomes comuns das plantas, eles podem gerar confusão, pois a mesma planta pode ser chamada por diversos nomes ou duas plantas podem ser chamadas pelo mesmo nome. O louro usado na culinária, por exemplo (*Laurus nobilis*), tem, em inglês, o mesmo nome da árvore *Pimenta racemosa* – ambas são chamadas *bay* em inglês, e os óleos essenciais das duas são, às vezes, chamados por esse nome apenas. O problema é que esses dois óleos têm usos medicinais e precauções de segurança diferentes. Por isso, é importante saber o nome botânico (gênero e espécie) ao adquirir óleos essenciais e carreadores. Pode-se, assim, ter certeza de estar adquirindo o óleo correto.

O gênero e a espécie fazem parte de uma complexa estrutura de nomenclatura criada pelo naturalista sueco Carlos Lineu (1707-1778), cujo trabalho se tornou o fundamento do Código Internacional de Nomenclatura Botânica (que, em 2011, passou a ser chamado Código Internacional de Nomenclatura para Algas, Fungos e Vegetais). Com o tempo, o conhecimento sobre os vegetais aumentou, e seus nomes mudaram para refletir os novos dados.

Este é um dos motivos pelos quais encontramos sinônimos (sin.) nos nomes botânicos. Os nomes antigos não foram abandonados por completo, pois colaboram na identificação.

A manjerona, por exemplo, pode ser chamada de *Origanum majorana*, sin. *Majorana hortensis*. Os outros motivos da sinonímia são os desacordos científicos e, às vezes, o orgulho.

A maioria dos nomes é latina, porque, na época de Lineu, o latim era a língua usada por pesquisadores científicos. A primeira palavra no nome botânico é o gênero da planta, que é, muitas vezes, um nome próprio, sempre escrito com inicial maiúscula. A segunda palavra, o nome da espécie, é um adjetivo que, em geral, oferece alguma descrição da planta. O gênero do coentro, por exemplo, é o nome latino da planta *Coriandrum*, derivado do grego *koriannon*. O nome da espécie, *sativum*, também é latino e significa "cultivado".[7] De vez em quando, vê-se um terceiro nome precedido pela abreviação "subsp.", que indica que a planta é uma subespécie daquela espécie. Os nomes botânicos da bergamota, por exemplo, são *Citrus bergamia* sin. *C. aurantium* subsp. *bergamia*.

Você talvez veja um sinal de multiplicação (×) num nome, o que indica que a planta é híbrida – cruzamento de duas outras. A hortelã-pimenta, por exemplo (*Mentha × piperita*), é um híbrido natural entre a hortelã-comum (*Mentha spicata*) e a hortelã-d'água (*Mentha aquatica*). Uma letra ou abreviação, às vezes, é colocada depois de um nome botânico, identificando a pessoa que deu nome à planta. "F. Muell.", por exemplo, é a abreviação de Ferdinand von Mueller (1825-1896), botânico alemão-australiano. A letra "L." no fim de um nome botânico significa que este foi dado pelo próprio Lineu.

Embora não seja necessário memorizar os nomes botânicos, vale a pena anotá-los e tê-los à mão na hora de comprar óleos essenciais. Como já se disse, adquirir o óleo correto é importante, pois até óleos semelhantes podem ter propriedades diferentes e exigir diferentes precauções de segurança.

A Segurança em Primeiro Lugar

Quando escrevi este livro, tive o objetivo de encorajar as pessoas a fazer explorações, se divertir e colher os benefícios dos óleos essenciais sem se sentir intimidadas. No trabalho com óleos essenciais, no entanto, é preciso usar de conhecimento e bom senso. Embora os óleos essenciais sejam alternativas naturais aos produtos sintéticos de base química, devem ser usados tendo-se em mente a segurança.

---

7 Cumo, Christopher(org.). *Encyclopedia of Cultivated Plants: From Acacia to Zinnia*. Vol. 3. Santa Barbara, CA: ABC-CLIO, 2013. p. 436.

Os óleos essenciais, assim como as plantas, podem ser perigosos e nocivos quando usados de maneira inadequada, por isso é importante guardá-los fora do alcance das crianças. Gestantes e lactantes, bem como qualquer pessoa doente, devem tomar cuidado especial. Leia e obedeça às instruções de segurança. De maneira geral, evite esfregar os olhos ou manipular lentes de contato se tiver óleo nos dedos, pois alguns óleos podem irritar os olhos e danificar as lentes. Se um pouco de óleo essencial entrar em seus olhos, lave-os com leite frio para diluir o óleo. Os ácidos graxos do leite cumprem a mesma função dos óleos carreadores. Pelo fato de os óleos essenciais não serem solúveis em água, a água apenas espalharia o óleo e não ajudaria a removê-lo. Além disso, cuide para que o vapor dos óleos não entre nos olhos, pois pode causar irritação.

Não se deve fazer uso interno dos óleos essenciais sem antes consultar um médico ou outro profissional de saúde qualificado. Ao usar remédios tópicos para tratar problemas não complexos, é importante consultar o médico caso o problema se prolongue ou piore.

Como eu já disse, os óleos essenciais devem ser diluídos antes de ser passados no corpo; a única exceção é o de lavanda. Ao passo que os óleos de sândalo e ilangue-ilangue são considerados muito suaves e usados com frequência na composição de perfumes, é fundamental primeiro fazer um teste de irritação e ler os alertas de segurança.

Para fazer o teste de irritação, coloque 2 gotas do óleo na parte interna do pulso e cubra o local, sem apertar, com um Band-Aid. Depois de duas horas, remova o Band-Aid e procure sinais de vermelhidão ou irritação. Caso constate esses sinais, lave a área com leite frio. Se quiser, faça o mesmo teste no outro pulso, em outro momento, usando o óleo essencial diluído em óleo carreador. Se tiver pele sensível, é aconselhável fazer o teste de irritação com óleo diluído antes de utilizá-lo.

Embora haja exceções e cada pessoa reaja de maneira diferente aos mesmos óleos, é melhor pecar por excesso de cautela. Leia o rótulo do fabricante e, se estiver em dúvida, não use o óleo. Quem sofre de epilepsia ou outros transtornos que causam convulsões, assim como quem sofre de pressão sanguínea alta, deve consultar o médico antes de usar óleos essenciais. O melhor é também consultar o pediatra antes de usar óleos essenciais em crianças. No geral, quantidades pequenas de óleos essenciais são usadas em crianças e adultos mais velhos. A tabela a seguir lista as advertências gerais e as precauções de segurança para os óleos essenciais incluídos neste livro. Por precaução, consulte os perfis individuais na Parte Seis.

Tabela 4.1 – Diretrizes de Segurança para os Óleos Essenciais

Crianças   Evite usar os seguintes óleos em crianças, especialmente nas que tenham menos de 6 anos de idade: alecrim, cajepute, capim-limão, cardamomo, citronela, eucalipto-comum, funcho, gerânio, hortelã-pimenta (crianças com menos de 12 anos), pimenta-do-reino, pinho, *ravintsara*, semente de anis.
Epilepsia ou convulsões   Devem-se evitar os seguintes óleos: alecrim, funcho, hissopo.
Fototóxicos   Os seguintes óleos podem causar erupção ou pigmentação escura na pele exposta à luz do sol ou à luz ultravioleta de 12 a 18 horas após a aplicação: angélica (raiz), bergamota, gengibre, *grapefruit*, laranja, limão-galego, limão-siciliano, tangerina.
Gestação   Os seguintes óleos devem ser evitados durante a gestação: alecrim, angélica, bagas de zimbro, capim-limão, cedro-do-atlas, cipreste, citronela, coentro, cravo-da-índia, folha de canela, funcho, gerânio, hissopo, hortelã-pimenta, louro, manjericão, manjerona, mirra, olíbano, pimenta-do-reino, pinho, *ravintsara*, rosa, sálvia, sálvia esclareia, semente de cenoura, semente de anis, tomilho.   *Abortivo:* cedro-da-virgínia.
Homeopatia   Os seguintes óleos não devem ser usados por quem estiver fazendo tratamento homeopático: eucalipto, hortelã-comum, hortelã-pimenta, pimenta-do-reino.
Irritação dérmica   Estes óleos podem irritar a pele, sobretudo quando usados em alta concentração: agulha de abeto, alecrim, bagas de zimbro, cajepute, capim-limão, camomila, cedro, citronela, cravo-da-índia, elemi, erva-caril, eucalipto, folha de canela, gengibre, *grapefruit*, hortelã-comum, hortelã-pimenta, laranja, limão-siciliano, louro, manjericão, melissa, pimenta-do-reino, pinho, *ravintsara*, sândalo, semente de alcaravia, semente de anis.
Medicamentos   Verifique se os seguintes óleos podem ser usados com certos medicamentos: lavanda, louro, *grapefruit*, sálvia esclareia.

Moderação Os seguintes óleos devem ser usados com moderação: bagas de zimbro, coentro, cravo-da-índia, eucalipto, folha de canela, funcho, hissopo, hortelã-pimenta, ilague-ilangue, louro, manjericão, manjerona, pimenta-do-reino, sálvia, semente de anis.
Pressão sanguínea alta Evite os seguintes óleos: alecrim, hissopo, hortelã-pimenta, pinho, tomilho.
Sensibilização Os seguintes óleos podem tornar a pele sensível: louro, funcho, gerânio, gengibre, hissopo, hortelã-comum, limão-siciliano, melissa, *palmarosa*, *tea tree*.

Os Óleos Essenciais e os Animais de Estimação

Assim como tomamos cuidado ao usar óleos essenciais em nosso próprio corpo, isso é ainda mais importante no caso dos animais de estimação, pois eles são incapazes de explicar o que estão sentindo. Embora alguns óleos essenciais sejam utilizados para dar banho em cachorros ou acalmá-los, é essencial conversar primeiro com o veterinário. Do mesmo modo que a proporção de diluição para seres humanos é diferente nos casos de adultos e crianças, ela também varia de acordo com o tamanho do cão e o fato de ele ser ou não filhote. A idade do cão e sua condição de saúde devem ser levadas em consideração. Além disso, nem todos os óleos essenciais seguros para os seres humanos o são também para os cães. Não é o objetivo deste livro fornecer informações aprofundadas sobre esse assunto, e aconselho os leitores a fazer pesquisas mais detalhadas antes de usar óleos essenciais em seus animais de estimação.

Depois de usar óleos essenciais no próprio corpo, deixe a pele absorvê-los por completo antes de tocar em seus animais. Isso é importante, sobretudo, no caso de gatos e outros animais pequenos. Os gatos, em especial, são muito sensíveis a odores, e devem-se tomar cuidados adicionais com eles quando se usam óleos essenciais em casa, pois estes podem ser tóxicos aos felinos. Ao usar um difusor ou vaporizador, deixe uma passagem aberta para que o gato possa fugir para outro cômodo da casa. Se usar óleos essenciais para limpeza, evite aplicá-los perto da caixa de areia e das tigelas de comida. As áreas onde óleos essenciais foram usados para limpeza devem ser, depois, muito bem lavadas ou limpas com aspirador de pó. Os óleos essenciais não devem jamais ser aplicados na pele ou no pelo de um gato, pois ele os ingerirá ao se lamber.

Além disso, tome cuidado com o uso de óleos essenciais caso tenha animais pequenos como *hamsters*, porquinhos-da-índia e coelhos. Não difunda óleos essenciais num cômodo onde haja peixes ou pássaros. Como dito anteriormente, converse com o veterinário e faça pesquisas que não se limitem à internet. Com um pouco de esforço, você poderá desfrutar dos óleos essenciais e, ao mesmo tempo, garantir a segurança dos seus animais.

O Prazo de Validade dos Óleos Essenciais

Depois de comprar os óleos essenciais, guarde-os em ambiente fresco, escuro e seco. Evite guardá-los no banheiro ou na cozinha, pois a umidade e a flutuação da temperatura desses locais podem danificá-los. Alguns especialistas recomendam que sejam mantidos em geladeira, sobretudo para quem mora em regiões de clima quente. Se for guardá-los assim, embrulhe os frascos em filme plástico ou coloque-os dentro de potes com tampa, para que não afetem o sabor dos alimentos na geladeira.

O armazenamento cuidadoso é importante porque a exposição ao calor, à luz do sol, à umidade e ao ar degrada os óleos essenciais. Eles se tornam menos potentes, tanto do ponto de vista terapêutico quanto do aroma. Além disso, a oxidação causa mudanças químicas nos óleos, o que pode ser perigoso. Deve-se atentar, em especial, para óleos que se tornam turvos ou mais espessos ou cujo aroma se modifica. O melhor indicativo é a mudança de aroma, pois os óleos essenciais guardados na geladeira tendem a engrossar um pouquinho, e os cítricos se turvam um pouco quando gelados. Os redutores de orifício impedem a entrada excessiva de ar no frasco e facilitam o controle da dosagem de óleos mais líquidos. À medida que for usando os óleos, considere a possibilidade de transferi-los para frascos cada vez menores a fim de reduzir a quantidade de ar no frasco durante o armazenamento.

Por haver tantas variáveis, entre as quais a qualidade do óleo e o modo como foi manipulado antes da compra, é difícil estipular um prazo de validade que não seja apenas aproximado. A tabela a seguir nos dá alguns parâmetros básicos.

Tabela 4.2 Parâmetros Aproximados sobre o Prazo de Validade dos Óleos Essenciais

9 a 12 meses Agulha de abeto, angélica, cipreste, pinho, a maioria dos óleos feitos com cascas de frutas cítricas *(exceto bergamota), *grapefruit*, laranja, limão-galego, limão-siciliano, tangerina.
12 a 18 meses Cajepute, capim-limão, *niaouli*, olíbano, *tea tree*.
2 a 3 anos A maioria dos óleos que incluem bergamota e cedro-da-virgínia. Duram um pouquinho mais: cravo-da-índia, erva-caril, eucalipto, folha de canela, hortelã--pimenta, lavanda, pimenta-do-reino, *ravintsara*, semente de cenoura.
4 a 6 anos Cedro-do-atlas, mirra, *patchouli*, sândalo, *vetiver*.

Na Parte Dois, aprenderemos a escolher e misturar óleos essenciais para criar fragrâncias personalizadas que podem ser usadas como perfumes ou aumentar o interesse por produtos de cuidados pessoais.

Parte Dois

Como Escolher e Misturar Óleos Aromáticos

Esta parte fornece informações sobre dois métodos fundamentais de seleção dos óleos essenciais para compor misturas aromáticas. O método chamado *nota aromática*, bastante popular, partiu de uma analogia entre os aromas e as notas musicais, surgida no século XIX. A classificação dos aromas segundo escalas musicais era complexa e difícil de usar, mas, simplificada em três notas, tornou-se manejável e de fácil uso. Veremos o que é cada uma das três notas e, pelo fato de nem todos os óleos se enquadrarem de modo exato em uma das três categorias, vamos incluir uma escala móvel de notas intermediárias.

O outro método é a seleção por grupo aromático, também chamado *grupo de fragrâncias* ou *famílias de fragrâncias*. Já se criaram vários métodos de agrupamento de aromas, alguns mais complexos, outros, menos. Dos demasiado complexos até os questionáveis, vamos examinar vários modos de classificação dos odores. O método detalhado nesta parte do livro usa um conjunto simples de seis categorias que proporcionam três maneiras de escolher os óleos. Pelo fato de os aromas serem subjetivos, os métodos de seleção dos óleos essenciais constituem apenas um ponto de partida para explorações ulteriores. No fim das contas, oriente-se pelo seu nariz.

Além dos dois métodos fundamentais de seleção de aromas, incluí uma mistura baseada na data de nascimento. Trata-se de um jeito exclusivo e divertido de escolher os óleos com base nos signos do zodíaco. Não apenas as pedras de nascimento, mas também as plantas e os óleos essenciais foram associados às constelações zodiacais. Com esse método, podemos criar fragrâncias especiais para nós mesmos e fazer presentes personalizados para outras pessoas.

O último capítulo desta parte proporciona uma explicação detalhada do processo de mistura. Incluem-se, ainda, receitas de perfumes sólidos e líquidos. É claro que uma mistura aromática pessoal pode ser usada para fazer cápsulas efervescentes para banho, sabonetes cremosos e outros produtos de beleza que serão detalhados em partes subsequentes do livro.

CAPÍTULO 5

Como Escolher os Óleos Essenciais pela Nota Aromática

Um dos métodos mais populares de mistura de aromas é o das notas aromáticas ou notas olfativas. O conceito foi criado pelo perfumista e químico analítico britânico G. W. Septimus Piesse (1820-1882), que elaborou um método de classificação dos aromas segundo as notas musicais. Como explicou no livro *The Art of Perfumery*, o método era baseado em sua crença num elo estabelecido pelo cérebro entre o som e o odor. De acordo com Piesse, a correlação entre fragrâncias e notas permitiria que o perfumista criasse fragrâncias harmoniosas. Um acorde de dó maior, por exemplo, resultaria numa mistura de sândalo, gerânio, acácia, néroli e cânfora. A criação do sistema é, às vezes, atribuída a Charles, filho de Piesse, pois, na qualidade de organizador do livro do pai, retirou o nome deste das edições publicadas após a morte dele.

A Escala de Três Notas

O sistema de Piesse era complexo, e o conceito só passou a ter uso mais geral quando William Arthur Poucher (1891-1988) o simplificou, reduzindo-o a três notas. Químico pesquisador e perfumista-chefe da Yardley, em Londres, Poucher começou a classificar os aromas de acordo com a taxa de volatilidade. Seu livro *Perfumes Cosmetics and Soaps* está em catálogo desde 1923 e ainda é referência clássica no campo da cosmética. Em seu método, atribui-se aos óleos essenciais uma de três notas, com base em sua característica dominante e taxa de evaporação. As notas são chamadas, em geral, de *saída, corpo e base*.

A nota de saída também é chamada de *nota de cabeça*. É o primeiro componente a ser detectado e, em regra, o mais forte, mas tem taxa de evaporação mais rápida e dura de 10 minutos a algumas horas. Embora a nota de saída seja sempre a líder do pelotão, a certa altura ela passa o bastão para os outros elementos da fragrância. A nota de corpo também é chamada *nota de coração* e, em geral, é detectada de 10 a 45 minutos depois da aplicação do perfume, podendo durar desde algumas horas a alguns dias. A nota de base também é chamada *nota de fundo*. Seu objetivo é tornar mais lenta a taxa de evaporação da nota de saída e atuar como uma âncora que dá coesão a toda a fragrância. Seu aroma pode durar de alguns dias a mais de uma semana. Trabalhando juntas, a nota de saída introduz a fragrância e as notas de corpo e de base criam seu núcleo. A mistura de um óleo de cada nota cria um conjunto equilibrado, que vai se revelando no decorrer do tempo.

Mistura de Óleos pela Nota Aromática

Embora a teoria seja usar três notas, nem todos os óleos se encaixam numa única categoria de saída, corpo ou base. Alguns óleos são complexos, pois podem atuar como mais que uma nota. O óleo de semente de angélica é um exemplo. Embora seja classificado, de hábito, como uma nota de saída, na realidade encontra-se entre a saída e o corpo. Além de poder funcionar como qualquer uma das duas notas, o óleo intermediário cria uma ponte para unir as notas separadas que integram a mistura.

Dependendo dos outros óleos que fazem parte da mistura, os óleos intermediários podem servir como nota ou outra. Numa mistura que contenha néroli (corpo), cedro (corpo-base) e amyris (base), néroli serve como nota de saída, e amyris, como nota de base. Uma mistura que use hortelã-pimenta (saída), lavanda (corpo-saída) e bagas de zimbro (corpo) desloca a escala para cima, mas ainda contém três notas. Não tenha medo de fazer experiências com as gamas de notas. Divirta-se e investigue.

Como mencionado na introdução, incluí detalhes que distinguem as diferentes espécies de plantas quando os detalhes diferem entre si. A camomila-romana e a camomila-alemã, por exemplo, têm notas aromáticas diferentes. O mesmo vale para os óleos de semente e raiz de angélica e alguns outros. No caso do eucalipto, em que ambas as espécies têm a mesma nota, a palavra *eucalipto* aplica-se a ambas.

Tabela 5.1 Notas Aromáticas dos Óleos Essenciais

Saída	Corpo-Saída	Corpo	Corpo-Base	Base
Bergamota	Alecrim	Agulha de abeto	Angélica (raiz)	Amyris
Funcho	Angélica (semente)	Alcaravia	Camomila-alemã	Mirra
Hortelã-comum	Cajepute	Bagas de zimbro	Cedro	Olíbano
Hortelã-pimenta	Capim-limão	Camomila-romana	Cipreste	*Patchouli*
Limão-galego	Citronela	Cardamomo	Gengibre	Sândalo
Limão-siciliano	Eucalipto	Coentro	Ilangue-ilangue	*Vetiver*
Ravintsara	*Grapefruit*	Cravo-da-índia	*Immortelle*	
Rosa	Hissopo	Elemi	Pimenta-do-reino	
Semente de anis	Laranja	Folha de canela	Sálvia esclareia	
Tangerina	Lavanda	Gerânio		
	Louro	Manjerona		
	Manjericão	*Manuka*		
	Petitgrain	Melissa		
	Pinho	Néroli		
	Tea tree	*Niaouli*		
	Tomilho	*Palmarosa*		
		Sálvia		
		Semente de cenoura		

Ao começar a fazer misturas com este método, o melhor é manter a simplicidade e usar apenas três óleos. Assim, você conhecerá o desempenho de cada óleo naquela nota e terá melhores condições de combinar vários óleos de mesma nota em misturas mais complexas.

A regra mais simples para misturar perfumes pela nota aromática é começar com uma proporção de 3:2:1 – 3 gotas da nota de saída, duas da nota de corpo e uma da nota de base. Embora a nota de saída talvez seja forte, evapora mais rápido e pode funcionar em maior quantidade. Depois de pingar uma gota de cada nota, acrescente mais uma da nota de corpo e uma da nota de saída. Se estiver tudo bem, acrescente mais uma da nota de saída.

De vez em quando, você talvez constate que a fórmula inversa combina melhor com o seu gosto, sobretudo se quiser dar destaque à nota mais baixa. Siga seu nariz e proceda devagar ao acrescentar gotas à mistura que está desenvolvendo. Siga o procedimento detalhado no Capítulo 7 para avaliar a mistura e deixá-la amadurecer. Alguns óleos específicos se tornam mais profundos e mais ricos com o tempo, colaborando para desenvolver a mistura. Entre esses óleos incluem-se os de olíbano, *patchouli* e rosa.

Como com todos os demais métodos de mistura, esse é apenas um ponto de partida. Depois de criar algumas misturas com três óleos, faça a experiência de duplicar o número de óleos em cada nota. Aqueles óleos que parecem dominar a fragrância podem ser temperados com outros, como pimenta-do-reino, limão-siciliano ou gerânio, para criar mais equilíbrio. Você também verá que dar destaque às notas de base pode criar uma mistura com um toque de terra ou especiarias. Embora lavanda e sândalo sejam uma combinação maravilhosa e tradicional, essa mistura pode ser sacudida por uma nota de saída de limão-siciliano. Além disso, a lavanda e o sândalo podem ser usados para intensificar e fazer transparecer a beleza dos outros óleos. Alecrim e manjerona podem tornar uma mistura mais suave.

No próximo capítulo, vamos aprender a usar os grupos aromáticos para escolher óleos essenciais e a usar uma mistura de aniversário baseada nos signos do zodíaco.

Capítulo 6

Como Escolher os Óleos Essenciais pelo Grupo Aromático e pelo Signo Solar

Os aromas foram classificados de várias maneiras, algumas das quais mais complexas e outras, mais simples. Carlos Lineu revolucionou e padronizou a classificação das plantas de acordo com sua estrutura física e seu desenvolvimento, mas não parou por aí e categorizou também seus odores. Seu foco, entretanto, era o valor medicinal dos vegetais. Embora não tenha servido de grande inspiração para a mistura de aromas, ele classificou os odores em *desagradável, fragrante, de alho, de cabra, almiscarado, nauseante* e *de especiarias*.

Em 1916, o psicólogo alemão Hans Henning (1885-1946) deu a seu sistema de seis cheiros o nome de *prisma dos odores*, e em 1927 o engenheiro químico estadunidense Ernest Crocker (1888-1964) equiparou o que chamava de *quadrado dos odores* aos quatro tipos de nervos olfativos que acreditava existir.[8] Partindo de um ponto de vista totalmente diferente e visando a outro propósito, Eugene Rimmel (1820-1887), eminente perfumista de Londres e Paris, delineou dezoito classificações de odores em seu *The Book of Perfumes*.

---

8 Stokes, Dustin; Matthen, Mohan e Biggs, Stephen, (orgs.). *Perception and Its Modalities*. Nova York: Oxford University Press, 2015. p. 226.

Categorias de Perfumes

Hoje, as categorias de perfumes são muito variadas e algumas precisam ser explicadas. A categoria chamada *verde*, por exemplo, em geral inclui as ervas, as hortelãs e o pinho; a *oriental* inclui as especiarias de cheiro forte e alguns aromas resinosos; *chypre* (palavra francesa que significa "cipreste") inclui os cheiros amadeirados e de musgo; e a *fougère* ("samambaia" em francês) inclui os aromas herbáceos mais leves e os de samambaia. São categorias mais recentes os perfumes *frutados*, *gourmand* (aromas de coisas comestíveis) e *aquáticos*, que acomodam fragrâncias sintéticas.[9]

Além do quadrado e do prisma, o círculo também foi empregado para classificar os aromas. A moderna roda de fragrâncias desenvolvida pelo aficionado por perfumes Michael Edwards no início da década de 1980 tem a categoria *fougère* no eixo, com as categorias *floral*, *fresco*, *oriental* e *amadeirado* ao redor. Cada uma dessas quatro categorias é dividida em três ou quatro subgrupos.

A essa altura, o (a) leitor(a) e já deve ter percebido que os aromas são subjetivos. Em meus estudos, no entanto, encontrei um método de categorização de aromas que serve como guia simples e direto para fazer misturas. O conjunto de seis grupos aromáticos recomendado pela aromaterapeuta, escritora e palestrante Julia Lawless está ilustrado na figura 6.1.[10]

---

9 Groom, Nigel. *The New Perfume Handbook*. 2ª ed. Londres: Chapman & Hall, 1997. p. 262.

10 Lawless, Julia. *The Illustrated Encyclopedia of Essential Oils: The Complete Guide to the Use of Oils in Aromatherapy and Herbalism*. Londres: Element Books, 1995. p. 44.

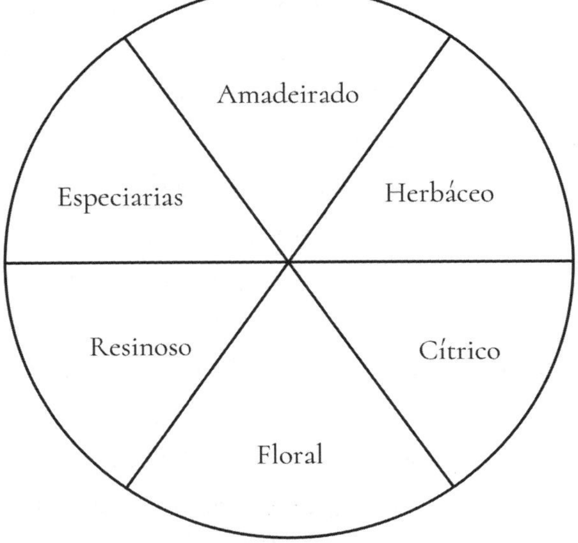

Figura 6.1. A Roda dos Grupos Aromáticos Proporciona Orientação Simples para Misturar Perfumes.

Os grupos são *amadeirado* (aromas de madeira e terra), *herbáceo*, *cítrico*, *floral*, *resinoso* e de *especiarias*. Esses grupos dizem algo sobre as plantas que integram cada uma das categorias. Como os grupos de Michael Edwards, esse conjunto funciona bem em forma de roda, porque esta mostra suas inter-relações e evidencia a natureza dinâmica desse método de mistura.

Três Modos de Misturar Segundo os Grupos Aromáticos

Há três modos de usar os grupos aromáticos para escolher os óleos. O primeiro é o que chamo de mistura de *grupo único*, pois todos os óleos são escolhidos dentro de um só grupo. Ele funciona porque os membros de cada grupo tendem a ter composição química semelhante e a combinar uns com os outros. Por isso, a maioria dos aromas florais se dão bem entre si, assim como os de especiarias, os cítricos e os dos outros grupos. Para ajudá-lo, a tabela 6.1 (adiante neste capítulo) traz uma lista dos óleos essenciais por grupo aromático.

Depois de escolher os óleos, siga as etapas delineadas no Capítulo 7 para criar seu tesouro aromático. As etapas serão as mesmas para todos os métodos de mistura, pois os esquemas de composição e avaliação permanecem iguais; o que difere é o planejamento e a seleção dos óleos. Ao comprar um novo óleo, talvez seja bom rotulá-lo com o nome de seu grupo aromático, o que facilitará o planejamento de novas misturas.

O segundo modo de usar os grupos aromáticos é a mistura pela *boa vizinhança*. Como o nome diz, cada grupo combina bem com os membros dos grupos ao lado. Os óleos amadeirados combinam com os de especiarias e os herbáceos; os cítricos combinam com os herbáceos e os florais, e assim por diante. Em todo o círculo, cada grupo complementa os vizinhos dos dois lados.

Ao fazer esse tipo de mistura, selecione seus óleos entre os membros de dois grupos. Escolha, por exemplo óleos amadeirados e de especiarias ou, então, amadeirados e herbáceos. Por outro lado, lembre-se de que isso é apenas uma diretriz. Quando estiver familiarizado com os óleos e sentir que a combinação de certos óleos de especiarias, amadeirados e herbáceos dará uma boa mistura, vá em frente.

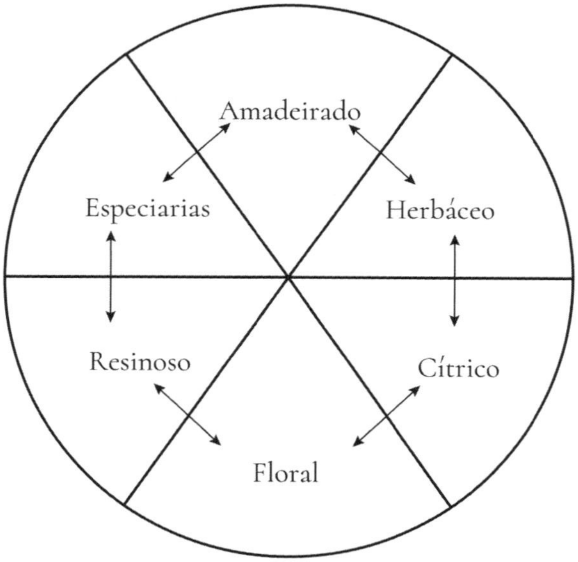

Figura 6.2 Cada Grupo Aromático Complementa os Vizinhos.

O terceiro jeito de usar os grupos aromáticos é a mistura por *grupos opostos*. Como se vê na figura 6.3, esses pares não são tão simples. Os grupos amadeirado e floral, assim como o de especiarias e o cítrico, de fato se opõem no círculo, e essas combinações funcionam bem. No entanto, embora os grupos herbáceo e resinoso sejam opostos e alguns de seus membros combinem entre si, a combinação desses dois grupos nem sempre funciona bem como os outros. Em contrapartida, embora os grupos floral e de especiarias não sejam opostos, tendem a combinar. Quando um dos nossos três óleos pertence ao grupo oposto, a mistura ganha em interesse e uma porta se abre para uma ampla gama de possibilidades.

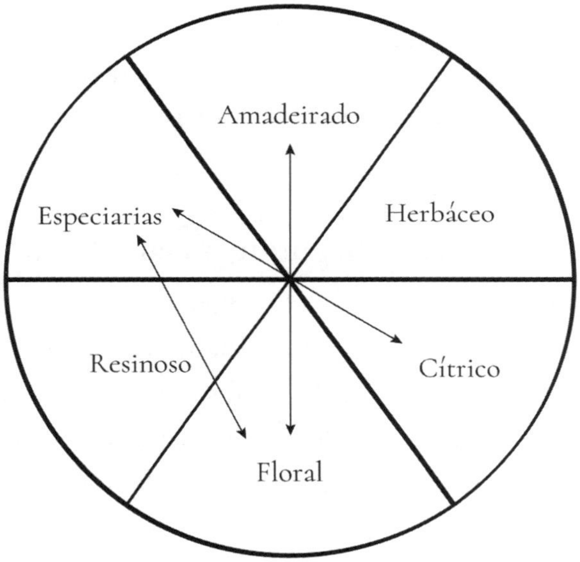

Figura 6.3 Os Aromas de Grupos Opostos Podem Combinar Bem.

Tabela 6.1 Os Óleos Essenciais e seus Grupos Aromáticos

Amadeirado	Agulha de abeto, amyris, bagas de zimbro, cajepute, cedro, cipreste, eucalipto-comum, *patchouli*, pinho, *ravintsara*, sândalo, *vetiver*.
Herbáceo	Alecrim, angélica, camomila, citronela, erva-caril, hissopo, hortelã-comum, hortelã-pimenta, manjericão, manjerona, *manuka*, *niaouli*, sálvia, sálvia esclareia, semente de cenoura, *tea tree*, tomilho.
Cítrico	Bergamota, capim-limão, eucalipto-cheiroso, *grapefruit*, laranja, limão-galego, limão-siciliano, melissa, tangerina.
Floral	Gerânio, ilangue-ilangue, lavanda, néroli, *palmarosa*, rosa.
Resinoso	Olíbano, mirra.
Especiarias	Alcaravia, cardamomo, coentro, cravo-da-índia, elemi, folha de canela, funcho, gengibre, louro, *petitgrain*, pimenta-do-reino, semente de anis.

Misturas Aromáticas Segundo a Data de Aniversário

Desde tempos antigos, acredita-se que as constelações têm influência sobre as pessoas e proporcionam augúrios ou sinais. Durante a Idade Média, a astrologia era usada para duas finalidades: adivinhação e medicina. O famoso herborista inglês Nicholas Culpeper (1616-1654) escreveu vários livros de astrologia e integrou esse conhecimento em sua prática fitoterápica. Não só os cristais, mas também as plantas e os óleos essenciais, foram associados aos signos do zodíaco.

A criação de uma mistura segundo a data de aniversário é um simpático presente personalizado. A tabela 6.2. traz uma lista de óleos essenciais de acordo com os signos solares que lhes são associados. (As datas indicadas são apenas aproximadas.) Alguns óleos são associados a mais de um signo. Para escolher os óleos, incorpore ideias dos métodos da nota aromática e do grupo aromático, ou simplesmente siga seu nariz.

Tabela 6.2 Os Óleos Essenciais e seus Signos Solares

Capricórnio (22 de dezembro a 19 de janeiro) Cipreste, eucalipto, folha de canela, *manuka*, mirra, *patchouli*, pinho, *tea tree*, *vetiver*.
Aquário (20 de janeiro a 18 de fevereiro) Alecrim, cipreste, hortelã-pimenta, lavanda, limão-siciliano, mirra, olíbano, *patchouli*, pinho, sálvia, sálvia esclareia, sândalo, semente de anis, tangerina.
Peixes (19 de fevereiro a 20 de março) Cardamomo, cipreste, cravo-da-índia, elemi, eucalipto, ilangue-ilangue, lavanda, limão-siciliano, louro, *manuka*, mirra, *palmarosa*, pinho, sálvia, sândalo, semente de anis, *tea tree*.
Áries (21 de março a 19 de abril) Agulha de abeto, alecrim, angélica, bagas de zimbro, cardamomo, cravo-da-índia, cedro, coentro, folha de canela, funcho, gengibre, gerânio, hortelã-pimenta, manjericão, manjerona, néroli, olíbano, *petitgrain*, pimenta-do-reino, pinho, tomilho.
Touro (20 de abril a 20 de maio) Cardamomo, cedro, cipreste, citronela, erva-caril, eucalipto, ilangue-ilangue, *patchouli*, *ravintsara*, rosa, sálvia, tomilho, *vetiver*.
Gêmeos (21 de maio a 21 de junho) Bergamota, capim-limão, erva-caril, funcho, *grapefruit*, hortelã-comum, hortelã-pimenta, lavanda, limão-siciliano, louro, manjerona, *ravintsara*, semente de alcaravia, semente de anis, tomilho.
Câncer (22 de junho a 22 de julho) Camomila, cardamomo, eucalipto, gerânio, hissopo, limão-siciliano, melissa, mirra, *palmarosa*, pinho, rosa, sândalo.
Leão (23 de julho a 22 de agosto) Alecrim, angélica, bagas de zimbro, camomila, cravo-da-índia, folha de canela, gengibre, laranja, lavanda, limão-galego, louro, manjericão, olíbano, néroli, *niaouli*, *petitgrain*, sândalo, semente de anis.
Virgem (23 de agosto a 22 de setembro) Alecrim, bergamota, cipreste, funcho, *grapefruit*, hortelã-pimenta, lavanda, manjerona, *niaouli*, *patchouli*, sândalo, semente de alcaravia.
Libra (23 de setembro a 23 de outubro) Amyris, hortelã-pimenta, manjerona, *ravintsara*, rosa, sálvia esclareia, tomilho, *vetiver*.

Escorpião (24 de outubro a 21 de novembro) Cravo-da-índia, gengibre, manjericão, mirra, *niaouli*, *patchouli*, pinho, *ravintsara*, sálvia esclareia.
Sagitário (22 de novembro a 21 de dezembro) Alecrim, bagas de zimbro, cajepute, cedro, cravo-da-índia, gengibre, hissopo, laranja, *manuka*, olíbano, rosa, sálvia, semente de anis, *tea tree*.

Agora que já aprendemos vários métodos de escolha dos óleos essenciais, vamos percorrer, etapa por etapa, o processo de misturar e avaliar as fragrâncias.

Capítulo 7

Fundamentos da Mistura de Perfumes

Embora a mistura de óleos essenciais possa parecer algo muito simples, há certas técnicas que o ajudarão a aproveitar ao máximo a experiência de mistura e desenvolverão suas habilidades. O equipamento necessário para misturar óleos essenciais é mínimo:

- Pequenos frascos com tampas de rosquear para juntar e armazenar os óleos essenciais e misturá-los com os óleos carreadores. O melhor é tê-los em diversos tamanhos.
- Pequenos conta-gotas para transferir os óleos essenciais e carreadores para os frascos de mistura.
- Um conta-gotas medicinal com marcação de colheres (chá) ou mililitros para medir óleos carreadores. Este é opcional, mas conveniente.
- Etiquetas adesivas.
- Um caderno e uma caneta.
- Cotonetes ou tirinhas de papel mata-borrão para experimentar perfumes. São opcionais, mas convenientes.

Todos os frascos usados para óleos essenciais devem ser de vidro escuro. O frasco escuro impede a degradação do óleo causada pela luz. A maioria dos fracos no mercado são marrom-escuros ou azul-cobalto e oferecidos em vários tamanhos. Nunca use frascos de plástico, pois sua composição química pode interagir com o óleo essencial. Os frascos de 2 ml e 5 ml são bons para misturar os óleos, e os de 15 ml e 30 ml funcionam bem para quando os óleos essenciais são combinados com óleos carreadores.

Tenha um conta-gotas separado para cada óleo ao transferi-los para o frasco em que será feita a mistura, a fim de evitar que os óleos se misturem nos frascos originais. Os conta-gotas e os frascos devem estar limpos e secos.

Muitos frascos de óleos essenciais vêm com redutores de orifício, que ajudam a impedir a entrada excessiva do ar e o aumento do índice de oxidação. Dependendo do óleo, no entanto, o melhor é remover o redutor de orifício. Embora ele facilite o ato de pingar os óleos mais líquidos que às vezes escorrem rápido demais, pode dificultar a transferência de óleos mais espessos, como os de amyris, *patchouli* e sândalo.

Se estiver usando óleos mais e menos espessos, o melhor é fazer um teste de tamanho de gotas. Coloque sobre um prato uma gota de cada óleo com que estiver trabalhando, para comparar os tamanhos. A maioria dos óleos finos terá mais ou menos o mesmo tamanho, mas a gota do óleo mais espesso será bem maior. Trata-se de algo a se lembrar ao misturar aromas ou fazer remédios, para que as quantidades conservem a devida proporção.

O melhor é trabalhar sobre uma superfície lavável, pois os óleos essenciais podem danificar vernizes, tintas e superfícies de plástico. Também vale a pena colocar uma camada de toalhas de papel sobre a superfície de trabalho para capturar as gotas que caiam por engano.

Preparar, Apontar, Misturar

Na primeira mistura, comece com três óleos, para que ela seja simples, mas interessante. Na verdade, nem sempre é melhor usar mais óleos; fragrâncias adoráveis podem ser criadas com apenas dois. O primeiro passo é se familiarizar com os aromas individuais. Abra o frasco de um óleo essencial, mergulhe nele um cotonete ou uma tirinha de papel mata-borrão e passe-o suavemente de um lado para o outro sob o nariz.

Feche os olhos um instante e deixe que o aroma fale com você. Evoca alguma sensação, emoção ou imagem? Anote suas impressões e a força inicial do óleo. A força costuma ser classificada como leve, moderada, média, forte e muito forte. Essa informação será útil na hora de planejar misturas futuras.

Depois de experimentar o aroma de um óleo, ponha de lado o cotonete ou o papel mata-borrão. Às vezes, é melhor ir para outro cômodo a fim de tirar a fragrância do nariz antes de experimentar o próximo. Muito embora não tenha experimentado essa técnica, ouvi dizer que cheirar café recém-moído também pode limpar o sentido do olfato. Quando estiver pronto, repita a experiência com os outros óleos de sua mistura.

A última etapa antes da mistura em si é pegar os três cotonetes ou as tiras de papel mata-borrão e agitá-los juntos sob o nariz. Embora isso dê alguma ideia de como será a mistura, só será possível saber se ela vai funcionar bem quando os óleos forem misturados e tiverem tempo para se combinar e amadurecer.

Usando conta-gotas separados, pingue uma gota de cada óleo essencial no frasco de mistura, começando com a nota de base. Lembre-se de que os óleos de base também são chamados *fixadores*, pois são eles que dão unidade ao aroma.

O Agente 007 preferia seu martíni agitado, não mexido; para misturar óleos, não queremos agitá-los, mas, sim, mexê-los. Gire o frasco algumas vezes para fazer os óleos circularem e abra-o perto do nariz para ter uma prévia da mistura. Lembre-se da intensidade inicial de cada óleo. Se um óleo for muito mais forte que os outros dois, acrescente uma gota a mais de cada um destes. Se os óleos tiverem forças diferentes, ajuste as quantidades, mas acrescente somente uma gota de cada vez e se afaste um instante antes de experimentar a fragrância de novo. Não deixe de anotar quantas gotas de cada óleo são acrescentadas.

A essa altura, a mistura ainda está na infância, mas não tenha medo de fazer correções. Se seu nariz lhe disser que uma gota a mais de certo óleo será melhor, faça a experiência. É assim que se aprende e se aperfeiçoam as habilidades. No entanto, se a mistura lhe parecer quase correta ou você não tiver certeza, não acrescente mais nada. Em vez disso, tampe o frasco, lave os conta-gotas e deixe a mistura descansar por algumas horas antes de cheirá-la novamente. Ao fazê-lo, tome notas, falando sobre as diferenças detectadas. A menos que esteja insatisfeito com a mistura, não mexa mais nela.

Deixe a mistura descansar por mais dois dias antes de fazer outro teste. Não queira ajustá-la nesse período; deixe que os óleos operem sua magia. Vem, a seguir, a difícil tarefa de esperar pelo menos uma semana para dar à mistura tempo de amadurecer. Leva tempo para a química dos óleos mudar e se desenvolver à medida que algumas moléculas se decompõem e, em união com as dos outros óleos, formem moléculas novas. Talvez você se surpreenda ao descobrir que algo que lhe parecia precisar de ajuste se transformou numa joia aromática.

É importante tomar notas a cada passo, pois, quando encontrar a mistura correta, vai ser fácil reproduzi-la e aumentar a quantidade. Vez por outra (falo por experiência), queremos repeti-la. Isso acontece, e é assim que aprendemos, embora o entendimento dos métodos de seleção de óleos aumente nossa chance de produzir uma mistura vencedora.

Rotule o frasco com a data e nomeie sua mistura, ou apenas liste os ingredientes. Mantenha o frasco bem fechado em local fresco e longe da luz. Além disso, mantenha-o fora do alcance de crianças.

Como Fazer seu Próprio Perfume

Depois que sua criação aromática amadurecer por uma semana ou mais, pode ser acrescentada a um óleo carreador e usada. Como já foi dito, os óleos carreadores são importantes porque os óleos essenciais nunca devem ser usados puros sobre a pele, a fim de prevenir irritações.

Use conta-gotas separados para o óleo carreador e os óleos essenciais. Como se observou na lista de equipamentos, o melhor talvez seja comprar um conta-gotas com marcação de mililitros ou colheres (chá) para facilitar a medição do óleo carreador. Esse tipo de conta-gotas pode ser encontrado na maioria das farmácias. Além disso, para esse tipo de perfume, será necessária uma tampa *roll-on* para o frasco.

Para uso em perfumes, um óleo leve, como o de amêndoa doce ou girassol, funciona bem. Tenha em mente, além disso, que o óleo carreador de cheiro forte pode influenciar o perfume. Em alguns casos, pode melhorá-lo. Experimente para descobrir qual é o seu predileto.

Comece por misturar os óleos essenciais e o óleo carreador a uma diluição de 2%, colocando 1 colher (chá) de óleo carreador num frasco e acrescentando 2 ou 3 gotas da mistura. Usando outro frasco, experimente uma diluição de 3% e depois decida qual das duas prefere. Uma vez que a mistura será passada no corpo, em geral não se considera seguro usar diluições superiores a 2% ou 3%.

Tabela 7.1 Quantidades para Diluição

Óleo carreador	1 colher (chá)/ 15 ml	1 colher (chá)/ 15 ml	2 colheres (chá)/ 30 ml
Óleo essencial (diluição a 2%)	2 a 3 gotas	6 a 10 gotas	12 a 20 gotas
Óleo essencial (diluição a 3%)	3 a 5 gotas	9 a 16 gotas	18 a 32 gotas

Como alternativa ao perfume *roll-on*, talvez você prefira experimentar um sólido. Para isso, precisará de cera de abelha, uma vasilha de vidro pequena e um frasco decorativo para o produto final.

Constatei que a barra de cera de abelha de 30 g é a mais econômica e mais fácil de medir para as receitas, pois pode ser cortada em pedaços menores. Consulte a Parte Sete para mais detalhes sobre a cera de abelha.

Perfume sólido

7,5 g de cera de abelha
3 colheres (chá) de óleo carreador
20 a 34 gotas de mistura de óleo essencial (diluição a 2%)

Coloque a cera de abelha e o óleo carreador numa vasilha dentro de uma panela com água. Esquente a água em fogo brando e mexa com suavidade até a cera derreter. Tire a vasilha do calor e deixe a mistura esfriar até chegar à temperatura ambiente antes de acrescentar o óleo essencial. Deixe o perfume esfriar por completo antes de usá-lo ou armazená-lo.

Se estiver se perguntando sobre o álcool usado em perfumes comerciais, ele é utilizado, em geral, como emulsificante, para ajudar a fundir os aromas. Pelo fato de evaporar rápido, também ajuda a dispersar a fragrância. É o álcool que cria o “rastro” de perfume que fica depois que a pessoa sai da sala. Os perfumes à base de óleo conservam o cheiro na pele por mais tempo e o mantêm mais próximo do corpo, sem deixar rastro.

Parte Três

Como Fazer e Usar Misturas Medicinais

Nesta parte, o primeiro capítulo proporciona uma visão geral dos preparados para a saúde e de seu método de aplicação. Um óleo essencial diluído num óleo carreador é um dos remédios mais simples. Esfregado em músculos doloridos ou acrescentado à água do banho, proporciona alívio suave. Não desconsidere o poder do escalda-pés, em que óleos essenciais podem ajudar a suavizar pés cansados, combater pé de atleta e até aliviar dores de cabeça.

Se os unguentos, as pomadas e os bálsamos lhe parecem complicados de fazer, as receitas simples e diretas desta parte o conduzirão passo a passo por esse processo. As receitas são diretrizes básicas que podem ser adaptadas às preferências pessoais ou para levar em conta precauções relacionadas aos óleos essenciais específicos utilizados.

Aromatizar o ar é bom não apenas para melhorar o cheiro de um ambiente, mas também ajuda a aliviar o estresse, aumentar o bem-estar e muito mais. Óleos essenciais com propriedades antissépticas matam as bactérias levadas pelo ar. Pelo fato de os óleos essenciais no ar serem absorvidos pelo corpo, os óleos que combatem infecções ou aliviam congestões são bons para combater resfriado e gripe e tratar asma e bronquite. Para ajudá-lo a dispersar no ar os óleos essenciais, incluem-se aqui comentários detalhados sobre os vários tipos de difusores. Desde os difusores simples de evaporação até os ultrassônicos, as informações o ajudarão a escolher o difusor mais adequado. Incluem-se também os detalhes de métodos de difusão que podem ser usados em trânsito.

O segundo capítulo desta parte fornece um guia de fácil uso para escolher óleos essenciais para diversos males e doenças, bem como os métodos de tratamento que funcionam melhor. Esse recurso prático lhe permitirá aproveitar ao máximo os óleos que já tem e o ajudará a encontrar substitutos para os que ainda não tem.

Capítulo 8

Preparados de Óleos Essenciais para a Saúde

Como as plantas com base nas quais são produzidos, os óleos essenciais fazem parte do arsenal de remédios caseiros. Um óleo essencial diluído em óleo carreador é um dos preparados mais simples. Mais ainda que ao misturar aromas para fazer perfumes, é preciso manter um registro dos remédios. Tome notas para ajudá-lo a determinar quais ajustes precisam ser feitos ao repetir uma receita e para descobrir o que funciona melhor para você e sua família. Seja qual for o tipo de preparado, rotule-o com a data e os ingredientes.

Como ponto de partida, a tabela 8.1 proporciona diretrizes gerais para uma diluição de 2% de óleo essencial em óleo carreador. Embora a diluição de 2% seja considerada segura para uso tópico, use uma diluição de 1% para crianças, adultos mais velhos e preparados a serem aplicados sobre o rosto. Pessoas de pele sensível sempre devem usar algumas gotas a menos de óleo essencial em suas misturas.

Tabela 8.1. A Solução a 2%

Óleo carreador	Óleo essencial
1 colher (chá)	2 a 3 gotas
1 colher (sopa)	6 a 10 gotas
1 onça líquida (29,57 ml)	13 a 20 gotas

Os óleos essenciais podem ser usados em diversos preparados e métodos de tratamento. As receitas fornecidas neste capítulo são diretrizes básicas que talvez tenham de ser ajustadas de acordo com suas preferências pessoais ou com as precauções relacionadas aos óleos essenciais utilizados. Além disso, verifique as informações oferecidas na Parte Sete sobre as precauções a serem tomadas com os óleos carreadores e outros ingredientes. As receitas são dadas para a confecção de quantidades pequenas dos preparados. Por isso, são fáceis de fazer e lhe permitem ter sempre em mãos remédios feitos há pouco tempo.

Óleos e Sais de Banho

No banho, os óleos essenciais ajudam a aliviar o estresse, a dor e os mal-estares musculares. O óleo carreador garante a distribuição homogênea do óleo essencial quando este deve ser usado na água. Para um banho de beleza e cura, use leite. A gordura do leite atua como óleo carreador para diluir e dispersar os óleos essenciais. Use de 12 a 18 gotas de óleo essencial em 30 ml de óleo carreador ou leite e acrescente a mistura à água do banho.

Diz-se que o banho de leite era um dos segredos da beleza da Rainha Cleópatra, e pesquisas modernas corroboram sua eficácia. Em razão do alto índice de ácido láctico presente no leite, as células epiteliais mortas são eliminadas, deixando a pele bonita no corpo inteiro. Sempre tome cuidado ao usar óleos no banho de banheira ou no chuveiro, pois as superfícies podem se tornar escorregadias.

Além dos óleos carreadores e do leite, os óleos essenciais podem ser misturados com sais. Sal grosso marinho ou sal de Epsom podem ser usados para um banho tranquilizante. Consulte a Parte Sete para mais informações sobre o sal de Epsom (sulfato de magnésio).

Sais de Banho

2 xícaras de sal de Epsom ou sal marinho
2 colheres (sopa) de bicarbonato de sódio (opcional)
¾ de xícara de óleo carreador ou mistura carreadora
1-1 ½ colher (chá) de óleo essencial ou mistura de óleos essenciais

Combine os ingredientes secos numa vasilha de vidro ou cerâmica. Misture o óleo carreador e os óleos essenciais e acrescente-os aos ingredientes secos. Misture bem.

O bicarbonato de sódio opcional nos sais de banho ajuda a suavizar e amaciar a pele. Essa receita é suficiente para um ou dois banhos. Acrescente os sais à água sob a torneira aberta logo antes de entrar na banheira. Se fizer uma quantidade maior, armazene-a num frasco de tampa hermética.

Escalda-Pés

Óleos essenciais diluídos em óleo carreador ou sais de banho também podem ser usados num escalda-pés relaxante e terapêutico. Acrescente de 6 a 10 gotas de óleo essencial a 1 colher (sopa) de óleo carreador e misture tudo com água em uma bacia. O escalda-pés morno ou quente melhora a circulação, auxilia na cura de resfriados e gripes e ajuda a lidar com a insônia. Por estranho que pareça, o escalda-pés também alivia dores de cabeça. O simples ato de mergulhar os pés em água quente, sem acrescentar nada, ajuda a atrair o sangue para os pés e a aliviar a pressão na cabeça. O escalda-pés com água fria é bom para nos reanimar nos dias quentes de verão, quando os pés estão suados e doloridos.

Compressas

A compressa pode ser quente ou fria. A quente relaxa os músculos e diminui as dores. Além disso, alivia a tensão e estimula a circulação. A fria é usada para tratar batidas, hematomas, torsões e distensões, pois diminui o inchaço e a inflamação. Além disso, reduz a febre e alivia a dor de cabeça.

Pingue de 6 a 10 gotas de óleo essencial em 1 colher (sopa) de óleo carreador e acrescente a 950 ml de água quente ou fria. Agite bem a água antes de mergulhar nela uma toalha. Torça a toalha e coloque-a sobre a área a ser tratada. A cada 10 ou 15 minutos, torne a mergulhá-la na água.

Difusão

Quando pensamos em aromaterapia, uma das primeiras coisas que nos vêm à mente é a aromatização do ar. Embora este seja um excelente método de uso dos óleos essenciais para aliviar o estresse e promover o bem-estar, também tem outros benefícios. Óleos essenciais antissépticos matam as bactérias suspensas no ar. Pelo fato de os óleos essenciais no ar serem absorvidos pelo corpo, os óleos que combatem infecções ou aliviam congestões são bons para combater resfriados e gripes ou tratar asma e bronquite. Os óleos essenciais também podem ser usados para fumigar o quarto de um doente.

O vaporizador funciona aquecendo água e criando vapor, mas os termos *vaporizador* e *difusor* são, muitas vezes, usados de forma intercambiável. Neste livro, a palavra *difusor* se refere a todos os métodos pelos quais os óleos essenciais podem ser difundidos no ar. A seguir, fornecemos detalhes sobre os vários tipos de difusores.

Nebulizador

Cria uma névoa fina feita de minúsculas gotículas e é capaz de lançar grande quantidade de óleo essencial no ar em pouco tempo. Esse tipo de difusor usa mais óleo essencial que os outros. No entanto, a maioria dos nebulizadores tem configurações e um temporizador que lhe permitem escolher a quantidade de óleo dispersada e deixar o equipamento ligar-se a intervalos em vez de funcionar de modo contínuo. Dependendo do tamanho da bomba, o nebulizador pode ser usado em ambientes grandes.

Ultrassônico

Este tipo de difusor cria uma névoa fina por meio de vibrações ultrassônicas. Em essência, é um umidificador que dispersa uma quantidade menor de óleo essencial que um nebulizador. Além de lançar o óleo essencial no ar, o difusor ultrassônico cria íons negativos, que se acredita fazerem bem à saúde.

Evaporativo

O difusor evaporativo acelera o processo de evaporação soprando ar sobre uma almofada ou um filtro sobre o qual foram aplicados os óleos essenciais. Embora funcione bem para dispersar o aroma, não é a melhor escolha para fins terapêuticos, pois os componentes mais leves do óleo essencial evaporam primeiro, o que significa que não se obtém o óleo completo de uma vez.

O popularíssimo *difusor de varetas* também dispersa o aroma por evaporação. Embora só seja eficaz em espaços pequenos, se for colocado junto de uma porta ou janela o aroma pode ser dispersado com mais rapidez. Muitos *kits* de difusores de varetas vêm com fragrâncias químicas, mas, se fizer suas próprias fragrâncias com óleos essenciais, poderá escolher tanto o aroma quanto o recipiente decorativo. No Capítulo 11 fornecemos detalhes de como fazer um difusor de varetas.

Calor

Este tipo de difusor trabalha por evaporação, usando calor para acelerar o processo. Um tipo bem conhecido, chamado *difusor de vela*, tem uma pequena vasilha de cerâmica com espaço para uma vela embaixo. Colocam-se algumas gotas de óleo essencial na vasilha, a qual é aquecida pela chama da vela. Uma ou 2 gotas de água podem ser acrescentadas ao óleo para tornar mais lento o processo de evaporação. Como no caso do difusor evaporativo, nem todos os componentes do óleo se dispersam por igual com um difusor de vela. Alguns difusores de calor são elétricos e podem ser colocados numa mesa ou no chão, ao passo que outros são dispositivos pequenos que ficam junto à tomada elétrica.

Difusores para uso em trânsito

Não é só em casa que se podem espalhar óleos essenciais pelo ar. Como quer que ande pela cidade, pode levar seus remédios com você.

Inaladores

O inalador nasal tem o tamanho de um batom e proporciona alívio em trânsito. Consiste num tubo, num pavio de algodão e numa tampa de rosquear. Tire o pavio do tubo e coloque-o num prato. Pingue de 10 a 15 gotas de óleo essencial ou de uma mistura de óleos no pavio e recoloque-o no tubo. Para crianças com menos de 10 anos, use de 5 a 8 gotas de óleo essencial. Para usar o inalador, abra o tubo sob o nariz e respire fundo. Mantenha o tubo bem fechado quando não estiver em uso. Renove os óleos no pavio sempre que necessário.

O inalador nasal é chamado *inalador pessoal* ou *aromastick*. É especialmente útil para tratar resfriado, congestão nasal e dor de cabeça. Também ajuda em caso de enjoo de movimento e para combater o estresse. Além de ser conveniente, permite o uso dos óleos essenciais sem perturbar as pessoas ao redor.

Difusores de tomada

Alguns difusores de tomada são usados em casa, mas outros são projetados para o uso fora dela. Alguns, pequenos e convenientes, podem ser levados em viagem e utilizados em hotéis, ao passo que outros são projetados para uso no automóvel. Há também um tipo de difusor de tomada com conector USB que usa a energia do *laptop*.

Gel

A base do gel feito em casa é a *aloe vera* (babosa), uma planta bem conhecida, que, muitas vezes, se encontra em vasos na cozinha para tratamento de primeiros socorros de queimaduras. Na Parte Sete, veja as referências à *aloe vera* para saber o que procurar ao comprar o gel e como colhê-lo com base na própria planta. Além dos poderes curativos da *aloe vera*, os óleos essenciais com propriedade antisséptica e antibacteriana funcionam bem num gel de primeiros socorros.

Gel curativo

10 gotas de óleo essencial ou mistura de óleos essenciais
2 colheres (sopa) de gel de *aloe vera*
Acrescente o óleo essencial ao gel e mexa suavemente até que esteja bem misturado. Guarde num frasco de tampa hermética.

Óleos para Massagem

Criar um óleo para massagem é simples: basta acrescentar gotas de óleo essencial a um óleo carreador. A tabela 8.1 dá as diretrizes para uma diluição de 2%, adequada, em geral, para uso tópico. Use uma diluição de 1% para aplicação no rosto ou para esfregar as têmporas a fim de aliviar uma dor de cabeça.

Ao massagear os músculos e as articulações, faça uma pressão firme, mas não tão firme a ponto de irritar a pele, exacerbar a dor ou causar desconforto. Uma massagem suave sobre o estômago pode ajudar a aliviar a indigestão. A massagem do estômago e do abdômen no sentido horário (subindo pela direita e descendo pela esquerda) pode aliviar a constipação.

Unguentos, Pomadas e Bálsamos

Esses três preparados são quase iguais; o que os distingue é a quantidade de agente solidificador usado para espessá-los. O unguento é o menos firme dos três, mas tem a vantagem de ser fácil de aplicar. A pomada tem consistência mais firme, e o bálsamo é bem firme. Ao contrário do creme, esses preparados não são absorvidos com tanta rapidez e formam uma camada protetora sobre a pele. Nas receitas a seguir, a cera de abelha, a manteiga de karité e a manteiga de cacau podem ser usadas como agentes solidificadores. Consulte a Parte Sete para conhecer mais detalhes sobre esses ingredientes. A cera de abelha forma uma camada mais protetora que a das manteigas, mas vale a pena experimentar para determinar o que funciona melhor. Como sempre, faça anotações cuidadosas para saber quais receitas repetir e quais não.

Unguento, pomada e bálsamo com cera de abelha

15 ml de cera de abelha
3 a 8 colheres (sopa) de óleo carreador ou mistura carreadora
¼ a 1 colher (chá) de óleo essencial ou mistura de óleos essenciais (diluição a 2%)

Coloque a cera de abelha e o óleo carreador numa vasilha em banho-maria. Aqueça a água em fogo baixo, mexendo até que a cera derreta. Tire-a do fogo e deixe a mistura esfriar até chegar à temperatura ambiente e só então acrescente o óleo essencial. Para verificar a consistência, ponha um pouquinho num pires com uma colher e leve à geladeira por 1 ou 2 minutos. Se quiser que fique mais firme, acrescente mais cera de abelha. Se estiver espesso demais, acrescente um pouquinho de óleo carreador. Quando estiver satisfeito com a consistência de sua mistura, deixe-a esfriar por completo e guarde-a em local fresco e escuro.

Em termos de proporção, uma proporção de 3:1 ou 4:1 de óleo carreador para cera de abelha tende a funcionar bem para um bálsamo. Para uma pomada, experimente 5:1 ou 6:1, e para um unguento, 7:1 ou 8:1. Tenha em mente que a consistência da mistura também depende da viscosidade dos óleos utilizados.

Unguento, pomada e bálsamo com manteiga

1 a 3 colheres (sopa) de manteiga de cacau ou de karité, ralada ou em lascas
1 a 2 colheres (sopa) de óleo carreador ou mistura carreadora
12 a 40 gotas de óleo essencial ou mistura de óleos essenciais (diluição a 2%)

Ferva um pouquinho de água numa panela e tire-a do fogo. Coloque a manteiga e o óleo carreador numa vasilha dentro da água. Mexa até a manteiga derreter. Tire a vasilha da água e deixe a mistura esfriar até chegar à temperatura ambiente. Ferva de novo a água, tire a panela do fogo e coloque a vasilha na água. Mexa até que se derretam quaisquer partículas que tenham se formado. Tire a vasilha da água e deixe a mistura esfriar mais uma vez. Acrescente o óleo essencial e misture muito bem. Deixe a vasilha na geladeira por 5 ou 6 horas. Depois de tirá-la da geladeira, deixe a mistura chegar à temperatura ambiente antes de usá-la ou armazená-la.

Se preferir pensar em termos de proporções, uma proporção de 1:2 ou 1:3 de óleo carreador para manteiga funciona bem para um bálsamo. Embora precise, em geral, ser raspada com a unha, começa a derreter quando em contato com a pele. Uma proporção de 1:1 ou 1:1 ½ funciona bem para uma pomada, e de 1 ½ :1 ou 2:1 funciona para um unguento. A pomada e o unguento podem ser pegos com o dedo. Como no caso da cera de abelha, faça experiências até chegar à consistência de sua preferência.

Sprays

Para espantar insetos ou aliviar os calores da menopausa, o método da aplicação tópica de *spray* funciona bem. É especialmente útil para aliviar a vermelhidão causada por queimaduras de sol ou erupções cutâneas, ou quando não se quer tocar a pele. Para mais informações sobre a hamamélis e os diferentes tipos de água, consulte a Parte Sete.

Spray *para aquecer ou resfriar*

1 colher (chá) de óleo carreador ou mistura carreadora
1 colher (chá) de óleo essencial ou mistura de óleos essenciais
150 ml de água
1 colher (sopa) de hamamélis

Misture o óleo carreador e os óleos essenciais num frasco de *spray*. Acrescente a água e a hamamélis. Agite bem antes de usar.

Vapor

Uma vez que o vapor e as propriedades antissépticas de certos óleos essenciais ajudam a limpar as vias respiratórias, este método é bom para tratar sínus congestionados e infecções do peito. A seguir, várias maneiras de usar vapor.

Tenda de inalação

Além de aliviar a congestão do resfriado, gripe e sinusite, a aplicação de vapor sobre a face também é boa para a pele, pois ajuda a limpar os poros em profundidade e umidifica a cútis. Ao acrescentar óleos essenciais à água fervente, use um conta-gotas para que o vapor não entre no frasco.

Inalação de vapor

950 ml de água
5 a 8 gotas de óleo essencial ou mistura de óleos essenciais

Ferva a água. Tire-a do fogo e acrescente os óleos essenciais.

Coloque uma toalha de banho sobre a cabeça para formar uma tenda sobre a água soltando vapor. Deixe os olhos fechados e não coloque o rosto muito perto da água. Fique debaixo da tenda por 3 minutos ou até a água esfriar. Se estiver muito quente, levante a toalha para deixar entrar um pouco de ar fresco sob a tenda.

A combinação de vapor e óleos essenciais também pode ser usada para limpar a atmosfera do quarto onde está uma pessoa doente ou para umidificar ou refrescar um ambiente no inverno. Coloque a panela com a água quente no local necessário. Quando ela esfriar, torne a aquecê-la para fazer vapor e acrescente mais algumas gotas de óleo essencial. Para aliviar a asma, em vez de fazer uma tenda com uma toalha, use a mão para direcionar um pouco do vapor para o rosto.

Vapores fáceis

Há um jeito rápido de usar o vapor e os óleos essenciais, o qual é tão fácil quanto fazer uma xícara de chá. Isso funciona bem para quem tem asma.

Uma xícara de vapor

1 xícara de água
1 a 2 gotas de óleo essencial ou mistura de óleos essenciais

Ferva a água e coloque-a numa caneca grande. Acrescente o óleo essencial ou a mistura e deixe a caneca perto do rosto para inalar o vapor.

Vapor no banho de chuveiro

O uso de óleos essenciais no chuveiro é outro jeito rápido e fácil de fazer uma inalação de vapor. Consulte o Capítulo 11 para mais detalhes sobre como fazer cápsulas aromáticas que derretem no chuveiro. O mesmo vale para a banheira: tome cuidado para que o chão do *box* não fique escorregadio.

Banho de Chuveiro de vapor simples

1 toalha
40 a 60 gotas de óleo essencial ou mistura de óleos essenciais

Dobre a toalha ao meio, pingue nela as gotas de óleo essencial e dobre-a mais uma vez. Coloque a toalha no chão do *box*, sob a água corrente.

O próximo capítulo traz um guia rápido de doenças e dos óleos essenciais e métodos de aplicação usados para tratá-las.

Capítulo 9

Doenças, Óleos e Tratamentos

Este capítulo traz um guia rápido dos óleos essenciais a serem usados para tratar doenças e outros males e quais métodos de tratamento funcionam melhor. Incluem-se também óleos carreadores e outros ingredientes com propriedades curativas. O guia ajudará você a aproveitar ao máximo os óleos essenciais que tem à mão. Ao usar as receitas fornecidas neste livro, consulte este capítulo para encontrar substitutos para os óleos que porventura não tenha. É claro que também há remédios que podem ser feitos com um único óleo essencial.

Os tipos de remédios abordados no Capítulo 8 podem ser divididos em duas categorias básicas: tópicos e aromáticos.

Os métodos *tópicos* são aqueles aplicados por meio de um unguento, de uma pomada ou de um bálsamo; por massagem; no banho, escalda-pés ou banho de assento; e em compressas.

Os métodos *aromáticos* são a difusão num ambiente com qualquer tipo de difusor; inalação direta, algumas respirações por vez, usando um frasco pequeno ou um inalador; e uso de vapor em inalação para aliviar a congestão ou como agente limpador, em caso de acne, por exemplo.

Como já mencionado, antes de usar um óleo essencial, é essencial fazer um teste de irritação na pele. Talvez valha a pena também conversar sobre os óleos essenciais com o médico, sobretudo se você estiver tomando algum medicamento, tiver alguma doença grave ou estiver grávida.

Tabela 9.1 Doenças, Métodos de Tratamento, Óleos Essenciais e Outros Ingredientes

Acne *Métodos:* Vapor, aplicação tópica *Óleos essenciais:* Alecrim, bagas de zimbro, bergamota, cajepute, camomila, capim-limão, cedro, gerânio, *grapefruit*, hortelã-comum, hortelã-pimenta, ilangue-ilangue, *immortelle*, lavanda, limão-galego, limão-siciliano, *manuka*, *niaouli*, *palmarosa*, *patchouli*, *petitgrain*, sálvia, sálvia esclareia, sândalo, tangerina, *tea tree*, tomilho, *vetiver* *Óleos carreadores:* Girassol, rosa-mosqueta *Outro ingrediente: Aloe vera*
Ansiedade *Métodos:* Banho, difusão, inalação, massagem *Óleos essenciais:* Amyris, angélica, bagas de zimbro, bergamota, camomila, cardamomo, cedro (Virgínia), citronela, coentro, cravo-da-índia, gerânio, hissopo, hortelã-comum, ilangue-ilangue, lavanda, laranja, *manuka*, manjericão, manjerona, melissa, néroli, olíbano, *palmarosa*, *patchouli*, *petitgrain*, pimenta-do-reino, rosa, sálvia esclareia, semente de anis, *vetiver*
Artrite *Métodos:* Banho, compressa, massagem *Óleos essenciais:* Agulha de abeto, alecrim, angélica, bagas de zimbro, manjericão, louro, cajepute, camomila, cedro, cipreste, coentro, cravo-da-índia, *immortelle*, eucalipto (comum), folha de canela, funcho, gengibre, hissopo, lavanda, limão-galego, limão-siciliano, manjerona, mirra, *niaouli*, pimenta-do-reino, pinho, *ravintsara*, sálvia, semente de anis, semente de cenoura, tomilho, *vetiver* *Outro ingrediente:* Sal de Epsom
Asma *Métodos:* Difusão, vapor *Óleos essenciais:* Alcaravia, alecrim, cajepute, cipreste, cravo-da-índia, eucalipto, funcho, hissopo, *immortelle*, lavanda, limão-galego, limão-siciliano, hortelã-comum, hortelã-pimenta, manjerona, melissa, mirra, *niaouli*, olíbano, pinho, *ravintsara*, rosa, sálvia, sálvia esclareia, *tea tree*, tomilho *Nota:* Em caso de asma, sempre use uma quantidade menor de óleo nos difusores. Além disso, consulte as instruções especiais para inalação de vapor no Capítulo 8.

Bolhas na pele
Método: Aplicação tópica
Óleos essenciais: Bergamota, eucalipto (comum), lavanda, limão-siciliano, mirra, *tea tree*

Bronquite
Métodos: Difusão, inalação, vapor, aplicação tópica (esfregar no peito)
Óleos essenciais: Agulha de abeto, alcaravia, alecrim, angélica, cajepute, cedro, cipreste, cravo-da-índia, elemi, eucalipto (comum), folha de canela, funcho, hissopo, hortelã-comum, hortelã-pimenta, *immortelle*, laranja, lavanda, limão-galego, limão-siciliano, manjericão, manjerona, melissa, mirra, *niaouli*, olíbano, pinho, *ravintsara*, sândalo, semente de anis, *tea tree*, tomilho

Bursite
Métodos: Compressa, massagem
Óleos essenciais: Bagas de zimbro, cajepute, cipreste, eucalipto (comum), gengibre, *immortelle*, manjerona

Calos
Método: Aplicação tópica
Óleos essenciais: Limão-galego, limão-siciliano, mirra, semente de cenoura

Catapora
Métodos: Banho, compressa, aplicação tópica
Óleos essenciais: Bergamota, camomila (alemã), cravo-da-índia, eucalipto, *manuka*, *ravintsara*, *tea tree*

Celulite
Métodos: Banho, massagem
Óleos essenciais: Bagas de zimbro, cipreste, funcho, gerânio, *grapefruit*, limão-galego, limão-siciliano, tomilho

Ciática
Métodos: Banho, massagem
Óleos essenciais: Manjerona, pinho, tomilho

Cicatrizes
Método: Aplicação tópica
Óleos essenciais: Elemi, *immortelle*, lavanda, néroli, *niaouli*, olíbano, *palmarosa*, *patchouli*, rosa, tangerina
Óleos carreadores: Borragem, calêndula, coco, girassol, oliva, rosa-mosqueta
Outro ingrediente: Manteiga de cacau

Circulação
Método: Massagem
Óleos essenciais: Alecrim, cajepute, capim-limão, cipreste, coentro, eucalipto (comum), folha de canela, gerânio, gengibre, *grapefruit*, limão-galego, limão-siciliano, manjericão, *niaouli*, pimenta-do-reino, pinho, rosa, sálvia, tomilho, *vetiver*

Cólicas menstruais
Métodos: Banho, compressa, massagem
Óleos essenciais: Alecrim, camomila, coentro, folha de canela, gengibre, lavanda, manjerona, melissa, *patchouli*, rosa, sálvia, sálvia esclareia, semente de anis, tomilho

Constipação
Métodos: Banho, compressa, massagem
Óleos essenciais: Cardamomo, funcho, gengibre, hortelã-pimenta, laranja, manjerona, néroli, pimenta-do-reino, pinho, tangerina

Coqueluche (tosse convulsa)
Método: Vapor
Óleos essenciais: Alecrim, cipreste, hissopo, *immortelle*, lavanda, *manuka*, *niaouli*, *ravintsara*, sálvia esclareia, semente de anis, *tea tree*

Cortes e arranhões
Métodos: Compressa, aplicação tópica
Óleos essenciais: Alcaravia, alecrim, bergamota, camomila, cipreste, cravo-da-índia, elemi, eucalipto, gerânio, hissopo, *immortelle*, lavanda, limão-galego, limão-siciliano, *manuka*, mirra, *niaouli*, olíbano, *patchouli*, pinho, sálvia, sândalo, semente de cenoura, *tea tree*, tomilho, *vetiver*
Óleos carreadores: Calêndula, gergelim, hipérico
Outros ingredientes: Aloe vera, hamamélis

Depressão
Métodos: Difusão, inalação, massagem
Óleos essenciais: Bergamota, camomila (romana), citronela, folha de canela, gengibre, gerânio, *grapefruit*, hortelã-pimenta, ilangue-ilangue, *immortelle*, lavanda, manjericão, melissa, néroli, *patchouli*, *petitgrain*, rosa, sálvia esclareia, *vetiver*

Dermatite *Métodos:* Banho, compressa, aplicação tópica *Óleos essenciais:* Alecrim, bagas de zimbro, camomila, cedro (Atlas), gerânio, hissopo, hortelã-comum, hortelã-pimenta, *immortelle*, lavanda, *palmarosa*, *patchouli*, rosa, sálvia, semente de cenoura, tomilho *Óleos carreadores:* Abacate, borragem, coco *Outro ingrediente:* Manteiga de cacau
Dermatofitose (impingem) *Métodos:* Aplicação tópica, banho *Óleos essenciais:* Capim-limão, louro, *manuka*, *tea tree*
Desconforto da menopausa *Métodos:* Banho, difusão, massagem, *spray* *Óleos essenciais:* Camomila, cipreste, coentro, funcho, gerânio, hortelã-comum, ilangue-ilangue, lavanda, néroli, *palmarosa*, *patchouli*, rosa, sálvia, sálvia esclareia, semente de anis, tomilho, *vetiver*
Desmaios *Método:* Inalação *Óleos essenciais:* Alecrim, hortelã-pimenta, manjericão, néroli, pimenta-do-reino
Dor de cabeça *Métodos:* Compressa, difusão, inalação, massagem *Óleos essenciais:* Alecrim, angélica, cajepute, camomila, capim-limão, cardamomo, citronela, coentro, elemi, eucalipto (comum), *grapefruit*, hortelã-comum, hortelã-pimenta, laranja, lavanda, limão-siciliano, melissa, manjericão, manjerona, *manuka*, néroli, *niaouli*, *patchouli*, *petitgrain*, rosa, sálvia, sálvia esclareia, tomilho
Dor de garganta *Métodos:* Difusão, vapor *Óleos essenciais:* Alcaravia, bergamota, cajepute, camomila (romana), eucalipto, gengibre, gerânio, hissopo, hortelã-comum, lavanda, louro, mirra, *niaouli*, pinho, sálvia esclareia, tomilho
Dor de ouvido *Método:* Compressa *Óleos essenciais:* Cajepute, camomila, lavanda, manjericão, tomilho

Dores e desconfortos musculares
Métodos: Banho, compressa, massagem
Óleos essenciais: Agulha de abeto, alecrim, amyris, bagas de zimbro, cajepute, camomila, capim-limão, cipreste, coentro, cravo-da-índia, eucalipto (comum), folha de canela, gengibre, hortelã-comum, hortelã-pimenta, *immortelle*, lavanda, manjericão, manjerona, *manuka*, *niaouli*, pimenta-do-reino, pinho, *ravintsara*, sálvia, sálvia esclareia, semente de anis, tomilho, *vetiver*
Óleos carreadores: Hipérico
Outro ingrediente: Sal de Epsom

Eczema
Métodos: Banho, aplicação tópica
Óleos essenciais: Alecrim, bagas de zimbro, bergamota, cajepute, camomila, cedro, gerânio, hissopo, *immortelle*, lavanda, louro, melissa, mirra, *palmarosa*, *patchouli*, rosa, sálvia, semente de cenoura, tomilho
Óleos carreadores: Abacate, amêndoa, borragem, coco, girassol, hipérico, onagra, rosa-mosqueta
Outros ingredientes: Manteiga de cacau, manteiga de karité, hamamélis

Edema
Métodos: Banho, massagem
Óleos essenciais: Cipreste, funcho, gerânio, semente de cenoura

Enjoo de movimento
Método: Inalação
Óleos essenciais: Camomila, gengibre, hortelã-comum, hortelã-pimenta

Enxaqueca
Métodos: Compressa, difusão, inalação
Óleos essenciais: Angélica, camomila (romana), citronela, coentro, lavanda, manjericão, manjerona, *manuka*, melissa, hortelã-comum, hortelã-pimenta, sálvia esclareia

Erupções cutâneas
Métodos: Aplicação tópica, banho, compressa
Óleos essenciais: Bergamota, camomila, cedro (Virgínia), elemi, hortelã-pimenta, *immortelle*, lavanda, louro, mirra, *palmarosa*, semente de cenoura, sálvia esclareia, sândalo, *tea tree*
Óleos carreadores: Avelã, amêndoa, borragem, damasco, jojoba, oliva, gergelim

***Escabiose* (sarna)** *Método:* Banho *Óleos essenciais:* Alecrim, bergamota, cajepute, capim-limão, folha de canela, hortelã-pimenta, lavanda, pinho, tomilho *Outro ingrediente: Aloe vera*
Estresse *Métodos:* Banho, difusão, inalação, massagem *Óleos essenciais:* Agulha de abeto, alecrim, amyris, angélica, bagas de zimbro, bergamota, camomila, capim-limão, cardamomo, cedro, cipreste, citronela, coentro, cravo-da-índia, elemi, folha de canela, gerânio, *grapefruit*, hissopo, hortelã-comum, hortelã-pimenta, ilangue-ilangue, *immortelle*, laranja, lavanda, manjericão, manjerona, *manuka*, melissa, néroli, olíbano, *palmarosa*, *patchouli*, *petitgrain*, pimenta-do-reino, pinho, *ravintsara*, rosa, sálvia, sálvia esclareia, sândalo, semente de anis, tangerina, tomilho, *vetiver*
Estrias *Método:* Aplicação tópica *Óleos essenciais:* Elemi, *immortelle*, lavanda, mirra, néroli, olíbano, *palmarosa*, *patchouli*, rosa, tangerina *Óleos carreadores:* Borragem, coco, oliva, rosa-mosqueta *Outros ingredientes:* Cera de abelha, manteiga de cacau, manteiga de karité
Febre *Métodos:* Banho, compressa *Óleos essenciais:* Agulha de abeto, bergamota, camomila (romana), capim-limão, citronela, eucalipto, folha de canela, gengibre, hortelã-comum, hortelã-pimenta, *immortelle*, limão-galego, limão-siciliano, laranja, louro, manjericão, melissa, *niaouli*, *palmarosa*, *patchouli*, pimenta-do-reino, sálvia, *tea tree*
Febre do feno *Métodos:* Banho, difusão, inalação, vapor *Óleos essenciais:* Camomila, citronela, cravo-da-índia, eucalipto (comum), melissa, *manuka*, *ravintsara*, rosa
Frieiras *Métodos:* Aplicação tópica, vapor *Óleos essenciais:* Camomila, lavanda, limão-galego, limão-siciliano, manjerona, pimenta-do-reino

Fungos nas unhas *Método:* Aplicação tópica *Óleos essenciais:* Cravo-da-índia, eucalipto (cheiroso), *ravintsara*, *tea tree*
Furúnculos *Métodos:* Aplicação tópica, banho, compressa *Óleos essenciais:* Alcaravia, bergamota, camomila, eucalipto (comum), *immortelle*, lavanda, limão-galego, limão-siciliano, mirra, *niaouli*, olíbano, *patchouli*, sálvia, sálvia esclareia, sândalo, *tea tree*
Gota *Métodos:* Banho, massagem *Óleos essenciais:* Alecrim, angélica, bagas de zimbro, coentro, limão-siciliano, manjericão, pinho, semente de cenoura, tomilho
Gripe *Métodos:* Banho, difusão, inalação, vapor *Óleos essenciais:* Agulha de abeto, alecrim, bagas de zimbro, bergamota, cajepute, capim-limão, cipreste, citronela, coentro, cravo-da-índia, eucalipto (comum), folha de canela, gengibre, *grapefruit*, hissopo, hortelã-comum, hortelã-pimenta, *immortelle*, laranja, lavanda, limão-galego, limão-siciliano, louro, manjericão, *manuka*, néroli, *niaouli*, olíbano, pimenta-do-reino, pinho, *ravintsara*, sálvia, semente de anis, *tea tree*, tomilho
Hematomas *Métodos:* Aplicação tópica, compressa *Óleos essenciais:* Cravo-da-índia, funcho, gerânio, hissopo, *immortelle*, lavanda, louro, manjerona, *palmarosa*, rosa, tomilho *Outros ingredientes:* Sal de Epsom, hamamélis
Hemorroidas *Métodos:* Aplicação tópica, banho *Óleos essenciais:* Bagas de zimbro, cipreste, gerânio, mirra, olíbano *Outros ingredientes: Aloe vera*, cera de abelha, hamamélis
***Hera venenosa* (Toxicodendron radicans)** *Método:* Aplicação tópica *Óleos essenciais:* Camomila, cipreste, hortelã-pimenta, *immortelle*, lavanda, mirra, olíbano, *tea tree*
Herpes labial *Métodos:* Aplicação tópica, vapor *Óleos essenciais:* Bergamota, eucalipto, hissopo, limão-galego, limão-siciliano, *manuka*, *ravintsara*, *tea tree*

Herpes-zóster
Métodos: Aplicação tópica, banho
Óleos essenciais: Cravo-da-índia, gerânio, *ravintsara*, *tea tree*

Indigestão
Método: Massagem
Óleos essenciais: Alcaravia, alecrim, angélica, camomila, capim-limão, cardamomo, coentro, funcho, gengibre, hissopo, hortelã-comum, hortelã-pimenta, laranja, lavanda, louro, manjerona, melissa, mirra, *petitgrain*, pimenta-do-reino, sálvia, semente de anis, semente de cenoura, tangerina

Infecção vaginal
Método: Banho de assento
Óleos essenciais: Cajepute, capim-limão, *manuka*, mirra, *palmarosa*, *tea tree*

Inflamação
Método: Aplicação tópica
Óleos essenciais: Camomila, citronela, elemi, funcho, hissopo, hortelã-pimenta, *immortelle*, laranja, lavanda, melissa, néroli, olíbano, rosa, sálvia, *tea tree*, tomilho, *vetiver*
Óleos carreadores: Avelã, borragem, coco, damasco, gergelim, girassol, hipérico, jojoba, rosa-mosqueta
Outro ingrediente: Sal de Epsom

Insônia
Métodos: Banho, difusão, massagem
Óleos essenciais: Camomila, hortelã-comum, ilangue-ilangue, laranja, lavanda, manjericão, manjerona, melissa, néroli, *petitgrain*, *ravintsara*, rosa, sálvia esclareia, sândalo, tangerina, tomilho, *vetiver*

Jet lag
Método: Difusão
Óleos essenciais: Alecrim, bergamota, capim-limão, gengibre, gerânio, hortelã-pimenta, limão-siciliano, néroli

Laringite
Método: Difusão, vapor
Óleos essenciais: Alcaravia, bergamota, cajepute, eucalipto (cheiroso), lavanda, mirra, olíbano, pinho, *ravintsara*, sálvia, sálvia esclareia, tomilho

Lombalgia *Métodos:* Banho, massagem *Óleos essenciais:* Cravo-da-índia, eucalipto (comum), manjerona
Micose *Métodos:* Aplicação tópica *Óleos essenciais:* Gerânio, hortelã-pimenta, lavanda, *manuka*, mirra
Náusea *Métodos:* Difusão, inalação *Óleos essenciais:* Camomila, cardamomo, coentro, cravo-da-índia, funcho, gengibre, *grapefruit*, hortelã-comum, hortelã-pimenta, laranja, lavanda, manjericão, manjerona, melissa, pimenta--do-reino, rosa, semente de anis, tangerina
Pé de atleta *Métodos:* Aplicação tópica, escalda-pés *Óleos essenciais:* Cajepute, capim-limão, cedro (Atlas), cravo-da-índia, eucalipto (cheiroso), lavanda, louro, *manuka*, mirra, *palmarosa*, *patchouli*, *tea tree*
Pele rachada *Métodos:* Aplicação tópica, banho *Óleos essenciais:* *Immortelle*, lavanda, mirra, néroli, *palmarosa*, *patchouli*, rosa *Óleos carreadores:* Coco, onagra, gergelim *Outros ingredientes:* *Aloe vera*, cera de abelha, manteiga de cacau, manteiga de karité
Picadas e ferroadas de insetos *Método:* Aplicação tópica *Óleos essenciais:* Bergamota, camomila, cajepute, capim-limão, citronela, eucalipto, folha de canela, hortelã-comum, hortelã-pimenta, ilangue-ilangue, lavanda, limão-galego, limão-siciliano, manjericão, *manuka*, melissa, *niaouli*, *patchouli*, *tea tree*, tomilho *Outros ingredientes:* Manteiga de karité, hamamélis
Piolhos *Método:* Aplicação tópica *Óleos essenciais:* Alecrim, cajepute, capim-limão, citronela, eucalipto (comum), folha de canela, gerânio, lavanda, pinho, *tea tree*, tomilho

Psoríase *Métodos:* Aplicação tópica, banho *Óleos essenciais:* Angélica, bagas de zimbro, bergamota, camomila, cedro (Virgínia), lavanda, louro, rosa, semente de cenoura *Óleos carreadores:* Borragem, coco, hipérico, onagra, rosa-mosqueta *Outros ingredientes:* Hamamélis, manteiga de cacau, manteiga de karité, sal de Epsom
Queimadura de sol *Método:* Aplicação tópica *Óleos essenciais:* Camomila, gerânio, hortelã-comum, hortelã-pimenta, *immortelle*, lavanda, melissa, semente de cenoura *Óleos carreadores:* Abacate, calêndula, coco, girassol, hipérico *Outros ingredientes: Aloe vera*, manteiga de cacau
Queimaduras *Métodos:* Aplicação tópica, banho, compressa *Óleos essenciais:* Camomila, cravo-da-índia, eucalipto (comum), gerânio, *immortelle*, lavanda, *niaouli*, semente de cenoura, *tea tree*, tomilho *Óleos carreadores:* Calêndula, hipérico *Outros ingredientes: Aloe vera*, manteiga de cacau
Resfriado *Métodos:* Banho, difusão, inalação, vapor *Óleos essenciais:* Agulha de abeto, alcaravia, alecrim, angélica, bagas de zimbro, bergamota, cajepute, capim-limão, cedro, cipreste, citronela, coentro, cravo-da-índia, elemi, eucalipto, folha de canela, gengibre, *grapefruit*, hissopo, hortelã-comum, hortelã-pimenta, *immortelle*, laranja, lavanda, limão-galego, limão-siciliano, louro, manjericão, manjerona, *manuka*, mirra, néroli, *niaouli*, olíbano, pimenta-do-reino, pinho, *ravintsara*, sálvia, semente de anis, *tea tree*, tomilho
Ressaca *Métodos:* Difusão, inalação *Óleos essenciais:* Bagas de zimbro, cardamomo, gengibre, *grapefruit*, hortelã-comum, hortelã-pimenta, limão-siciliano, pinho, semente de anis, tangerina, tomilho
Sinusite *Método:* Vapor *Óleos essenciais:* Agulha de abeto, cajepute, cedro (Virgínia), elemi, eucalipto, gengibre, hortelã-comum, hortelã-pimenta, manjericão, *manuka*, *niaouli*, pinho, *ravintsara*, sândalo, *tea tree*, tomilho

Tendinite
Métodos: Compressa, massagem
Óleos essenciais: Alecrim, capim-limão, cipreste, pimenta-do-reino, pinho, *vetiver*

Tensão pré-menstrual (TPM)
Métodos: Banho, difusão, massagem
Óleos essenciais: Alcaravia, bergamota, camomila, cardamomo, cipreste, coentro, funcho, gerânio, *grapefruit*, ilangue-ilangue, lavanda, manjerona, melissa, néroli, olíbano, *palmarosa*, rosa, sálvia esclareia, semente de cenoura, *vetiver*

Tonsilite
Método: Vapor
Óleos essenciais: Bergamota, camomila (romana), gerânio, hissopo, louro, tomilho

Torções e distensões
Métodos: Compressa, massagem
Óleos essenciais: Alecrim, camomila, capim-limão, cravo-da-índia, eucalipto (comum), gengibre, *immortelle*, lavanda, louro, manjerona, pimenta-do-reino, pinho, tomilho, *vetiver*
Outros ingredientes: Sal de Epsom, hamamélis

Tosse
Métodos: Difusão, inalação, vapor
Óleos essenciais: Agulha de abeto, alcaravia, alecrim, angélica, cajepute, cedro, cipreste, coentro, cravo-da-índia, elemi, eucalipto (comum), folha de canela, funcho, gengibre, hissopo, hortelã-comum, hortelã-pimenta, *immortelle*, laranja, lavanda, limão-galego, limão-siciliano, manjericão, manjerona, *manuka*, melissa, mirra, *niaouli*, olíbano, pinho, *ravintsara*, sálvia, sálvia esclareia, sândalo, semente de anis, *tea tree*, tomilho

Transtorno afetivo sazonal (TAS)
Métodos: Banho, difusão
Óleos essenciais: Bergamota, gengibre, *grapefruit*, ilangue-ilangue, laranja, melissa, *petitgrain*

Varizes
Métodos: Compressa, massagem
Óleos essenciais: Alecrim, bergamota, capim-limão, cipreste, funcho, *grapefruit*, limão-galego, limão-siciliano, sálvia
Outro ingrediente: Hamamélis

Verrugas *Método:* Aplicação tópica *Óleos essenciais:* Cajepute, cedro (Virgínia), folha de canela, limão-galego, limão-siciliano, *manuka*, *tea tree*
Vertigem *Método:* Inalação *Óleos essenciais:* Gengibre, hortelã-pimenta, lavanda, néroli, semente de anis

Na próxima parte do livro, vamos aprender como usar os óleos essenciais para cuidados pessoais, apoio emocional e melhora espiritual.

PARTE QUATRO

Cuidados Pessoais e Bem-Estar

Esta parte vai além da criação de remédios para tratar doenças e proporciona informações sobre o modo de fazer os produtos para a pele e os cabelos. Ao fazer os próprios produtos, você pode reduzir ou eliminar a quantidade de substâncias químicas que usa no corpo. Com os óleos essenciais, pode criar aromas especiais para produtos só seus. Se estiver com pressa, acrescente-os a cremes ou loções orgânicos sem perfume.

Veremos que algumas preparações e métodos de cuidados com a saúde também funcionam para os cuidados com a beleza. Além dos óleos essenciais, esta parte trata de algumas coisas que se devem e não se devem fazer, em especial no que diz respeito aos esfoliantes e às máscaras faciais. Incluem-se ainda preparações para manter os cabelos limpos e saudáveis, bem como produtos para cuidar do corpo. Uma tabela que lista os óleos essenciais e carreadores e outros ingredientes apropriados a cada tipo de produto de cuidados pessoais ajudará você a escolher aqueles que funcionam melhor para você.

Outro capítulo fala do uso clássico dos óleos essenciais na aromaterapia, ou seja, a terapia por meio do uso dos aromas puros e simples. Pelo fato de o sentido do olfato ser muito ligado à memória e à emoção, os óleos essenciais são poderosos para tratar e estimular as emoções. Podem ajudar a reduzir o estresse, acalmar a ansiedade, alterar os estados de humor, concentrar a atenção e muito mais.

Esta parte explora, por fim, o sistema dos chakras e o modo pelo qual esses centros de energia são associados a diversos aspectos da vida. Veremos como os óleos essenciais podem ser usados para ativar e movimentar a energia dos chakras a fim de criar e manter o equilíbrio. Pelo fato de os aromas fazerem parte das práticas religiosas desde tempos antigos, incluem-se aqui detalhes do modo de confeccionar as velas aromáticas para apoiar e estimular a espiritualidade. Entendendo o fogo como o elemento da transformação, veremos como usar a magia das velas para desencadear mudanças em nossa vida.

Capítulo 10

Produtos para Cuidados Pessoais

Assim como os óleos essenciais nos proporcionam uma cura natural por meio de remédios caseiros, também proporcionam os meios para eliminar ou, pelo menos, reduzir a quantidade de substâncias químicas que aplicamos no corpo. Além disso, usando os óleos essenciais, criamos aromas especiais para produtos pessoais e exclusivos. Os óleos essenciais podem, ainda, ser acrescentados a cremes ou loções orgânicos sem perfume.

Cuidados da Pele

A saúde da pele começa com a limpeza. Sempre remova a maquiagem e lave o rosto no fim do dia. Também lave o rosto antes de usar esfoliantes e máscara faciais, bem como antes de aplicar creme hidratante. Tanto a esfoliação quanto a máscara removem as células mortas e deixam a pele macia. Embora a máscara proporcione limpeza mais profunda, deve ser usada com cuidado por pessoas de pele seca ou sensível.

A inalação de vapor mencionada no Capítulo 8 para tratar resfriado, bronquite e outros problemas das vias respiratórias também é boa para a pele. Não apenas abre e limpa os poros como hidrata a pele. O banho facial de vapor é bom para a maioria dos tipos de pele, mas deve ser evitado por pessoas cujos vasos sanguíneos do rosto ("aranhas vasculares") tendem a aparecer como linhas vermelhas finas.

Esfoliação facial

As farinhas de milho e de aveia costumam ser usadas como esfoliantes faciais. Ambas são esfoliantes; a de aveia, no entanto, é um pouco mais suave e pode ser usada em pele sensível. Além disso, a farinha de aveia ajuda a hidratar a pele. Embora a farinha de milho ajude a eliminar o excesso de oleosidade, não resseca a pele. Se quiser usá-la, procure produtos orgânicos feitos de milho não transgênico. Para farinha de aveia, procure a versão orgânica. (O mercado de aveia não é grande o bastante para motivar a criação de variedades transgênicas.)

Creme facial esfoliante

2 a 3 gotas de óleo carreador
1 a 2 gotas de óleo essencial
1 colher (chá) de farinha de milho fina ou farinha de aveia

Misture os óleos carreador e essencial, acrescente-os à farinha e misture bem. Se preciso, acrescente mais 1 ou 2 gotas de óleo carreador para dar liga à mistura. Com suavidade, massageie o creme resultante sobre o rosto. Enxague com água morna.

Como alternativa ao óleo carreador na receita, um pouco de mel ou iogurte podem ser usados para umedecer a mistura. Embora a esfoliação facial faça bem ao rosto, não deve ser feita mais de uma vez por semana, pois o excesso dessa técnica pode danificar a pele.

Máscara facial

A máscara facial limpa, nutre e estimula a pele. Um dos ingredientes básicos para a máscara é a farinha; as melhores são a de aveia ou de arroz. Se tiver farinha de aveia, use um processador para deixá-la o mais fina possível. A aveia é boa para todos os tipos de pele, até as sensíveis, e suas propriedades anti-inflamatórias ajudam a suavizar qualquer irritação. Também ajuda a remover a sujeira dos poros e a hidratar a pele. A farinha de arroz tem propriedades anti-inflamatórias e absorve a oleosidade. Procure farinha de aveia orgânica. Ao usar farinha de arroz, procure a versão orgânica, feita com arroz não transgênico.

A outra base popular para a máscara facial é a argila cosmética. Em razão do alto conteúdo mineral, a argila rejuvenesce a pele. Entre as argilas mais usadas estão a bentonita, a argila verde francesa e o caulim branco. A bentonita tem alto teor de absorção e de cura e é adequada para pele oleosa. A argila verde francesa também tem alto teor de absorção. Diminui o tamanho dos poros e é adequada para pele oleosa. O caulim branco é absorvente, mas brando, e serve para peles normais, secas e sensíveis. Também é chamado de argila branca e argila de porcelana.

Muito já se escreveu sobre dever-se ou não deixar a máscara secar sobre o rosto, mas o consenso mais recente entre os especialistas em beleza é não deixá-la secar. Se já deixou uma máscara secar, talvez se lembre de que a pele ficou com sensação de tensão superficial. Isso não acontece porque a máscara diminuiu o tamanho dos poros, mas porque sugou a umidade da pele. O melhor momento para remover a máscara facial é quando ela começa a secar.

Máscara para limpeza facial

2 colheres (sopa) de farinha de aveia ou arroz, ou argila
1 colher (sopa) de mel, iogurte ou leite (ou uma quantidade suficiente para fazer uma pasta)
6 a 10 gotas de óleo essencial ou mistura de óleos essenciais

Combine todos os ingredientes e misture bem. Aplique na face, bem perto da linha dos cabelos, dos lábios e dos olhos. Tome cuidado para não deixar a pasta encostar nos olhos. Quando começar a secar, enxague-a muito bem com água morna, enxugue o rosto com leves batidinhas da toalha e aplique hidratante.

Hidratantes

O uso diário de hidratante é importante, sobretudo depois de fazer esfoliação ou máscara facial.

Hidratante simples com óleo

4 colheres (sopa) de óleo carreador ou mistura carreadora
12 a 20 gotas de óleo essencial ou mistura de óleos essenciais para hidratante facial

ou 24 a 40 gotas de óleo essencial ou mistura de óleos essenciais para hidratante corporal

Combine os óleos, misture muito bem e aplique com a ponta dos dedos. Guarde em frasco de tampa hermética.

Hidratante à base de manteiga

2 colheres (sopa) de manteiga de cacau ou de karité, ralada ou em lascas
1 ½ colher (sopa) de óleo carreador ou mistura carreadora
15 a 20 gotas de óleo essencial ou mistura de óleos essenciais para hidratante facial
ou 18 a 30 gotas de óleo essencial ou mistura de óleos essenciais para hidratante corporal

Ferva um pouquinho de água numa panela e tire-a do fogo. Coloque a manteiga e o óleo carreador numa vasilha dentro da água. Mexa até a manteiga derreter. Tire a vasilha da água, deixe a mistura esfriar até chegar à temperatura ambiente e torne a aquecê-la. Quando a mistura esfriar de novo, acrescente o óleo essencial e misture muito bem. Deixe a vasilha na geladeira por 5 ou 6 horas. Tire-a da geladeira e deixe a mistura chegar à temperatura ambiente antes de usá-la ou armazená-la.

Mesmo que não restem partículas pequenas de manteiga após o primeiro aquecimento, o segundo lhe dará textura mais lisa.

Tônicos e adstringentes

Tanto os tônicos quanto os adstringentes são usados após a lavagem do rosto e antes da hidratação. O tônico hidrata e limpa ainda mais a pele, removendo todos os resíduos. O adstringente também limpa e ajuda a remover o excesso de oleosidade. Os tônicos são bons, em geral, para todos os tipos de pele. Embora sejam melhores para peles oleosas, os adstringentes podem ser aplicados em outros tipos de pele para remover o excesso de sujeira e diminuir o tamanho dos poros; não deve, contudo, ser usado todos os dias. As águas florais, como as de rosa ou de lavanda, costumam ser usadas como bases dos tônicos e adstringentes, mas o chá de camomila e outros chás de ervas funcionam igualmente bem. Deixe o chá esfriar antes de fazer o preparado. No verão, conserve o tônico e o adstringente na geladeira para se refrescar e reanimar ao usá-lo.

Adstringente facial

¼ de xícara de água floral ou chá de ervas
15 a 25 gotas de óleo essencial ou mistura de óleos essenciais
1 colher (sopa) de hamamélis

Tônico facial

¼ de xícara de água floral ou chá de ervas
12 a 20 gotas de óleo essencial ou mistura de óleos essenciais

Se for usar chá, deixe-o em infusão por 15 minutos e depois deixe-o esfriar. Misture todos os ingredientes num frasco e agite-o bem. Aplique sobre o rosto com uma bolinha de algodão.

Tabela 10.1 Óleos Essenciais e Outros Ingredientes para o Cuidado da Pele

Espinhas e cravos *Óleos essenciais:* Amyris, bergamota, cajepute, cedro, hortelã-comum, *immortelle*, laranja, lavanda, limão-galego, limão-siciliano, *manuka*, melissa, niaouli, *palmarosa*, *petitgrain*, sálvia esclareia, sândalo, tangerina, *tea tree*, tomilho *Óleos carreadores*: Avelã, borragem, rosa-mosqueta *Outros ingredientes*: Cera de abelha, hamamélis, manteiga de karité
Pele madura *Óleos essenciais:* Amyris, camomila, elemi, funcho, gerânio, ilangue-ilangue, *immortelle*, lavanda, melissa, mirra, néroli, olíbano, *palmarosa*, *patchouli*, rosa, sálvia esclareia, semente de cenoura, tangerina, vetiver *Óleos carreadores*: Amêndoa, avelã, abacate, borragem, calêndula, coco, damasco, gergelim, girassol, jojoba, oliva, onagra, rosa-mosqueta *Outros ingredientes:* Cera de abelha, manteiga de cacau, manteiga de karité
Pele mista *Óleos essenciais:* Cajepute, camomila, elemi, hortelã-comum, ilangue-ilangue, lavanda, melissa, manjerona, néroli, *palmarosa*, *patchouli*, *petitgrain*, rosa, *vetiver* *Óleos carreadores*: Amêndoa, avelã, borragem, coco, damasco, girassol, jojoba, rosa-mosqueta

Pele normal *Óleos essenciais*: Amyris, angélica, camomila, capim-limão, elemi, hortelã-comum, hortelã-pimenta, ilangue-ilangue, lavanda, manjerona, melissa, néroli, *palmarosa*, *patchouli*, *petitgrain*, rosa, *vetiver* *Óleos carreadores*: Amêndoa, avelã, borragem, coco, damasco, girassol, jojoba, rosa-mosqueta *Outros ingredientes*: Cera de abelha, manteiga de cacau
Pele oleosa *Óleos essenciais*: Alcaravia, alecrim, bagas de zimbro, bergamota, cajepute, camomila, capim-limão, citronela, cipreste, coentro, elemi, eucalipto, funcho, gerânio, *grapefruit*, hortelã-comum, hortelã-pimenta, ilangue-ilangue, *immortelle*, laranja, lavanda, limão-galego, limão-siciliano, *manuka*, melissa, néroli, *niaouli*, *palmarosa*, *patchouli*, *petitgrain*, rosa, sálvia esclareia, sândalo, tangerina, *tea tree*, tomilho, *vetiver* *Óleos carreadores*: Amêndoa, avelã, borragem, coco, damasco, girassol, jojoba, rosa-mosqueta *Outros ingredientes*: *Aloe vera*, cera de abelha, hamamélis, manteiga de karité
Pele seca *Óleos essenciais*: Camomila, elemi, gerânio, ilangue-ilangue, lavanda, melissa, mirra, néroli, olíbano, *palmarosa*, *patchouli*, rosa, *vetiver* *Óleos carreadores*: Abacate, amêndoa, avelã, borragem, calêndula, coco, damasco, gergelim, girassol, jojoba, oliva, onagra, rosa-mosqueta *Outros ingredientes*: Cera de abelha, manteiga de cacau, manteiga de karité
Pele sensível *Óleos essenciais*: Angélica, camomila, hortelã-comum, lavanda, néroli, rosa *Óleos carreadores*: Amêndoa, damasco *Outros ingredientes*: Cera de abelha, manteiga de cacau
Rugas e linhas finas de expressão *Óleos essenciais*: Amyris, elemi, gerânio, mirra, néroli, olíbano, *palmarosa*, *patchouli*, rosa, sálvia esclareia, semente de cenoura, tangerina *Óleos carreadores*: Borragem, girassol, jojoba, rosa-mosqueta *Outro ingrediente*: Cera de abelha

Cuidado dos Cabelos

Os cabelos sofrem, em geral, com o uso frequente do xampu, excesso de sol no verão e tinturas. Percebemos que abusamos do nosso cabelo e tentamos compensar isso, mas, quase sempre, nos esquecemos por completo do couro cabeludo. O cabelo saudável começa com um couro cabeludo saudável, e, para reparar os danos que podemos ter causado no cabelo, precisamos cuidar de ambos.

A massagem no couro cabeludo promove a circulação sanguínea, que, por sua vez, auxilia no o crescimento saudável dos cabelos. Também ajuda a remover a caspa e a prevenir seu reaparecimento.

Óleo para massagem do couro cabeludo

1 colher (sopa) de óleo carreador ou mistura carreadora
3 a 5 gotas de óleo essencial ou mistura de óleos essenciais

Misture os óleos. Antes de lavar, coloque algumas gotas da mistura na ponta dos dedos e massageie o couro cabeludo. Guarde o que sobrar num frasco de tampa hermética.

Embora o óleo de coco seja reconhecido como o melhor para condicionar e reparar os cabelos, outros óleos carreadores também funcionam bem. Para mais detalhes sobre as manteigas de cacau e karité, consulte a Parte Sete.

Condicionador de cabelo

1 colher (chá) de manteiga de cacau ou karité
3 colheres (sopa) de óleo carreador ou mistura carreadora
12 a 20 gotas de óleo essencial ou mistura de óleos essenciais

Ferva um pouquinho de água numa panela e tire-a do fogo. Coloque a manteiga e o óleo carreador numa vasilha dentro da água. Mexa até derreter tudo. Deixe a mistura esfriar até chegar à temperatura ambiente e repita o processo de aquecimento. Deixe a mistura esfriar de novo à temperatura ambiente e acrescente os óleos essenciais. Deixe a vasilha na geladeira por várias horas até a mistura endurecer e depois deixe-a chegar de novo até a temperatura ambiente. Pegue um tanto do condicionador com o dedo, massageie-o no couro cabeludo e passe-o pelos cabelos. Enrole com uma toalha e deixe por 15 a 30 minutos. Lave com xampu e enxague bem.

Caspa

A caspa pode ter várias causas, entre elas a pele seca ou oleosa, alguma doença de pele ou até o estresse. Os óleos essenciais vêm nos salvar; se o estresse for parte da causa, inclua aromas calmantes na mistura para caspa. Manter o couro cabeludo e os cabelos limpos e tomar sol com regularidade ajudam a conter a caspa.

Mistura suavizante para caspa
2 colheres (sopa) de óleo carreador ou mistura carreadora
8 a 10 gotas de óleo essencial ou mistura de óleos essenciais

Junte os óleos e massageie-os com suavidade no couro cabeludo. Deixe a mistura agir por cerca de 15 minutos. Lave com xampu e enxague bem.

Tabela 10.2 Óleos Essenciais e Outros Ingredientes para o Cuidado dos Cabelos

Cabelos normais *Óleos essenciais:* Alecrim, gerânio, lavanda, limão-siciliano, semente de cenoura *Óleos carreadores:* Coco, jojoba
Cabelos oleosos *Óleos essenciais:* Alcaravia, bagas de zimbro, cedro, cipreste, citronela, *grapefruit*, ilangue-ilangue, limão-galego, limão-siciliano, louro, *manuka*, *niaouli*, *patchouli*, *petitgrain*, sálvia esclareia, *tea tree* *Óleos carreadores:* Amêndoa, avelã, damasco, jojoba
Cabelos secos *Óleos essenciais:* Gerânio, louro, mirra, sálvia esclareia *Óleos carreadores:* Abacate, amêndoa, avelã, coco, damasco, jojoba, oliva *Outro ingrediente:* Manteiga de cacau, manteiga de karité
Caspa *Óleos essenciais:* Alecrim, cardamomo, cedro (Atlas), eucalipto, gerânio, hortelã-pimenta, ilangue-ilangue, lavanda, limão-galego, limão-siciliano, louro, manjerona, *manuka*, mirra, *patchouli*, sálvia, hortelã-comum, sálvia esclareia, tangerina, *tea tree* *Óleos carreadores:* Abacate, coco, gergelim, jojoba, oliva *Outro ingrediente: Aloe vera*
Crescimento dos cabelos *Óleos essenciais:* Alecrim, cedro (Atlas), cipreste, *grapefruit*, ilangue-ilangue, lavanda, manjericão, néroli, sálvia, tomilho *Óleos carreadores:* Abacate, amêndoa

Cuidados do Corpo

Além de serem caros, a maioria dos produtos comerciais para os cuidados do corpo contêm substâncias químicas. E não é só isso: ao usar vários produtos, acabamos misturando fragrâncias que competem entre si. Fazendo nossos próprios preparados, podemos fugir dos produtos químicos e criar um conjunto de preparados com nossos aromas favoritos.

Esfoliante para o corpo e cápsulas efervescentes para banho

Ao contrário do esfoliante para o rosto, o esfoliante para o corpo não precisa ser tão suave, a menos que você sofra de alguma doença de pele que possa piorar. A base do esfoliante para o corpo é açúcar e sal de Epsom ou sal marinho. Os sais contêm minerais bons para a pele. O açúcar é, muitas vezes, usado para suavizar a abrasividade do sal. Se você tem pele sensível, use o açúcar sem sal.

Esfoliante para o corpo

½ xícara de açúcar cristal (branco ou demerara)
½ xícara de sal de Epsom ou sal marinho
5 colheres (sopa) de óleo carreador ou mistura carreadora
1 colher (sopa) de óleo essencial ou mistura de óleos essenciais

Misture os ingredientes secos numa vasilha. Misture os óleos carreadores e essenciais e, depois, misture todos os ingredientes. Guarde num frasco de tampa hermética.

Além de acrescentar óleos essenciais à água do banho ou aos sais de banho, como foi dito no capítulo 8, as cápsulas efervescentes para banho também podem dar um toque de diversão aos cuidados normais com o corpo. O ingrediente ácido cítrico proporciona a efervescência. Na Parte Sete, consulte os detalhes sobre os cuidados a tomar quando for comprar ácido cítrico.

Cápsulas efervescentes para banho

1 xícara de bicarbonato de sódio
½ xícara de ácido cítrico
1 colher (chá) de ervas secas e/ou pétalas de flores
½ colher (chá) de manteiga de cacau ou de karité

10 gotas de óleo essencial ou mistura de óleos essenciais
1 a 2 gotas de óleo carreador (se necessário)

Misture os ingredientes secos e reserve. Ferva um pouquinho de água numa panela e tire-a do fogo. Coloque a manteiga de cacau ou de karité numa vasilha dentro da água quente e mexa-a até derreter. Deixe-a esfriar e misture nela os óleos essenciais. Acrescente aos poucos os ingredientes secos até que a consistência da mistura esteja semelhante à de areia molhada que possa ser moldada. Se a mistura estiver seca demais, esfarelando-se, acrescente 1 ou 2 gotas de óleo carreador. Coloque a mistura em formas de bombons decorativos e deixe-a lá por um ou dois dias antes de guardá-la.

Como alternativa às formas de bombons, use um instrumento que faz bolinhas de melão para moldar as "bombas" efervescentes para banho. Deixe-as descansar sobre papel-manteiga por um ou dois dias antes de usá-las ou guardá-las.

Pó para o corpo

Depois de criar uma mistura deliciosa de aromas para o banho, acompanhe-a com um pó para o corpo de aroma correspondente ou complementar. A base do pó pode ser amido de milho, araruta ou farinha de arroz ou de aveia bem fina. Ao usar amido de milho ou farinha de arroz, procure produtos orgânicos, que não sejam geneticamente modificados. Procure também farinha de aveia orgânica e araruta sem sulfito. Faça experiências com diversas combinações de pós até encontrar uma textura que lhe pareça agradável.

Pó simples para o corpo

1 xícara de pó-base
¼ de xícara de bicarbonato de sódio ou caulim branco
½ a ¾ de colher (chá) de óleo essencial ou mistura de óleos essenciais

Misture os ingredientes secos e acrescente o óleo essencial. Misture muito bem com um garfo ou um batedor de claras pequeno a fim de desfazer quaisquer pelotas. Guarde num frasco decorativo de tampa hermética.

Desodorante

Uma vez que são as bactérias que causam odores no corpo, não há jeito melhor de lidar com elas que com os óleos essenciais que as combatem, como os de alecrim, bagas de zimbro, cardamomo, cipreste, hortelã-pimenta, lavanda, néroli e *tea tee*. Talvez seja necessário fazer experiências com a proporção entre o óleo carreador e os ingredientes sólidos para chegar à consistência desejada.

Desodorante sólido

¼ de xícara de amido de milho
¼ de xícara de bicarbonato de sódio
¼ de xícara de óleo carreador ou mistura carreadora
7,5 a 15 ml de cera de abelha
½ a ¾ de colher (chá) de óleo essencial ou mistura de óleos essenciais

Misture os ingredientes secos e reserve. Coloque o óleo carreador e a cera de abelha numa vasilha em banho-maria, em fogo baixo. Mexa até a cera derreter e tire do fogo. Deixe a mistura esfriar antes de acrescentar o óleo essencial. Usando um garfo, combine-a com os ingredientes secos e misture bem. Guarde num frasco de tampa hermética.

Esse tipo de desodorante é aplicado com a ponta dos dedos. Assim como com qualquer produto aplicado nas axilas, evite aplicá-lo por pelo menos meia hora depois de depilá-las. Para obter os melhores resultados com o desodorante *spray*, use um pulverizador de névoa fina.

Desodorante spray *para o corpo*

180 ml de água
30 ml de hamamélis
¼ de colher (chá) de óleo carreador ou mistura carreadora
¼ de colher (chá) de óleo essencial ou mistura de óleos essenciais

Coloque a água e a hamamélis num frasco. Misture os óleos carreador e essencial e acrescente-os à mistura. Agite bem a cada vez antes de usar.

Tabela 10.3 Óleos Essenciais para Desodorantes

Desodorante Bergamota, capim-limão, cardamomo, coentro, cipreste, eucalipto, gerânio, hortelã-comum, hortelã-pimenta, lavanda, limão-siciliano, *manuka*, néroli, *patchouli*, *petitgrain*, pinho, *ravintsara*, sálvia, sálvia esclareia, sândalo, *tea tree*, tomilho, *vetiver*
Transpiração excessiva Capim-limão, citronela, cipreste, *petitgrain*, pinho, sálvia

Muitas receitas detalhadas neste capítulo podem servir também, com seus aromas, para dar apoio às nossas emoções e ao nosso bem-estar geral. É isso que vamos explorar no próximo capítulo.

Capítulo 11

Aromaterapia e Bem-Estar

O sentido do olfato está intimamente ligado à memória e à emoção, pois o córtex olfativo do cérebro tem ligações estreitas com o sistema límbico (emocional/visceral). Numa pequena área no alto de cada cavidade nasal há milhares de receptores olfativos. Quando inspiramos, o ar passa por esses receptores e as informações recebidas são transmitidas por um nervo até o cérebro. Além de transportar informações, nosso sentido do olfato influencia o funcionamento do sistema nervoso central.

Os óleos essenciais dão acesso imediato ao rico armazém de memórias e emoções do cérebro, por esse motivo a aromaterapia é um instrumento poderoso para tratar e fortalecer as emoções. Os óleos essenciais podem ajudar a reduzir o estresse e a ansiedade porque a inalação de aromas afeta a atividade cerebral. Os aromas podem nos ajudar a lidar com ampla gama de emoções, alterar os estados de espírito e concentrar a atenção. O aroma também dá o tom de um ambiente, tornando-o relaxante, energizante, animado ou romântico.

Difusão dos Óleos Essenciais

No uso de óleos essenciais para melhorar o bem-estar, o método mais fácil é difundi-los no ar. Os vários tipos de difusores foram tratados no Capítulo 8. Mesmo com aparelhos mais novos no mercado, o difusor de chama, de baixa tecnologia, continua popular como sempre foi. Além do aroma liberado, o cintilar da vela relaxa e suaviza.

Na Idade Média, maços de ervas aromáticas eram pendurados em toda a casa durante o verão, para que os óleos essenciais oxidantes pudessem resfriar e refrescar os ambientes. No século XVI, águas destiladas de violeta, alecrim e outras ervas eram borrifadas nos assoalhos para resfriar e aromatizar os cômodos da casa. A alternativa moderna consiste em borrifar um óleo essencial ou uma mistura de óleos essenciais em uma ou duas fitas e pendurá-las diante de uma janela aberta ou na frente de um ventilador. Além de dispersar o aroma pelo cômodo, óleos como os de hortelã podem ajudar a refrescar o ambiente. O uso de óleos que repelem insetos também pode afastar esses bichos. Em vez de borrifar água de ervas pelo chão, como se fazia no passado, use um *"spray" para ambientes*. Um frasco com pulverizador de névoa fina é o equivalente *low-tech* de um nebulizador.

Spray *aromaterapêutico para ambientes*

¼ de xícara de vodca sem sabor
¼ de colher (chá) de óleo essencial ou mistura de óleos essenciais
¼ de xícara de água

Misture a vodca e o óleo essencial num frasco de *spray* e acrescente a água. Agite bem para misturar e borrife no ar.

A vodca no *spray* para ambientes atua como emulsificante, unindo duas coisas que não se misturam: óleo e água. A vodca sem sabor é a melhor, pois, em geral, não tem aditivos. O *spray* deve ser usado imediatamente, porque com o tempo, o álcool da vodca interage com o óleo essencial e muda-lhe o aroma. O álcool isopropílico ou isopropanol nunca deve ser usado em *sprays* para ambientes, pois é perigoso quando ingerido ou em contato com o corpo.

Difusor de vareta

Este método *sui generis* demora um pouco mais para dispersar o óleo essencial no ar, mas é seguro e suave.

Itens necessários para fazer um difusor de vareta:

- Recipiente decorativo de vidro ou de porcelana
- Varetas
- Óleo carreador
- Óleo(s) essencial(is)

Um jarro baixo de vidro ou de porcelana ou um vaso de boca estreita são os melhores recipientes. Não use recipiente de plástico, pois as substâncias químicas deste podem passar para os óleos. Um jarro de boca larga com rolha pode ser adaptado para receber as varetas: basta fazer um furo na rolha. Há vários tipos de varetas no mercado; no entanto, as de ratã são as melhores, pois são porosas, de modo que os óleos se distribuem por elas de modo mais homogêneo. As varetas devem ter pelo menos duas vezes a altura do recipiente.

O melhor óleo-base é um carreador leve, pois tem maior absorção pelas varetas que um espesso. Embora o óleo de amêndoa doce seja recomendado com frequência para a base, constatei que o de girassol, por ser leve, funciona melhor. Se estiver usando mais um óleo essencial, misture os óleos essenciais primeiro e espere cerca de uma semana para que a fragrância combinada amadureça.

Despeje ¼ de xícara de óleo carreador no jarro do difusor, acrescente 2 colheres (chá) de óleo essencial ou mistura de óleos essenciais e gire o jarro para misturar. Coloque as varetas no jarro. Vire-as de ponta-cabeça algumas vezes no primeiro dia, para ajudá-las a absorver o óleo. Depois disso, vire-as uma vez por dia ou a cada dois dias para dispersar o aroma. Com o tempo, será preciso acrescentar mais óleo ao recipiente. Quando as varetas estiverem saturadas por completo, substitua-as.

Há várias coisas que se devem evitar ao fazer um difusor de varetas. Em primeiro lugar, os óleos fragrantes encontrados no mercado para esse tipo de difusor são, na maioria, sintéticos e não essenciais. Alguns deles têm cheiro bom, mas são feitos com substâncias químicas. Os óleos de base comerciais para difusores de vareta também costumam ter base química. Óleo mineral e dipropilenoglicol são recomendados, às vezes, como óleo-base, mas evite-os pelo mesmo motivo.

Outros Métodos de Aromaterapia

Um banho quente é relaxante, mas com óleos essenciais é ainda melhor. Pingue de 12 a 18 gotas de óleo essencial em 30 ml de óleo carreador para acrescentá-las ao banho. O óleo carreador garante a distribuição homogênea do óleo essencial. Mesmo que prefira os banhos de chuveiro, ainda assim é possível aproveitar os óleos essenciais. Pingue de 40 a 60 gotas de óleo essencial numa toalha. Dobre-a na metade, coloque-a no chão do *box*, no caminho da água. A alternativa à toalha é a confecção de cápsulas aromáticas que derretem na água.

Ao usar essas cápsulas, cuide para que o óleo não deixe o chão do *box* escorregadio. Dependendo da temperatura da sua casa ou da época do ano, talvez seja melhor guardar as cápsulas na geladeira, para que conservem a forma sólida. Para usá-las, coloque uma delas no chão do *box*. Quando precisar se animar, use uma toalha ou cápsulas de óleos essenciais com aromas estimulantes.

Cápsulas aromáticas que derretem no chuveiro

4 colheres (sopa) de manteiga de cacau ou de karité
1 colher (sopa) de óleo carreado ou mistura carreadora
40 a 60 gotas de óleo essencial ou mistura de óleos essenciais

Ferva um pouquinho de água numa panela e tire-a do fogo. Coloque a manteiga de cacau ou de karité numa vasilha dentro da água. Mexa até a manteiga derreter. Deixe-a esfriar à temperatura ambiente e acrescente os óleos essenciais. Despeje a mistura em forminhas para empada e deixe-as na geladeira por 5 ou 6 horas. Deixe a mistura chegar à temperatura ambiente antes de pôr na geladeira.

Ao fazer receitas com manteiga de cacau ou de karité, a manteiga e o óleo carreador são, em geral, aquecidos duas vezes para dispersar quaisquer bolotas ou partículas que se formem após o primeiro aquecimento. Isso é importante para preparados que serão usados diretamente sobre a pele, mas, para as cápsulas aromáticas que derretem no chuveiro, a textura lisa não é essencial.

O método do vapor (do Capítulo 8) usado para problemas respiratórios, de fácil aplicação, também funciona bem para relaxar e dar tranquilidade antes de dormir. Ferva uma xícara de água e despeje-a numa caneca. Acrescente 1 ou 2 gotas de óleo essencial e segure a caneca perto do rosto para inalar os vapores.

Outro método para relaxar e melhorar o sono é pingar algumas gotas de óleo essencial no travesseiro e/ou nos lençóis. Outra alternativa é colocar um difusor de vareta ao lado da cama ou pingar algumas gotas de óleo essencial numa bolinha de algodão e colocá-la num saquinho de organza. Pendure o saquinho num dos cantos da cama ou coloque-o ao lado do travesseiro.

A massagem é outro método pelo qual o aroma pode ser introduzido em seu espaço pessoal. Misture 2 ou 3 gotas de óleo essencial em 1 colher (chá) de óleo carreador para massagear o pescoço e as têmporas. Esfregue um pouco da mistura nos pontos de pressão dos pulsos ou na parte de trás dos joelhos e deixe o calor do corpo ativar o aroma e fazer subir a fragrância.

Aromaterapia Fora de Casa

A aromaterapia não precisa ser usada somente em casa. Coloque um inalador no bolso ou na bolsa e leve-o consigo aonde quer que vá. No trabalho ou num local público, passe o inalador sob o nariz quando for necessário. Se for dirigir ou operar algum equipamento mecânico, evite usar óleos essenciais muito relaxantes. Em vez de tomar o café da tarde, use óleo de hortelã-pimenta num inalador para se sentir mais alerta.

Além de ser útil para quem está resfriado, o inalador nasal dá apoio às emoções em qualquer lugar. Se não tiver um inalador, pingue 2 ou 3 gotas de óleo essencial num lenço de papel, coloque-o dentro de um saco plástico para sanduíche e leve-o consigo.

Outro método para usar a aromaterapia fora de casa é usar um pingente ou uma pulseira difusora. Há também contas aromaterapêuticas no mercado. Essas contas absorventes podem ser usadas para fazer um colar ou uma pulseira. Algumas gotas de óleo essencial podem ser aplicadas antes de sair de casa. Além disso, uma fieira dessas contas pode ser usada como rosário budista ou hindu tradicional de meditação, ou para fazer seu próprio rosário aromatizado para rezar.

Óleos Essenciais para Apoio Emocional

Como no caso dos perfumes e remédios, os óleos essenciais podem ser usados sozinhos ou em misturas. A tabela 11.1 lista os óleos que podem ser usados para apoio emocional. Bons paras as emoções em geral, são úteis de modo especial para quem está apenas se sentindo um pouco desanimado ou irritado. Alguns, como o de lavanda, são usados para quase tudo.

Tabela 11.1 Óleos Essenciais para Apoio Emocional

Bem-estar Alcaravia, alecrim, bagas de zimbro, bergamota, coentro, cravo-da-índia, eucalipto, gengibre, gerânio, *grapefruit*, laranja, lavanda, limão-galego, limão-siciliano, manjerona, *manuka*, mirra, néroli, *petitgrain*, pinho, *ravintsara*, rosa, sândalo, semente de anis, tangerina, tomilho
Esgotamento nervoso Alecrim, bergamota, capim-limão, coentro, elemi, folha de canela, gengibre, *grapefruit*, *immortelle*, *manuka*, *palmarosa*, *patchouli*, *petitgrain*, pinho, *ravintsara*, sálvia, *vetiver*
Equilíbrio emocional Agulha de abeto, alcaravia, alecrim, amyris, angélica, bergamota, cajepute, camomila, cardamomo, cedro, cipreste, coentro, elemi, eucalipto (cheiroso), folha de canela, funcho, *grapefruit*, hortelã-pimenta, ilangue-ilangue, *immortelle*, lavanda, limão-galego, limão-siciliano, louro, manjericão, manjerona, *manuka*, mirra, néroli, *niaouli*, olíbano, *patchouli*, *petitgrain*, pinho, sálvia, sálvia esclareia, sândalo, semente de aipo, semente de anis, semente de cenoura, tangerina, *tea tree*, tomilho, *vetiver*
Fadiga mental Alcaravia, agulha de abeto, alecrim, angélica, cajepute, cardamomo, citronela, elemi, gengibre, hissopo, hortelã-comum, hortelã-pimenta, limão-galego, limão-siciliano, manjericão, *niaouli*, *palmarosa*, pinho, *ravintsara*, tangerina
Foco e clareza mental Alecrim, amyris, bergamota, cajepute, capim-limão, cardamomo, cedro, citronela, cipreste, elemi, eucalipto (cheiroso), folha de canela, gerânio, *grapefruit*, hortelã-comum, hortelã-pimenta, *immortelle*, laranja, lavanda, limão-siciliano, louro, manjericão, *manuka*, melissa, mirra, néroli, *niaouli*, olíbano, *palmarosa*, *patchouli*, pimenta-do-reino, *petitgrain*, pinho, *ravintsara*, sálvia, sálvia esclareia, *tea tree*
Paz Agulha de abeto, amyris, angélica, bergamota, camomila, cedro, cipreste, coentro, gerânio, gengibre, ilangue-ilangue, *immortelle*, laranja, lavanda, louro, manjericão, manjerona, melissa, mirra, néroli, *palmarosa*, *patchouli*, pinho, rosa, sálvia esclareia, sândalo
Sofrimento, perda Agulha de abeto, alecrim, angélica, bergamota, cedro, cipreste, eucalipto (comum), gerânio, lavanda, manjericão, manjerona, melissa, milefólio, mirra, *patchouli*, *ravintsara*, rosa, sândalo, tomilho

Tensão nervosa
Agulha de abeto, angélica, bagas de zimbro, bergamota, camomila, cardamomo, cedro, cipreste, elemi, gerânio, *grapefruit*, hissopo, hortelã-comum, ilangue-ilangue, laranja, lavanda, manjericão, manjerona, melissa, néroli, olíbano, *palmarosa*, *petitgrain*, pinho, *ravintsara*, rosa, sálvia, sálvia esclareia, tangerina, *vetiver*

No próximo capítulo, vamos explorar o sistema dos chakras e como esses centros de energia se associam com os vários aspectos da vida. Veremos de que modo os óleos essenciais podem ser usados para ativar e movimentar a energia dos chakras.

Capítulo 12

Os Chakras e o Bem-Estar

Embora os chakras tenham sido mencionados pela primeira vez num antigo texto hindu chamado *Vedas* (1500-800 a.C.), é consenso que o conhecimento deles data de uma época anterior.[11] Segundo os textos antigos, os seres humanos existem não somente em nível físico, mas também em nível sutil, que compreende a respiração, a mente, os sentimentos e o ego. Os chakras são campos de energia no corpo sutil, com centros energéticos correspondentes nos plexos nervosos do corpo. Sete desses plexos nervosos/centros de energia constituem os chakras principais, que se distribuem desde a base da coluna até o topo da cabeça. Chakras secundários situam-se nas palmas das mãos e nas solas dos pés.

Os três chakras mais baixos são orientados para o eu e constituem a base dos nossos instintos de sobrevivência, sexualidade e coragem. Quando acrescentamos o quarto chakra, o do coração, nossa energia começa a deixar para trás essas necessidades básicas e entrar no mundo. O quarto chakra atua como um fulcro, estabelecendo equilíbrio entre os três chakras inferiores, que são nossos fundamentos, e os três superiores, centrados na expressão, na intuição e na espiritualidade.

---

11 Chandra, Anjana Motihar. *India Condensed: 5,000 Years of History and Culture*. Cingapura: Marshall Cavendish Editions, 2008. p. 7.

A palavra *chakra* implica movimento e vem do sânscrito; significa "roda", "centro" ou "disco giratório".[12] Como tais, têm a função de manter a energia em movimento. À medida que a energia gira dentro de cada chakra, também envia energia aos chakras vizinhos, criando um fluxo energético que sobe e desce pela linha dos chakras principais e por todo o corpo.

Se a energia parar de fluir, pode ficar travada em um chakra e causar problemas que reverberam pelos aspectos correlatos da nossa vida. O uso dos aromas é eficaz para ativar a energia de cada chakra e movimentá-la. Movimentando a energia pelos chakras, podemos alinhá-los e promover o equilíbrio em nossa vida.

Primeiro Chakra: Chakra da Raiz

O primeiro chakra, ou chakra da raiz, está localizado na base da coluna. É nosso alicerce, nossa raiz; mantém-nos ligado à terra. Esse chakra tem relação com a sobrevivência, a subsistência e a segurança. É a sede dos nossos medos e, quando nossa energia fica presa nele, vivemos com medo. Ativando e movimentando a energia desse chakra para cima, de modo que passe pelos demais, adquirimos um alicerce estável sobre o qual construir nossa vida. A cor associada ao primeiro chakra é o vermelho.

Segundo Chakra: Chakra do Sacro

Situado cerca de dois dedos abaixo do umbigo, o segundo chakra, ou chakra do sacro, é a sede das emoções. Tem relação com a criação, a procriação e a paixão, bem como com a sensualidade, a sexualidade e o equilíbrio entre nossas necessidades e nossos desejos. Ele nos dá a capacidade de sentir tanto o prazer quanto a dor. Quando nossa energia fica presa nele, podemos nos tornar instáveis do ponto de vista emocional e desenvolvermos dependências em relação às coisas. A ativação e movimentação dessa energia vivifica nossa criatividade e alimenta nossas paixões. Nos ajuda, além disso, a manter relacionamentos saudáveis. A cor associada ao segundo chakra é o laranja.

---

12 Lowitz, Leza e Datta, Reema. *Sacred Sanskrit Words: For Yoga, Chant, and Meditation*. Berkeley, CA: Stone Bridge Press, 2005. p. 65.

Terceiro Chakra: Plexo Solar

Situado na altura do estômago, o terceiro chakra, ou chakra do plexo solar, é nosso centro de poder e controle. Produz em nós as sensações de força e coragem. É a sede da nossa vontade. Este chakra é a fonte do nosso poder próprio. Quando nossa energia fica presa nele, podemos nos portar com prepotência em relação aos outros. A ativação e movimentação dessa energia traz consigo uma expressão saudável de autoconfiança, autoridade e liderança. A cor associada ao terceiro chakra é o amarelo.

Quarto Chakra: Chakra do Coração

Situado no coração, o quarto chakra, ou chakra do coração, é o local do nosso amor e da nossa compaixão. Tem relação com a aceitação, a confiança e os relacionamentos. A partir desse chakra, podemos nos livrar das expectativas e dos julgamentos. Quando nossa energia fica presa nele, perdemos o contato com as outras pessoas; reagimos às pessoas e às situações em vez de responder a elas. A ativação e movimentação dessa energia nos permite partilhar amor e compaixão com os outros e, no mesmo nível de relevância, sentir amor e compaixão por nós mesmos. A cor associada ao quarto chakra é o verde.

Quinto Chakra: Chakra da Garganta

O quinto chakra, ou chakra da garganta, é nosso meio de comunicação com o mundo. Tem relação com nossa capacidade de compartilharmos o mundo interior com os outros e pedirmos o que queremos. Esse chakra tem relação com o segundo chakra e é nossa via de autoexpressão. Quando nossa energia fica presa nele, nos sentimos frustrados e exaustos. A ativação e movimentação dessa energia nos permite participar da comunidade e compartilhar nossos dons. A cor associada ao quinto chakra é o azul-claro.

Sexto Chakra: Terceiro Olho

Situado acima da sobrancelha e entre elas, o sexto chakra, ou chakra do terceiro olho, é a sede da consciência e da intuição. É a fonte do *insight* e da imaginação. Nos ajuda a encarar com objetividade a nós mesmos e a tudo ao nosso redor. Quando nossa energia fica presa nele, somos impedidos de nos aprofundar no ser. A ativação e movimentação dessa energia desperta nossa intuição e nos permite "ver" com algo que vai além dos olhos físicos. A cor associada ao sexto chakra é o azul-marinho.

Sétimo Chakra: Chakra da Coroa

O sétimo chakra, ou chakra da coroa, situa-se no topo da cabeça e é a sede da espiritualidade e da nossa conexão com a consciência cósmica e a energia universal. Traz compreensão e o sentido de ser e nos ajuda a encontrar nosso lugar na teia da vida. Quando nossa energia fica presa nele, somos incapazes de nos concentrar e acabamos saindo do caminho que gostaríamos de seguir. A ativação e movimentação dessa energia traz paz e profunda conexão com a espiritualidade. As cores associadas ao sétimo chakra são o branco e o violeta.

Tabela 12.1 Os Óleos Essenciais e os Chakras

Primeiro Chakra (Chakra da Raiz) Agulha de abeto, alecrim, angélica (raiz), camomila, capim-limão, cedro, cravo-da-índia, elemi, gengibre, lavanda, mirra, *niaouli*, olíbano, *patchouli*, rosa, sândalo, semente de aipo, semente de cenoura, tomilho, *vetiver*
Segundo Chakra (Chakra do Sacro) Agulha de abeto, alcaravia, amyris, bagas de zimbro, bergamota, cajepute, camomila, cardamomo, cedro, citronela, coentro, funcho, gengibre, ilangue-ilangue, *immortelle*, hissopo, laranja, lavanda, *manuka*, melissa, néroli, *niaouli*, olíbano, *patchouli*, *ravintsara*, rosa, sálvia esclareia, sândalo, semente de anis, semente de cenoura, *tea tree*
Terceiro Chakra (Chakra do Plexo Solar) Alecrim, bagas de zimbro, camomila, capim-limão, cardamomo, cedro, cipreste, coentro, cravo-da-índia, folha de canela, gengibre, gerânio, *grapefruit*, hissopo, hortelã-comum, hortelã-pimenta, ilangue-ilangue, lavanda, limão-siciliano, louro, manjericão, *manuka*, *niaouli*, olíbano, *patchouli*, pimenta-do-reino, *petitgrain*, *ravintsara*, rosa, sândalo, tangerina, *tea tree*, *vetiver*
Quarto Chakra (Chakra do Coração) Alcaravia, bergamota, camomila, cardamomo, cedro, cipreste, citronela, coentro, eucalipto, folha de canela, gengibre, gerânio, ilangue-ilangue, laranja, lavanda, limão-galego, limão-siciliano, manjerona, *manuka*, melissa, néroli, *niaouli*, olíbano, *palmarosa*, *patchouli*, pinho, *ravintsara*, rosa, sândalo, semente de anis, tangerina, *tea tree*, *vetiver*

Quinto Chakra (Chakra da Garganta) Agulha de abeto, alcaravia, alecrim, amyris, bergamota, camomila, cajepute, capim-limão, cedro, cipreste, citronela, funcho, gerânio, *grapefruit*, hissopo, hortelã-comum, hortelã-pimenta, laranja, lavanda, limão-galego, manjericão, mirra, *niaouli*, olíbano, *palmarosa*, *patchouli*, *petitgrain*, pinho, *ravintsara*, rosa, sálvia, sálvia esclareia, sândalo, tangerina, tomilho, *vetiver*
Sexto Chakra (Chakra do Terceiro Olho) Alecrim, angélica (semente), bagas de zimbro, cajepute, camomila, cedro, cipreste, elemi, folha de canela, hortelã-comum, hortelã-pimenta, *immortelle*, lavanda, limão-siciliano, louro, manjerona, mirra, olíbano, *patchouli*, *petitgrain*, pimenta-do-reino, pinho, rosa, sálvia esclareia, sândalo, semente de anis, tomilho, *vetiver*
Sétimo Chakra (Chakra da Coroa) Agulha de abeto, angélica (semente), camomila, cedro, elemi, gerânio, *immortelle*, lavanda, mirra, néroli, olíbano, *palmarosa*, *patchouli*, rosa, sálvia, sálvia esclareia, sândalo, *vetiver*

Como Trabalhar com os Chakras

Como você talvez tenha notado na tabela 12.1, alguns óleos essenciais, como os de olíbano e de lavanda, estão listados para todos os chakras. Esses óleos podem ser usados para trabalhar com um chakra específico ou para equilibrar todos os chakras ao mesmo tempo. Ao trabalhar-se com a energia dos chakras, pode-se usar um único óleo essencial ou uma mistura de óleos. O óleo pode ser aplicado no corpo, no local do chakra. Para a maioria dos chakras, pode-se misturar o óleo essencial em óleo carreador a diluição de 2% (ver tabela 8.1). Para os chakras da garganta e do terceiro olho, use uma diluição de 1%. Pare um instante para sentir a fragrância do óleo e depois passe um pouquinho dele na área do chakra.

Em vez de aplicar óleo essencial no corpo, algumas gotas podem ser colocadas na cera derretida de uma vela grossa. Deixe-a acesa por alguns minutos para dispersar o aroma e depois faça o exercício a seguir para equilibrar os chakras. Para aumentar a eficiência da vela, ela deve ter a cor associada ao chakra. Se estiver trabalhando com uma vela pequena e achatada, coordene a cor do castiçal com a do chakra. Podem-se usar vários óleos e/ou velas de uma vez ao trabalhar-se com mais de um chakra, bem como um difusor, mas o ruído que ele faz não pode perturbá-lo.

Como em qualquer meditação ou prática espiritual, esses exercícios de equilíbrio dos chakras devem ser feitos num momento em que ninguém o interrompa ou apresse. Decida com qual chakra quer trabalhar e aplique o óleo, acenda a vela ou ligue o difusor. Feche os olhos e concentre-se no aroma por alguns instantes. Depois, com atenção, pense nos aspectos e atributos do chakra. Pense um pouquinho naquilo que pode fazê-lo se sentir em conflito com esses aspectos e atributos.

Comece o processo de restaurar o equilíbrio entre o chakra escolhido e a energia dos demais chakras. Concentre a atenção no chakras da raiz e visualize-o girando. Imagine a energia como uma luz branca suave que sobe devagarinho até o segundo chakra. Visualize este girando também.

Vá subindo aos poucos até o sétimo chakra. Sinta a energia passando por você, subindo pela sua coluna e movimentando-se ao seu redor. Visualize-se rodeada de luz branca. Depois de fazer isso, deixe que a imagem se apague aos poucos de sua mente. Fique sentada por alguns minutos e concentre a atenção no chão, em sua conexão com a Mãe Terra. Passe alguns minutos sentada, em silêncio, e, quando se sentir preparada, volte para suas atividades normais.

Ao fazer esse exercício, talvez leve mais tempo para visualizar o giro do chakra problemático, ou talvez ele não gire na primeira tentativa de visualização. Se determinado chakra não girar, passe para o próximo. Mesmo que não consiga visualizar ou sentir o chakra girando, a energia dos outros chakras movimentando-se ao redor o ajudará a sair da inércia. Talvez seja necessário fazer o exercício algumas vezes para que isso aconteça. Afinal, não é de repente que a energia de um chakra fica estagnada; por isso, também leva tempo para fazê-la se movimentar de novo. Com paciência e trabalho tranquilo, a energia voltará a fluir.

Embora esse exercício seja útil para lidar com problemas, pode ser usado mesmo que você esteja apenas não se sentindo muito bem. Também é útil para equilibrar as energias antes da meditação. Para trabalhar melhor com a energia, no próximo capítulo trataremos da espiritualidade e da magia das velas.

Capítulo 13

Usos Espirituais e Mágicos dos Óleos Essenciais

Os aromas fazem parte das práticas espirituais em diversas religiões. Além das memórias e emoções, os aromas podem nos ajudar a encontrar as partes profundas de nós mesmos, que alcançam nossa alma. Derivada da palavra latina *esse*, que significa "ser", a palavra *essência* pode se referir tanto à natureza intrínseca de alguma coisa quanto ao extrato de uma planta, um espírito ou uma fragrância.[13] Quer estejamos fazendo orações de cura ou intenções mágicas, os óleos essenciais podem nos ajudar a acessar a fonte de energia que trazemos dentro de nós.

Aromas e Espiritualidade

As fragrâncias podem nos ajudar a nos comunicarmos com nosso ser mais profundo e a fazermos contato com nossa espiritualidade. A queima de uma vela dá apoio às práticas espirituais, pois limpa e intensifica a energia de um local. Isso tem utilidade especial ao redor de um altar ou de um local especial de meditação ou oração. Você mesmo pode fazer a vela ou pode acrescentar algumas gotas de óleo essencial à cera derretida no alto de uma vela grossa. Os óleos de olíbano, lavanda e sândalo têm potência especial para qualquer forma de prática espiritual.

---

13 *Oxford Dictionary of English*, s. v. "essence", 3ª ed. Nova York: Oxford University Press, 2010. p. 598.

Assim como os antigos ofereciam aromas para agradecer às divindades, podemos fazer a mesma coisa. Velas pequenas e achatadas funcionam tão bem quanto as votivas. Quando fizer as suas próprias (daremos instruções mais à frente neste capítulo), elas poderão colaborar com seu propósito específico. Veja, na tabela 13.1, quais são os óleos correspondentes a certos propósitos. Os difusores de vareta também são bons para promover as práticas e observâncias espirituais. Como alternativa, passe um pouquinho de óleo essencial ou uma mistura de óleos essenciais (diluídos, claro) nos pulsos; isso é eficaz, sobretudo, para a oração e a meditação.

Ao consagrar um altar ou limpar a energia de um espaço a ser usado para meditação, oração ou rituais, passe a vela acima e abaixo do altar e ao redor de toda a área. A vela ou difusor de vela também podem ser usados para enviar orações. Como oferenda para expressar gratidão, use uma vasilha ou xícara pequena e coloque nela algumas gotas de óleo essencial ou de uma mistura de óleos essenciais, ao mesmo tempo que fala ou pensa sobre o motivo que tem para estar grato. Faça o mesmo ao pedir a ajuda dos anjos ou de outros seres especiais.

Como foi dito no Capítulo 11, contas aromaterapêuticas podem ser postas num fio para fazer um rosário para oração ou meditação. Aplique algumas gotas de óleo essencial a elas e deixe-as secar. O calor das mãos vai ativar o aroma na hora da oração ou da meditação.

Tabela 13.1 Óleos Essenciais para Apoio Espiritual

Consagrar um altar ou limpar a energia de um espaço Alecrim, angélica, cedro, cipreste, coentro, folha de canela, funcho, gerânio, hissopo, *immortelle*, lavanda, limão-galego, louro, manjericão, *manuka*, mirra, olíbano, *palmarosa*, *patchouli*, pimenta-do-reino, pinho, *ravintsara*, rosa, sândalo, semente de anis, *tea tree*, tomilho
Apoio geral para meditação e práticas espirituais Agulha de abeto, amyris, angélica, bagas de zimbro, bergamota, cravo-da-índia, elemi, folha de canela, gerânio, *grapefruit*, *immortelle*, hissopo, hortelã-comum, ilangue-ilangue, lavanda, limão-siciliano, louro, melissa, mirra, *niaouli*, olíbano, *palmarosa*, *patchouli*, pinho, *ravintsara*, rosa, sálvia, sálvia esclareia, sândalo, tangerina, *vetiver*

Acalmar-se e concentrar-se para meditação e oração Agulha de abeto, angélica, bagas de zimbro, cajepute, capim-limão, cardamomo, cipreste, citronela, elemi, gengibre, *immortelle*, lavanda, *manuka*, manjerona, mirra, *palmarosa*, *patchouli*, pimenta-do-reino, pinho, *ravintsara*, sálvia, sândalo, tomilho, *vetiver*
Expressar gratidão Mirra, olíbano, sálvia
Orações de cura Agulha de abeto, angélica, cajepute, camomila, cardamomo, coentro, elemi, eucalipto, funcho, gerânio, hortelã-pimenta, lavanda, louro, manjericão, *manuka*, mirra, *niaouli*, olíbano, *palmarosa*, pimenta-do-reino, rosa, sálvia, sândalo, semente de cenoura, tomilho
Ajuda especial e invocação dos anjos Angélica, manjericão, mirra, olíbano, rosa, sândalo

Como Fazer Velas Aromáticas

Fazer velas pequenas e achatadas para propósitos específicos é rápido e fácil. Elas podem ser feitas, por exemplo, para enviar orações de cura. Esse tipo de vela pode ser adquirido na maioria das lojas de artesanato e pela internet. Para velas maiores, podem-se usar potes de vidro ou recipientes decorativos de vidro ou metal. Verifique se são capazes de conter líquidos quentes. Além das práticas espirituais, as velas aromáticas são ótimas para aromaterapia, feng shui e, como não poderia deixar de ser, para a magia das velas.

Os itens necessários para fazer velas são:

- Recipientes de metal para velas pequenas e achatadas ou potes de vidro, tipo de maionese
- Um copo de medida
- Uma panela grande o bastante para conter o copo de medida ou o pote
- Faca para mexer
- Cera
- Óleo de coco (quando se for usar cera de abelha)
- Óleo essencial ou mistura de óleos essenciais
- Óleo carreador para dar permanência ao aroma
- Pavios
- Pregador de roupas, lápis ou grampos de cabelo (opcional)

Como é óbvio, o ingrediente básico das velas é a cera. Os tipos de cera mais populares são: parafina, cera de soja e cera de abelha. A parafina é um subproduto do petróleo e, por isso, não é recomendada para aromaterapia e outras práticas que visam ao bem-estar.

A cera de soja é fácil de trabalhar e de limpar; no entanto, deve-se levar em conta que quase toda soja que se planta é transgênica e pode conter pesticidas. Em minhas pesquisas, não consegui encontrar um fornecedor que me garantisse que sua cera de soja não era derivada de plantas transgênicas. No rótulo, o termo *pura* ou *100% pura* só significa que ela não foi misturada com outro tipo de cera – parafina, por exemplo.

A cera de abelha é o material mais antigo usado para fazer velas e produz menos fumaça que as outras ceras. Embora seja mais caro, é um produto natural, bom, sobretudo, para quem tem alergias. Como a de soja, pode ser misturada com outras ceras. Por isso, procure uma cera de abelha 100% pura. Sozinha, tem aroma leve, doce, que, em geral, não prejudica as fragrâncias dos óleos essenciais. Para saber mais sobre a cera de abelha, consulte a Parte Sete.

A cera de soja é vendida em blocos e lascas; a de abelha, em blocos e grânulos, também chamado *pastilhas*. Os blocos de cera podem ser ralados como queijo, o que facilita as medições e o derretimento. A cera de abelha também é vendida em convenientes barras de 30 g. Para medidas menores, corte a barra na metade (15 g) ou em quatro. Por se tratar de uma cera dura, coloque a barra em um saco plástico e ponha-o em uma vasilha com água quente (da torneira quente) por 10 a 15 minutos, para torná-la mais mole e mais fácil de cortar.

Os pavios têm um pequeno disco de metal numa das extremidades, o qual deve ficar no fundo do pote ou da xícara. As velas pequenas e achatadas são fáceis de fazer, mas às vezes é complicado manter o pavio reto e centrado no caso de uma vela maior. Coloque um pregador de roupas apoiado de lado no alto do pote e passe o pavio pela mola de metal. Também se pode amarrar o alto do pavio num lápis ou espetinho de churrasco. Se estiver usando cera de abelha, pode ainda mergulhar o disco de metal na cera derretida e grudá-lo no fundo do recipiente.

A quantidade de cera e de óleo essencial usada nas receitas a seguir é uma diretriz básica e depende, na verdade, do tipo de cera que será utilizado. Ao usar cera de abelha, misture cerca de 3 partes de cera para 1 parte de óleo de coco, o que a ajudará a se solidificar de modo mais homogêneo. Ao usar uma mistura de óleos essenciais, misture-os primeiro para ajustar o equilíbrio dos aromas. A quantidade de óleo essencial ou de mistura de óleos essenciais vai depender da força dos óleos utilizados.

Os recipientes de metal que uso para fazer as velas pequenas têm 1,25 cm de altura e 3,75 cm de largura. Como alternativa, podem-se usar forminhas de empada. Como na hora de misturar óleos essenciais e fazer remédios, tome notas ao fazer velas, para poder, se quiser, ajustar da próxima vez as quantidades de óleos e de cera.

Para uma vela de 240 ml dentro de um pote

150 g de cera
3 colheres (sopa) de óleo de coco (se for usar cera de abelha)
3 a 4 colheres (chá) de óleo essencial ou mistura de óleos essenciais

Para 3 a 4 velas pequenas

30 ml de cera
2 colheres (chá) de óleo de coco (se for usar cera de abelha)
1 a 2 colheres (chá) de óleo essencial ou mistura de óleos essenciais

Coloque um copo de medida, de vidro, com a cera e o óleo de coco em uma panela com água e esquente-a em fogo baixo. Mexa continuamente até a cera derreter e tire do fogo. Se estiver usando cera de abelha, depois de derretê-la, mergulhe o disco de metal do pavio na cera e grude-o no fundo do pote ou do recipiente de metal da vela.

Deixe a mistura esfriar um pouco. Enquanto ainda estiver líquida, acrescente o óleo essencial. Talvez seja preciso pôr o copo de medida na panela de água quente por 1 minuto caso o óleo essencial faça a cera endurecer. Despeje a cera no pote ou nos recipientes de metal, mas reserve um pouco. À medida que a cera esfriar, é possível que afunde um pouquinho no meio, ao redor do pavio. Também é possível que rache ou se despregue dos lados do recipiente. Aqueça a cera reservada e despeje-a no pote ou nos recipientes de metal para preencher esses espaços. Quando a cera estiver fria, corte os pavios na medida certa e espere 1 ou 2 dias para que a cera se solidifique por completo antes de usar as velas.

A Magia das Velas

Pelo fato de o fogo ser encarado como o elemento da transformação, as velas são um importante componente dos rituais e feitiços. Na verdade, a magia das velas é, muitas vezes, usada como introdução à magia propriamente dita e à formulação de feitiços e encantamentos. Os óleos aromáticos são usados desde a Antiguidade para os mais diversos propósitos – a magia, inclusive. Por serem portadores da essência vital das plantas, os óleos essenciais são considerados meios particularmente potentes para ajudar a concentrar o pensamento, apoiar a força de vontade e veicular as intenções mágicas.

O uso da mente para a visualização é um elemento importante do trabalho com magia. A visualização é o uso de imagens mentais que passam como um filme em nossa mente. Os devaneios são um exemplo disso; na magia, no entanto, é fundamental ficar até o fim do filme. Nos devaneios, ficamos indo e voltando entre as imagens e o mundo externo, mas na magia a visualização exige concentração. Ao visualizarmos o resultado, também é essencial sermos realistas e bem específicos quanto ao que queremos realizar.

Os óleos essenciais podem ser usados de duas maneiras na magia das velas. Uma delas consiste em usar o óleo para consagrar ou preparar uma vela, e a outra, em usá-lo para fazer uma vela. Se estiver usando óleo essencial para preparar uma vela, precisará de uma vela nova, que nunca tenha sido usada. Uma vez que as velas precisam queimar por completo para o bom êxito dos feitiços, o melhor é usar uma vela pequena. Um tipo que funciona bem é uma vela bem fina, com cerca de 12,5 cm de altura, chamada *tiny paper*, em inglês. Se fizer a sua própria, faça uma vela pequena e achatada para magia. A vantagem de fazer a própria vela é que o processo mágico pode começar com a concentração da mente no objetivo já na hora de mexer e despejar a cera.

Se estiver consagrando uma vela comprada, coloque uma pequena quantidade de óleo essencial ou de mistura de óleos essenciais na ponta do dedo e desenhe uma linha da base da vela até o topo. Faça o mesmo do outro lado da vela. O movimento de baixo para cima ajuda a dirigir para fora a energia e a força de vontade. Se o objetivo for afastar algo ou se livrar de excesso de energia, desenhe as linhas na vela de cima para baixo. Assim, a energia e a negatividade descerão à terra, onde serão neutralizadas.

Quando estiver pronto para fazer a magia, coloque a vela numa mesa ou altar de meditação diante do qual possa se sentar de maneira confortável. Feche os olhos e pense em seu objetivo. Quando estiver preparado, acenda a vela e sussurre:

Chegou a hora de começar;
Que este objetivo eu possa logo realizar.
Por esta vela de brilho forte
Faça-se minha magia nesta noite.

Visualize todas as etapas que teriam de ser percorridas para que seu objetivo seja alcançado. Use todos os sentidos para visualizar como você vai se sentir quando tudo se realizar. Tome consciência da energia que se acumula dentro de si enquanto sente estar alcançando a meta. Abra os olhos e olhe para a vela. Visualize a energia dentro de si fundindo-se com a chama da vela e crescendo. Às vezes, é mais fácil imaginar essa energia como uma luz suave, branca ou dourada. Quando sentir a energia aumentar e chegar ao máximo, visualize-se liberando-a no mundo. Depois, esvazie a mente de todos os pensamentos e, aos poucos, direcione a atenção para os pés no chão e a energia que a mantém ligada à terra. Sente-se em silêncio, observando a vela queimar até o fim.

Tabela 13.2 Óleos Essenciais para Magia

Abundância e prosperidade Agulha de abeto, bagas de zimbro, camomila, cedro, gengibre, *grapefruit*, hortelã-pimenta, *immortelle*, laranja, limão-galego, limão-siciliano, louro, manjericão, *manuka*, mirra, pinho, sálvia, semente de cenoura, tangerina, *vetiver*
Afastar e eliminar a negatividade Alecrim, amyris, angélica, bagas de zimbro, cardamomo, cedro, cipreste, citronela, cravo-da-índia, elemi, eucalipto (cheiroso), hissopo, hortelã-pimenta, manjericão, *manuka*, *niaouli*, olíbano, *palmarosa*, *patchouli*, pimenta-do-reino, pinho, *ravintsara*, sálvia, semente de anis, sândalo, *tea tree*
Amor Alecrim, bergamota, camomila, cardamomo, coentro, funcho, gengibre, gerânio, hortelã-comum, ilangue-ilangue, laranja, lavanda, limão-galego, manjericão, manjerona, melissa, néroli, olíbano, *palmarosa*, *patchouli*, rosa, sândalo, semente de anis, tomilho, *vetiver*

Felicidade Agulha de abeto, bagas de zimbro, cipreste, cravo-da-índia, eucalipto (comum), gerânio, ilan-gue-ilangue, laranja, limão-siciliano, manjericão, manjerona, melissa, néroli, olíbano, *patchouli*, *ravintsara*, rosa, sálvia esclareia, sândalo, semente de anis, tangerina, tomilho
Justiça Bergamota, cedro, cipreste, folha de canela, louro, *niaouli*, olíbano, *patchouli*, pimenta-do--reino, pinho, sândalo
Sorte Alcaravia, alecrim, bergamota, camomila, capim-limão, cravo-da-índia, folha de canela, gerânio, hortelã-comum, hortelã-pimenta, *patchouli*, rosa, sândalo, semente de anis, tomilho, *vetiver*
Sucesso Angélica, bagas de zimbro, bergamota, cajepute, camomila, cravo-da-índia, folha de canela, gerânio, *grapefruit*, laranja, limão-galego, limão-siciliano, louro, manjericão, melissa, olíbano, pimenta-do-reino, tangerina, mirra, sândalo

Os óleos essenciais e as velas também podem dar apoio a outras práticas metafísicas. Nesses casos, deve-se acender uma vela e deixá-la queimar enquanto se dedica a essas atividades ou passar nos pulsos um óleo essencial ou uma mistura de óleos essenciais. Para o trabalho onírico, por razões de segurança, deve-se usar este último método. Como alternativa, pingue algumas gotas de óleo essencial numa bolinha de algodão e coloque-a num saquinho de organza. Pendure o saquinho num dos cantos da cama ou deixe-o ao lado do travesseiro.

Tabela 13.3 Óleos Essenciais para Outras Práticas

Trabalho com vidas passadas Alecrim, amyris, eucalipto, melissa, mirra, olíbano, sândalo
Trabalho onírico Alcaravia, alecrim, amyris, angélica, bagas de zimbro, bergamota, camomila, cedro, eucalipto, folha de canela, hortelã-comum, *immortelle*, laranja, lavanda, louro, melissa, manjerona, olíbano, pimenta-do-reino, rosa, sálvia esclareia, sândalo, semente de anis, *vetiver*

Na próxima parte do livro, trataremos do uso de óleos essenciais em casa para limpeza e controle de pragas. Também incluímos um capítulo sobre o feng shui aromático, que podemos usar para mudar e melhorar a energia da nossa casa.

Parte Cinco

O Uso dos Óleos Essenciais em Casa

Esta parte nos traz a mais um aspecto dos óleos essenciais: sua aplicação em casa. Além de criar produtos caseiros e econômicos, podemos reduzir ou evitar o uso de substâncias químicas danosas em nossa casa. A maioria dos óleos essenciais pode ser usada para aromatizar o ar, mas alguns deles não se limitam a proporcionar um cheiro bom ao ambiente: também limpam o ar e eliminam o odor de casa fechada.

Produtos de limpeza bons e antigos, usados há décadas, podem ser atualizados pelo acréscimo de óleos essenciais. Alguns óleos, com propriedades bactericidas, podem melhorar a eficácia dos preparados caseiros. O mais provável é que você já disponha dos ingredientes básicos na cozinha. Caso não os tenha, podem ser encontrados com facilidade em qualquer mercado.

Além de fornecer as receitas básicas para produtos de limpeza, esta parte inclui detalhes importantes sobre alguns ingredientes básicos. Vamos descobrir as propriedades de diferentes tipos de vinagre, o que não deve ser misturado com vinagre e o que não deve ser aplicado sobre certas superfícies da casa. Lembre-se de que as informações da Parte Dois, sobre mistura de óleos essenciais em vista do aroma, pode ajudá-lo a criar produtos de limpeza exclusivos.

Ninguém gosta de insetos passeando pela casa, mas o uso de produtos comerciais repletos de substâncias químicas (muitas vezes perigosas) também não é reconfortante. Vamos aprender quais óleos essenciais repelem quais insetos e como devem ser usados. Alguns óleos chegam a espantar roedores. Quer esteja usando os óleos essenciais para limpeza, quer para o controle de pragas, faça-o sempre com cuidado, sobretudo se tiver crianças pequenas ou animais de estimação em casa.

Se já usou feng shui ou está pensando em usá-lo, incluo aqui algo que chamo de *feng shui aromático*. O último capítulo fornece um guia passo a passo para aplicar os princípios básicos dessa antiga prática chinesa usando óleos essenciais para modificar e melhorar a energia de sua casa.

Capítulo 14

Os Cuidados com a Casa

Economizar dinheiro não é o único motivo para se usar produtos de limpeza feitos em casa: evitar substâncias químicas prejudiciais é ainda mais importante. Além do manual de instruções, meu fogão novo veio com uma amostra de um produto de limpeza. Gostei da oferta, até que notei a caveira com dois ossos ao lado da palavra *Perigo*. Um produto com esse tipo de alerta não é algo que quero usar em casa, muito menos na cozinha, onde preparo a comida.

Os produtos de limpeza "obsoletos" que minha avó fazia estão voltando à moda e podem ser atualizados pela incorporação de óleos essenciais. Com suas propriedades bactericidas, óleos como os de bergamota, capim-limão, eucalipto, lavanda, *tea tree* e tomilho podem melhorar a eficácia dos preparados para limpeza. Use os óleos individualmente ou misture um aroma especial para usar em certos cômodos ou em toda a casa. Em especial, isso é bom de ser feito no inverno, que, no hemisfério Norte, é também a época das festas de fim de ano.

O mais provável é que os ingredientes já estejam presentes em seu armário de cozinha. Se não estiverem, podem ser adquiridos em qualquer mercado. Se tiver animais de estimação em casa, leia com atenção as precauções listadas no Capítulo 4.

Ingredientes Básicos

O vinagre é excelente para limpeza, mas há certas coisas que se devem saber a seu respeito. O *vinagre branco* é mais ácido e melhor para limpeza pesada. O *vinagre destilado* é um pouco mais brando, mas funciona bem para a limpeza geral. Outro tipo é chamado *vinagre de limpeza*. Este é ainda mais ácido que o vinagre branco e não deve ser usado na culinária.

O bicarbonato de sódio é uma mistura de sódio e carbonato de hidrogênio e um dos produtos mais usados na confecção de pães e bolos. Também é conhecido como integrante da dupla dinâmica da limpeza, quando combinado com o vinagre. Por ser alcalino, reage com os ácidos, como o vinagre, e libera o gás dióxido de carbono ou gás carbônico. O bicarbonato de sódio efervescente pode fazer um bolo crescer ou limpar um ralo de pia.

Usado para limpeza desde a Idade Média, o sal é um bom agente abrasivo para superfícies duras; no entanto, não deve ser aplicado em mármore, linóleo ou chãos encerados. O sal marinho deve ser usado na culinária e nos produtos de beleza, ao passo que o sal de mesa comum deve ser usado para limpeza.

O sabão de Castela é de origem vegetal, cujo nome é derivado da região de Castela, na Espanha, onde se originaram os sabões à base de azeite de oliva. Hoje, o sabão de Castela é feito à base de uma mistura de óleos, geralmente de coco, girassol e rícino. Trata-se de um sabão muito alcalino. Ao contrário do bicarbonato de sódio, cuja alcalinidade é suave e combina bem com o vinagre, o sabão de Castela não combina. Pelo fato de terem polaridades opostas na escala de pH, o sabão de Castela e o vinagre se neutralizam, e sua mistura resulta numa gosma inútil.

Tabela 14.1 Óleos Essenciais para Refrescar e Limpar

Limpeza de superfícies
Bergamota, cardamomo, cravo-da-índia, *grapefruit*, *immortelle*, laranja, lavanda, limão-galego, limão-siciliano, *manuka*, *palmarosa*, pinho, sândalo, *tea tree*, tomilho
Mofo e bolor
Alecrim, cravo-da-índia, eucalipto, folha de canela, hortelã-pimenta, lavanda, limão-siciliano, *tea tree*, tomilho
Móveis de madeira
Cedro, laranja, lavanda, limão-siciliano, pinho

Refrescar e desodorizar
Agulha de abeto, angélica, bagas de zimbro, bergamota, capim-limão, cedro, citronela, cravo-da-índia, gengibre, *grapefruit*, hortelã-comum, *immortelle*, limão-galego, limão-siciliano, laranja, lavanda, louro, néroli, *palmarosa*, *patchouli*, *petitgrain*, pinho, *ravintsara*, sálvia, sálvia esclareia, sândalo, semente de anis, tangerina, *tea tree*, tomilho

Refrescar e Desodorizar

Ao passo que a maioria dos óleos essenciais podem ser usados para aromatizar o ar, os listados na tabela 14.1 não se limitam a dar um cheiro bom ao ambiente. Também limpam o ar e eliminam os odores de coisa velha ou guardada. Use esses óleos num difusor em qualquer ambiente onde sejam necessários.

Uma coisa simples que muita gente faz é pôr uma caixinha ou xícara de bicarbonato de sódio na geladeira para absorver os odores e deixá-la cheirando bem. O acréscimo de um pouquinho de óleo essencial ao bicarbonato aumenta o frescor. Dependendo do óleo escolhido, também pode ajudar a combater os germes.

Bom cheiro para geladeira

240 g de bicarbonato de sódio
4 a 6 gotas de óleo essencial ou mistura de óleos essenciais

Junte os ingredientes e misture bem, usando um garfo para quebrar as pelotas de bicarbonato que se formarem. Despeje a mistura num recipiente decorativo e coloque-o na geladeira.

Essa mistura deve ser substituída a cada três meses, mas não jogue fora a mistura velha. Acrescente um pouco mais de óleo essencial e despeje-a no ralo da cozinha para eliminar os odores. Deixe-a agir por alguns minutos e depois enxague-a com água quente.

Pó para limpeza de tapetes e carpetes

240 g de bicarbonato de sódio
¼ de colher (chá) de óleo essencial ou mistura de óleos essenciais

Misture bem os ingredientes usando um garfo para quebrar as pelotas de bicarbonato que se formarem. Polvilhe o pó sobre o tapete ou carpete. Deixe-o agir durante 30 minutos a 1 hora e depois passe o aspirador.

O *spray* aromaterapêutico para ambientes, mencionado no Capítulo 11, também funciona bem para tirar odores de móveis estofados. Antes de qualquer coisa, faça um teste num canto do tecido para ter certeza de que o *spray* não vá danificá-lo. A vodca do *spray* atua como emulsificante para misturar a água e o óleo essencial. Os três ingredientes evaporam.

Spray *para ambientes ou estofados*
¼ de xícara de água
¼ de xícara de vodca sem sabor
¼ de colher (chá) de óleo essencial ou mistura de óleos essenciais

Misture a vodca e o óleo essencial num frasco de *spray* com pulverizador de névoa fina. Acrescente a água, agite e borrife sobre os estofados (sem encharcá-los) ou no ar.

Uma variação do pó para tapetes e carpetes pode ser usada como alternativa ao *spray* para ambientes. Coloque um frasco da mistura num canto do banheiro, da lavanderia ou de outra área que tenda a ter odores desagradáveis.

Pó para renovar ambientes
240 g de bicarbonato de sódio
½ colher (chá) de óleo essencial ou mistura de óleos essenciais

Misture muito bem os ingredientes e despeje-os num recipiente decorativo. Cubra-o com morim e fixe este com uma fita.

Limpeza Geral

Alguns óleos essenciais não só cheiram bem como combatem os germes. Um limpador genérico para as superfícies da cozinha e do banheiro pode ser feito de duas maneiras: com vinagre ou com sabão de Castela. O limpador de vinagre não deve ser usado em mármore ou granito, pois pode danificar essas pedras.

Limpador de superfície de vinagre
1 xícara de água
1 xícara de vinagre branco
15 gotas de óleo essencial ou mistura de óleos essenciais

Junte todos os ingredientes num frasco com pulverizador e agite suavemente. Pulverize sobre a superfície a ser limpa e enxugue-a com um pano limpo e seco.

Limpador de superfície de sabão de Castela
2 xícaras de água
2 a 4 colheres (sopa) de sabão de Castela
15 gotas de óleo essencial ou mistura de óleos essenciais

Junte todos os ingredientes num frasco com pulverizador e agite suavemente. Pulverize sobre a superfície a ser limpa e enxugue-a com um pano úmido.

Os óleos cítricos, com seus aromas frescos e limpos, são bons para limpadores de superfície. Também são bons para limpar vidros e operam maravilhas na lava-louças e no micro-ondas.

Limpador de vidros
1 ½ xícara de vinagre branco
½ xícara de água
15 gotas de óleo essencial cítrico ou mistura de óleos essenciais cítricos

Junte todos os ingredientes num frasco com pulverizador e agite bem. Use em janelas e espelhos, como faria com qualquer outro limpador de vidros.

Limpador de lava-louças
1 xícara de vinagre
6 a 8 gotas de óleo essencial

Coloque os ingredientes numa vasilha na grade de cima da lava-louças. Deixe a máquina funcionar durante um ciclo inteiro, sem nenhuma outra louça dentro.

Limpador de micro-ondas
½ xícara de água
½ xícara de vinagre
2 gotas de óleo essencial

Misture os ingredientes numa vasilha própria para ser levada ao micro-ondas. Coloque-a no aparelho e deixe-o funcionando em alta potência por 5 ou 6 minutos. Depois, use a solução para limpar o interior com um pano.

Os óleos essenciais também entram em campo para combater mofos e bolores. A receita a seguir pode ser usada para limpar a banheira e os rejuntes do *box* ou para limpar máquinas de lavar roupa e de lavar louças que estão com cheiro de bolor. Depois de remover o bolor, use com regularidade o *spray* inibidor, como medida preventiva. Faça um teste, primeiro, numa área do azulejo. Além disso, evite o uso dessas receitas em mármore ou granito, pois o vinagre pode danificar essas superfícies.

Removedor de mofos e bolores
1 xícara de água
1 xícara de vinagre
½ colher (chá) de óleo essencial

Junte os ingredientes num frasco com pulverizador. Agite bem e borrife na superfície. Deixe agir por 1 minuto e depois tire com um pano.

Inibidor de mofos e bolores
¼ de xícara de água
½ xícara de vodca sem sabor
8 a 12 gotas de óleo essencial ou mistura de óleos essenciais

Misture a vodca e o óleo essencial num frasco com pulverizador de névoa fina. Acrescente a água, agite bem e borrife no ar nos lugares onde os mofos e bolores tendem a se formar.

O acabamento protetor dos móveis de madeira precisa ser recuperado de tempos em tempos para manter o lustro. Uma vez que as mudanças de umidade podem afetar a madeira, fazendo-a expandir-se ou contrair-se, a aplicação de uma mistura nutritiva pode prevenir as rachaduras. Faça primeiro um teste numa área pequena da madeira.

Lustra-móveis

6 a 8 colheres (sopa) de azeite de oliva
15 g de cera de abelha
10 a 15 gotas de óleo essencial ou mistura de óleos essenciais

Coloque o azeite de oliva e a cera de abelha dentro de um pote, em banho-maria, numa panela com água. Esquente-a em fogo baixo, mexendo até a cera derreter. Deixe a mistura esfriar e acrescente o óleo essencial. Misture muito bem.

Use um pano macio para aplicar uma camada fina de lustra-móveis. Deixe-a secar e depois dê brilho com um pano seco e limpo. Aplique o lustra-móveis a cada três ou quatro meses, ou sempre que necessário.

Depois de limpar a casa ou trabalhar no jardim, nada melhor que um bom esfoliante para limpar e recuperar as mãos que tanto trabalharam.

Esfoliante para as mãos

¼ de xícara de sal marinho grosso
¼ de xícara de açúcar (branco ou demerara)
3 colheres (sopa) de óleo de coco
½ colher (chá) de óleo essencial ou mistura de óleos essenciais

Misture os ingredientes secos numa vasilha. Derreta o óleo de coco, se necessário, e misture-o com o óleo essencial. Despeje aos poucos os óleos sobre os ingredientes secos, mexendo sempre. Conserve a mistura num frasco de tampa hermética.

O açúcar é acrescentado à receita esfoliante para suavizar a abrasividade do sal. Se tiver pele sensível, use apenas o açúcar.

Lavanderia e Guarda-roupas

Uma roupa limpa começa com uma máquina de lavar limpa. A receita a seguir desodoriza e dissolve os resíduos de sabão no tambor e nas tubulações da máquina. Use-a sem roupas na máquina.

Limpar máquina de lavar roupas

3 a 4 xícaras de vinagre
½ xícara de bicarbonato de sódio
1 colher (chá) de óleo essencial ou mistura de óleos essenciais

Encha a máquina com água quente, até a capacidade máxima. Despeje o vinagre, comece o ciclo e deixe a máquina agitar a água por 1 minuto. Acrescente o bicarbonato de sódio e os óleos essenciais e deixe-a agitar por mais 1 minuto. Pare a máquina e deixe a mistura agir por até 1 hora. Enquanto a máquina estiver parada, vá molhando um pano na água e usando-o para limpar os recipientes distribuidores de sabão, amaciante e alvejante, assim como a borda do tambor. Ligue de novo a máquina e deixe-a terminar o ciclo.

Para deixar as roupas cheirosas, pingue de 3 a 6 gotas de óleo essencial ou mistura de óleos essenciais no recipiente distribuidor de amaciante. É um bom método para deixar as roupas de cama com cheiro bom. Pode-se também aromatizar as roupas na hora de passar a ferro.

Spray *para passar roupas*

¼ de xícara de água
5 a 7 gotas de óleo essencial ou mistura de óleos essenciais

Misture os ingredientes num frasco com pulverizador de névoa fina. Borrife um pouquinho de *spray* na tábua de passar antes de começar a passar cada peça ou conforme necessário.

Sachês podem ser pendurados nos guarda-roupas ou colocados em gavetas para perfumar as roupas de vestir e de cama. A receita na seção seguinte serve tanto para perfumar quanto para afastar traças.

Controle Natural de Pragas

Em geral, não gostamos de insetos em casa, mas as substâncias químicas dos produtos comerciais podem ser tão assustadoras quanto eles. Por outro lado, os óleos essenciais devem ser usados com cuidado, em especial se há crianças pequenas e/ou animais de estimação em casa.

Tabela 14.2 Óleos Essenciais e Outros Ingredientes para Controle de Pragas

Óleo essencial	**Repele**
Alecrim	Insetos, em especial borrachudos, lagartas, moscas, pernilongos, piolhos
Bagas de zimbro	Insetos, em especial moscas, pernilongos
Cajepute	Insetos, em especial pernilongos, piolhos, pulgas
Capim-limão	Insetos, em especial borrachudos, carrapatos, pernilongos, piolhos, pulgas
Cardamomo	Insetos, em especial formigas, moscas, traças
Cedro	Insetos, em especial camundongos, carrapatos, pernilongos, pulgas, ratos, traças
Cipreste	Insetos, em especial baratas, traças
Citronela	Insetos, em especial aranhas, camundongos, pernilongos, pulgas, ratos, traças
Cravo-da-índia	Insetos, em especial aranhas, moscas, pernilongos
Eucalipto (cheiroso)*	Insetos, em especial aranhas, baratas, borrachudos, lepismas, moscas, pernilongos, pulgas, traças
Eucalipto (comum)	Insetos, em especial aranhas, borrachudos, moscas, piolhos, pernilongos, pulgas, traças

Óleo essencial	**Repele**
Folha de canela	Insetos, em especial baratas, formigas, moscas, piolhos, pernilongos
Gerânio	Insetos, em especial pernilongos, piolhos, pulgas
Hissopo	Insetos, em especial moscas, traças
Hortelã-comum	Insetos, em especial borrachudos, ácaros, camundongos, formigas, pulgas
Hortelã-pimenta	Insetos, em especial abelhas, ácaros, aranhas, baratas, borrachudos, camundongos, formigas, moscas, pernilongos, pulgas, ratos, traças
Laranja	Insetos, em especial aranhas, carrapatos, formigas, pulgas
Lavanda	Insetos, em especial aranhas, formigas, moscas, pernilongos, piolhos, pulgas, traças
Limão-siciliano	Insetos, em especial aranhas, borrachudos, pernilongos
Louro	Insetos, em especial baratas, camundongos, moscas, tesourinhas, traças
Manuka	Insetos, em especial aranhas, borrachudos, pernilongos
Melissa	Insetos, em especial pernilongos
Niaouli	Insetos, em especial pernilongos, traças
Palmarosa	Insetos, em especial pernilongos, pulgas
Patchouli	Insetos, em especial borrachudos, formigas, pernilongos, traças
Pinho	Insetos, em especial piolhos, pulgas, traças
Ravintsara	Insetos, em especial aranhas, lepismas, moscas, pernilongos, traças
Tea tree	Insetos, em especial aranhas, borrachudos, formigas, lepismas, moscas, pernilongos, piolhos, pulgas, traças
Tomilho	Insetos, em especial ácaros da família *Trombiculidae*, baratas, carrapatos, moscas, pernilongos, piolhos
Vetiver	Insetos, em especial pernilongos, traças
Outros ingredientes	**Repelem**
Manteiga de karité	Insetos, em especial pernilongos
Vinagre	Insetos, em especial aranhas, formigas, moscas-da-banana

*O eucalipto-cheiroso é o único óleo essencial que integra a lista da EPA de repelentes de insetos para pernilongos, oficialmente registrados.[14]

14 Centers for Disease Control and Prevention. "Prevent Mosquito Bites." Lista de repelentes de pernilongos re-

O sachê é eficaz para perfurmar um guarda-roupas ou proteger as roupas de inverno quando são guardadas para o verão. A receita a seguir contém o suficiente para vários saquinhos de musselina de 12,5 × 7,5 cm. Quando o cheiro sumir, renove os sachês com algumas gotas de óleo essencial.

Sachês para controle de pragas

30 a 40 gotas de óleo essencial ou mistura de óleos essenciais
1 colher (chá) de óleo carreador
1 xícara de bicarbonato de sódio

Misture os óleos essenciais com o óleo carreador. Misture o bicarbonato de sódio, mexendo sempre, e use um garfo para eliminar quaisquer pelotas que se formem. Deixe a mistura secar e coloque-a em saquinhos de musselina.

Se você sabe por onde os insetos entram em sua casa, o uso de um *spray* pode impedi-los de entrar. A título de alternativa, pingue várias gotas de óleo essencial em bolinhas de algodão e deixe-as em cantinhos ou dentro de armários.

Spray ***para afastar insetos***

¼ de xícara de vinagre branco
¼ de xícara de água
½ colher (chá) de óleo essencial ou mistura de óleos essenciais

Junte todos os ingredientes num frasco com pulverizador. Agite bem antes de cada uso.

Difusores e velas também podem ser usados para desencorajar a presença de insetos. As luminárias de quintal dão um toque festivo e decorativo a uma zona livre de insetos fora de casa.

---

gistrada junto à EPA (Environmental Protection Agency – Agência de Proteção Ambiental dos Estados Unidos). Disponível em: https://www.cdc.gov/zika/prevention/prevent-mosquito-bites.html. Acesso em: 25 abr. 2019.

Luminária de quintal

2 ou 3 ramos de ervas: manjericão, lavanda e/ou alecrim
½ colher (chá) de óleo essencial ou mistura de óleos essenciais
Pote de 540 mL
150 mL a 180 mL de água
1 vela pequena achatada e larga

Coloque as ervas e o óleo essencial no pote e acrescente a água. Ponha a vela com cuidado sobre a água, deixando-a flutuar.

Agora que já vimos como os óleos essenciais podem ser usados para limpar e refrescar, no capítulo seguinte vamos explorar a antiga arte do feng shui para trabalhar com a energia da casa e ajustá-la.

Capítulo 15

Equilibrar a Energia da Casa com o Feng Shui Aromático

Embora a antiga prática chinesa do feng shui seja complicada, trabalhando com os princípios básicos do *yin* e do *yang* podemos usar os óleos essenciais para aplicar os conceitos do feng shui e obter resultados. O princípio mais fundamental do feng shui – criar fluxo, harmonia e equilíbrio – consiste no equilíbrio da energia e na manutenção da harmonia no ambiente. Esse conceito costuma ser ilustrado pelo símbolo do yin-yang.

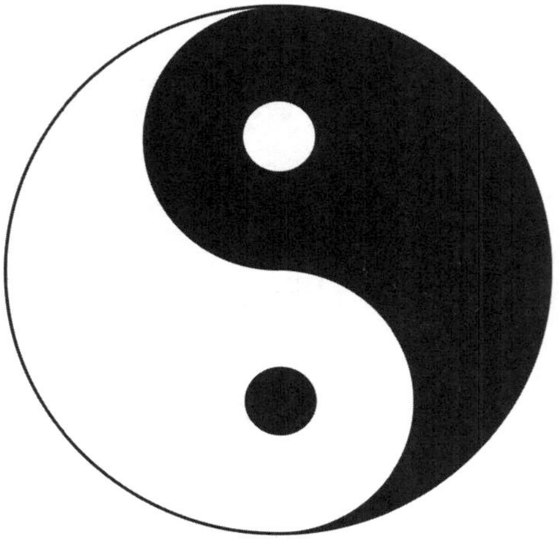

Figura 15.1 O Símbolo do Yin-Yang Ilustra o Princípio Básico do Feng Shui para a Criação de Fluxo, Harmonia e Equilíbrio

Embora as partes clara e escura do símbolo do yin-yang sejam iguais, o círculo não é dividido ao meio por uma linha reta; ao contrário, as duas partes se interpenetram. Esse símbolo ilustra não apenas que cada um dos dois é necessário para criar o todo, mas também que cada um contém um pouquinho do outro. Assim como a luz do dia é necessária para o crescimento, a quietude e o frescor da noite são necessários para o repouso.

O yin e o yang podem ser descritos da melhor maneira como uma dinâmica harmoniosa dos opostos. São vistos como as forças que unem as partes do Universo e estão presentes em todas as coisas. Pelo fato de as forças do yin e do yang estarem sempre mudando, o Universo não é estático de maneira nenhuma. Qualquer pessoa que trabalhe com energia sabe que ele é um processo contínuo. Para manter um ambiente saudável, é preciso ter algum conhecimento de como a energia flui.

De acordo com o feng shui, a energia negativa é chamada *sha* e ocorre quando o yin e o yang estão desequilibrados. O *sha* pode ocorrer em dois extremos: num movimento rápido demais (excesso de yang) ou na estagnação e no esgotamento (excesso de yin). Em casa, quando a energia fica presa no canto de um cômodo, para de se movimentar e perde a vitalidade. Do mesmo modo, a energia pode ser obrigada a movimentar-se em linha reta – num corredor comprido, por exemplo – e então ganha impulso e se torna desconfortável ou destrutiva. O *chi* é a energia positiva e tranquila entre os dois extremos do *sha*. Para manter as coisas em equilíbrio, a energia positiva precisa fluir desimpedida pela casa.

A arte do feng shui é um processo de avaliação e neutralização da energia negativa e de fomento da energia positiva. O equilíbrio da energia na casa lança os alicerces do cultivo de um ambiente confortável. Também nos ajuda a lidar com problemas pessoais.

Os Três "As" do Trabalho Energético

Agora que sabemos que a energia precisa ser mantida em equilíbrio, como começamos? Com os três "As": atenção, ajuste e ativação. Em primeiro lugar, preste atenção a seu ambiente e avalie-o. Sente-se em silêncio em um cômodo por alguns minutos. Se algo não lhe parecer bom, procure uma fonte de energia negativa e faça um ajuste.

No feng shui, um ajuste para contrabalançar a negatividade é chamado de *cura*. As curas de feng shui com óleos essenciais podem ser aplicadas de diversas maneiras: com um difusor de vareta, uma vela ou um sal aromático.

Muitas vezes, convém começar a avaliação olhando o que há fora da casa. Ambientes artificiais de cidades grandes e pequenas, com suas ruas movimentadas, podem ter forte impacto na energia de nossas casas. Avalie o modo como a energia flui na direção da sua casa ou no prédio de apartamentos. Se mora numa rua movimentada, talvez seja bombardeado com uma energia rápida, que pode afetar ou drenar a energia positiva de sua casa. Se mora no fim de uma rua sem saída, a energia pode estar estagnada, criando um reservatório de negatividade. Em geral, não podemos mudar a fonte de energia negativa que está fora de casa, mas podemos lidar com ela dentro de casa, colocando uma cura no parapeito da janela ou em algum lugar perto da parede que se encontra na direção do problema.

Avaliação da Energia Dentro de Casa

Depois de olhar para fora, avalie o modo como a energia entra em sua casa e se desloca dentro dela. No feng shui, a porta da frente é tomada como o principal ponto de entrada da energia. Qualquer bloqueio ali situado impedirá a energia positiva de entrar e circular com liberdade para criar um ambiente equilibrado. As bênçãos e a abundância podem ficar paradas na soleira da porta em vez de entrar em sua vida. Uma cura colocada perto da porta da frente pode ajudar a regular o fluxo de energia.

Continue avaliando a casa. Procure áreas onde a energia possa estar contida, sem poder sair, e onde tenha de se deslocar mais rápido. Coloque uma cura em cada área que quiser mudar e cuja energia queira equilibrar.

A energia do ambiente não é a única a que temos de prestar atenção. Às vezes, trazemos para casa a tensão do trabalho; às vezes, um conflito familiar pode desestabilizar a energia. Além disso, pode acontecer de um cômodo parecer "estranho" sem nenhuma razão aparente. Nessas situações, use uma cura tranquilizante para mudar a qualidade da energia.

A época do ano e o clima também podem afetar a energia de nossas casas. Na animação da época de festas, quando familiares e amigos nos visitam mais, talvez seja preciso abrandar a energia para evitar uma atmosfera de caos. Depois das festas, no entanto, e sobretudo nas áreas mais ao norte do hemisfério Norte, onde os dias são frios e escuros, talvez seja necessário aumentar o nível de energia.

A chave do sucesso é começar aos poucos. Não tente resolver os problemas da casa inteira de uma vez. Comece com as fontes exteriores de negatividade. Depois, concentre-se na porta da frente para garantir que a energia positiva possa entrar. Em seguida, trabalhe os cômodos um a um, ou as diversas áreas dentro de um cômodo. Não tenha pressa; faça um ajuste e avalie o resultado.

O Sal de Cura Aromático

O sal é importante para fins de purificação. No trabalho energético, ele neutraliza a negatividade e abre caminho para o fluxo de energia positiva. As curas do sal e água e sal são usadas de modo habitual no feng shui tradicional, mas não colaboram muito com a arrumação do ambiente. As lâmpadas de sal são empregadas com frequência, mas podem atuar como desumidificador, secando o ambiente, ou podem pingar sal em ambientes de alta umidade. Nem tudo está perdido, no entanto, pois podemos fazer um lote de sais de banho especialmente fortes. Escreva "sais de feng shui" no rótulo do pote para não usá-los sem querer para tomar banho.

Use um pote decorativo, de vidro, com tampa hermética, para que os sais possam ser conservados até o momento do uso. Amarre uma fita colorida ao redor do pote para acrescentar cor e acrescente 1 ou 2 gotas de corante natural de alimento ao misturar os sais. Dependendo da força do óleo essencial ou da mistura de óleos essenciais, pode ser necessário ajustar a quantidade. A tabela 15.1 traz uma lista de óleos eficazes para acalmar, estimular e equilibrar a energia. O óleo carreador na receita de sais de feng shui ajuda a distribuir os óleos essenciais.

Sais de feng shui

1 xícara de sal de Epsom ou sal marinho
⅓ a ½ xícara de óleo carreador
1 a 1 ½ colher (chá) de óleo essencial ou mistura de óleos essenciais

Coloque os sais num pote de vidro ou cerâmica. Acrescente o óleo carreador e o óleo essencial e misture muito bem. Guarde num pote de tampa hermética quando não for preciso liberar o aroma.

Tabela 15.1 Óleos Essenciais para Feng Shui Aromático

Para acalmar a energia Alcaravia, amyris, cardamomo, citronela, cipreste, elemi, gerânio, ilangue-ilangue, lavanda, *manuka*, néroli, *palmarosa*, *patchouli*, sálvia, sálvia esclareia, sândalo, tangerina, *vetiver*
Para equilibrar a energia Amyris, angélica (semente), cajepute, camomila, cardamomo, sálvia esclareia, gerânio, lavanda, manjerona, melissa, mirra, olíbano, *petitgrain*, *ravintsara*, rosa, semente de cenoura, *tea tree*
Para estimular a energia Agulha de abeto, alecrim, angélica (raiz), bagas de zimbro, bergamota, capim-limão, cedro, coentro, cravo-da-índia, eucalipto, folha de canela, funcho, gengibre, *grapefruit*, hissopo, hortelã-comum, hortelã-pimenta, *immortelle*, laranja, limão-galego, limão-siciliano, louro, manjericão, *niaouli*, *patchouli*, pimenta-do-reino, pinho, semente de anis, tomilho

Para tornar mais lenta a energia rápida ou remover a negatividade, coloque naquele ponto específico da casa um difusor de vareta, uma vela ou um pote aberto de sais de feng shui com o óleo essencial ou a mistura de óleos essenciais apropriado. Quando sentir que a energia melhorou, remova a fonte de cura ou substitua-a por um difusor, uma vela ou um pote de sais que contenha qualquer um dos óleos que promovem o equilíbrio. Faça o mesmo com os óleos estimulantes quando precisar pôr a energia em movimento. Talvez você perceba que alguns óleos essenciais, como os de amyris e de gerânio, conseguem tanto acalmar quanto equilibrar a energia.

Dependendo de onde a cura tenha de ser colocada, o uso de uma vela nem sempre é adequado, por motivos de segurança. No entanto, se o cheiro dela for bem forte, talvez nem seja preciso acendê-la para que o aroma tenha eficácia.

Para problemas originados fora de casa, coloque o pote de sal ou outra fonte de cura numa janela ou junto à parede, na direção do problema. De vez em quando, os vizinhos são responsáveis pela energia negativa. Nessa situação, coloque um pote de sais com óleos equilibrantes no parapeito da janela ou numa mesa perto da janela que dá para a casa do vizinho e deixe-o ali.

Como já mencionado, a energia muda de modo constante. Se, porém, parar um pouco para avaliar o que está acontecendo em sua casa, você conseguirá manter o fluxo da energia positiva. As duas partes a seguir exploram de maneira aprofundada os óleos essenciais, os óleos carreadores e outros ingredientes importantes.

Parte Seis

Perfis dos Óleos Essenciais

Esta parte do livro fornece perfis aprofundados de mais de sessenta óleos essenciais. Cada perfil traz informações sobre a planta e seus usos históricos a fim de dar uma perspectiva de como a planta e os óleos foram importantes no passado. Em alguns casos, esses detalhes podem aprofundar nossa apreciação dos óleos essenciais ou ativar nossa imaginação, sugerindo-nos modos exclusivos de uso. Cada perfil, concebido para pôr o conhecimento ao alcance de suas mãos, contêm as seguintes informações:

- Nome comum, nome botânico e outros nomes da planta.
- Descrição do óleo e de sua viscosidade, para ajudar a contagem das gotas.
- Prazo aproximado de validade do óleo, a fim de determinar quanto deve ser adquirido e quanto ele deve durar.
- Precauções específicas e outras informações pertinentes.

As seções de cada perfil correspondem às partes anteriores do livro, a fim de proporcionar uma abordagem holística para o uso do óleo essencial. Incluem-se aí:

- Descrição do aroma e de outros óleos que combinam com ele.
- Detalhes sobre a mistura, como o grupo aromático, a nota aromática, a força inicial e o signo solar correspondente.
- Lista dos males e das doenças para os quais ele pode ser usado e sugestões de preparados medicinais que podem ser feitos com ele.
- Produtos de cuidados pessoais e como personalizá-los.
- Métodos de aromaterapia para o bem-estar.
- Como usar o óleo para trabalhar com os chakras.
- Aplicações espirituais e mágicas dos óleos.
- Uso do óleo para limpar e refrescar a casa, assim como para controlar pragas.
- Ideias de feng shui aromático para equilibrar ou ajustar a energia de sua casa.

Agulha de Abeto

Nome botânico: *Abies alba* sin. *A. pectinata*

Também conhecida como: Abeto-branco, abeto-prateado

Nativo das regiões montanhosas da Europa Central e do Sul, o abeto era muito apreciado pela madeira macia de alta qualidade. Como outros abetos, é fonte de terebintina. Crescendo em florestas mistas, o abeto-prateado atinge geralmente entre 25 e 30 metros de altura. Suas agulhas são de um verde-escuro brilhante, com cor prateada mais clara por baixo. As árvores jovens têm forma cônica, mas tornam-se mais colunares à medida que envelhecem. *Abies* é o nome latino clássico da árvore, e *alba*, "branco", se refere à casca das árvores mais velhas.[15] O aroma desse abeto é utilizado para perfumar ampla gama de produtos comerciais.

Descrição do óleo e precauções

As agulhas e os galhos mais finos e jovens são destilados a vapor, produzindo um óleo incolor a amarelo-claro, de baixa viscosidade e textura ligeiramente oleosa. Esse óleo es-

---

15 Coombes, Allen J. *Dictionary of Plant Names*. Portland, OR: Timber Press, 1985. p 15.

sencial tem vida útil aproximada de 9 a 12 meses. O óleo de agulha de abeto pode causar irritação na pele.

É importante notar que as informações aqui fornecidas se referem apenas ao óleo essencial do abeto-branco (*A. alba*). Os óleos feitos de *Abies balsamea* e *Tsuga canadensis* também são chamados de *agulha de abeto*.

Misturas aromáticas

Esse óleo essencial tem aroma balsâmico terroso, amadeirado e ligeiramente doce. Entre os demais óleos que combinam com ele, podem-se citar os de alecrim, bagas de zimbro, cedro, cipreste, hortelã-comum, hortelã-pimenta, laranja, lavanda, limão-siciliano, manjerona e pinho.

Grupo aromático	Nota aromática	Força inicial	Signo solar
Amadeirado	Coração	Média	Áries

Preparados medicinais

O óleo essencial do abeto-prateado é usado para tratar artrite, bronquite, dores e desconfortos musculares, estresse, febre, gripe, resfriado, sinusite e tosse.

O óleo de agulha de abeto é excelente no tratamento da tosse, devido às fortes propriedades antitússicas e expectorantes. Use-o com outros óleos de árvores perenes para aliviar as congestões nasais e do peito. Uma pomada pode ser usada para esfregar no peito; pode-se também levá-la num pequeno frasco, para ser usado como inalador. A mesma combinação de óleos essenciais serve para fazer uma inalação de vapor eficaz.

Pomada de agulha de abeto para alívio da tosse e dos resfriados

7,5 g de cera de abelha
3 colheres (sopa) de óleo carreador ou mistura carreadora
9 gotas de óleo essencial de agulha de abeto
6 gotas de óleo essencial de cipreste
4 gotas de óleo essencial de cedro
3 gotas de óleo essencial de pinho

Coloque a cera de abelha e o óleo carreador num pote, em uma panela com água. Aqueça em fogo brando, mexendo até a cera derreter. Retire o pote do fogo e deixe a mistura esfriar à temperatura ambiente, antes de acrescentar os óleos essenciais. Ajuste a consistência, se necessário. Deixe esfriar por completo antes de usar ou armazenar.

Para trazer alívio aos músculos doridos após o trabalho duro ou esportes ativos, misture 3 gotas de óleo de agulha de abeto e 3 de óleo de manjerona em 1 colher (sopa) de óleo carreador. As propriedades analgésicas e caloríficas do abeto são especialmente úteis para a artrite. Aumente sua eficácia combinando 3 gotas dele com 4 gotas de alecrim e 1 gota de pimenta-do-reino em 1 colher (sopa) de óleo carreador.

Cuidados pessoais e bem-estar

Por causa da possibilidade de irritar a pele, o óleo de agulha de abeto não costuma ser incluído em preparados de cuidados pessoais utilizados com frequência. Seu aroma refrescante ajuda a equilibrar as emoções, sobretudo quando se experimentam os altos e baixos de lidar com as mudanças. Difunda-o com quantidades iguais de limão-siciliano e hortelã-comum para apoio emocional e para ajudar a levantar e equilibrar os ânimos. Use esse óleo com o de *palmarosa* para diminuir a fadiga mental e a tensão nervosa. Para lidar com a dor, use 5 gotas de agulha de abeto e 5 de cipreste num inalador para suporte, conforme necessário.

Quando usado com lavanda, o óleo de agulha de abeto pode incutir profunda sensação de paz. Também apoia a meditação e as práticas espirituais. Use agulha de abeto por si só para aterrar e centrar a energia antes de rezar, em especial para a cura. Para o trabalho energético, esse óleo ativa os chakras da raiz, do sacro, da garganta e da coroa. Pode ser usado na magia das velas para atrair abundância e prosperidade e fomentar a felicidade.

Para a casa

Quando usado num difusor, o óleo de agulha de abeto limpa e desodoriza o ar. Além disso, seu aroma refrescante cria um ambiente quente e acolhedor. Use-o no feng shui aromático para estimular a energia onde quer que ela pareça estar estagnada e pesada.

Alcaravia

Nome botânico: *Carum carvi*
Também conhecida como: Cariz, kummel

Segundo dados arqueológicos, a alcaravia era importante para o comércio e é usada há mais de cinco mil anos.[16] O nome botânico de seu gênero vem da palavra grega *karon*, que significa "erva anual ou bianual".[17] Segundo Plínio, naturalista romano, a *carvi* – nome latino da planta – era originária da região da Cária, na Ásia Menor.[18]

Os gregos e os romanos apreciavam as sementes de alcaravia de modo particular e usavam-nas na medicina e na culinária. Em séculos posteriores, o óleo essencial de alcaravia se tornou uma mercadoria valorizada na Europa Central, sobretudo na Romênia, que tinha a reputação de produzir ervas medicinais excepcionais. Embora as sementes de alcaravia fossem apreciadas em toda a Europa, na Idade Média, para fins medicinais, nos países do norte da Europa, elas se tornaram mais populares em pães. Na Inglaterra, da época Tudor à época vitoriana, a alcaravia era a semente mais importante no chamado *seed cake* ou "bolo de sementes", doce muito popular para se tomar com chá.

A alcaravia, que parece uma versão em miniatura da cenoura-silvestre, tem folhas verde-claras pequeninas e numerosas. Suas pequenas flores brancas crescem em umbelas e se abrem no fim do verão. A alcaravia é parente próxima do anis (erva-doce), do endro e do funcho.

Descrição do óleo e precauções

A destilação a vapor das sementes produz um óleo incolor ou amarelo-claro, ou ainda amarelo-amarronzado, que tem pouca viscosidade e durabilidade aproximada de 2 a 3 anos. O óleo essencial de semente de alcaravia pode causar irritação na pele de certas pessoas.

---

16 Kowalchik, Claire e Hylton, William H. (orgs.). *Rodale's Illustrated Encyclopedia of Herbs*. Emmaus, PA: Rodale Press, 1998. p. 63.

17 Coombes, Allen J. *Dictionary of Plant Names*. Portland, OR: Timber Press, 1985. p. 48.

18 Heilmeyer, Marina. *Ancient Herbs*. Traduzido por David J. Baker. Los Angeles, CA: J. Paul Getty Museum, 2007. p. 30.

Misturas aromáticas

O óleo essencial de alcaravia tem aroma quente, doce e de especiarias. Entre os demais óleos que combinam com ele, podem-se citar os de camomila, coentro, gengibre, laranja, lavanda, manjericão, olíbano.

Grupo aromático	**Nota aromática**	**Força inicial**	**Signo solar**
Especiarias	Coração	Média a forte	Gêmeos

Preparados medicinais

Esse óleo essencial é usado para tratar asma, bronquite, cortes e arranhões, dor de garganta, furúnculos, indigestão, laringite, resfriado, tosse e tensão pré-menstrual (TPM).

É útil de modo especial numa inalação de vapor nos meses de inverno para aliviar a bronquite, a laringite e a tosse. Misture 6 ou 7 gotas em 1 litro de água em ponto de fervura. Como alternativa, misture 3 gotas de alcaravia e 3 de manjericão. Para obter alívio quando estiver fora de casa, use o óleo de alcaravia puro num inalador nasal.

As propriedades antibacterianas e antissépticas desse óleo fazem dele uma boa opção num unguento tópico para problemas de pele como arranhões, cortes e furúnculos. Misture-o com lavanda para aumentar a eficácia e obter uma deliciosa fragrância.

Unguento de alcaravia curativo e perfumado

7,5 g de cera de abelha
3½ a 4 colheres (sopa) de óleo carreador ou mistura carreadora
15 gotas de óleo essencial de alcaravia
12 gotas de óleo essencial de lavanda

Coloque a cera de abelha e o óleo carreador num pote em uma panela com água. Aqueça a água em fogo baixo, mexendo até a cera derreter. Deixe a mistura chegar à temperatura ambiente para só então acrescentar os óleos essenciais. Ajuste a consistência, se necessário. Deixe o unguento esfriar por completo antes de usá-lo ou guardá-lo.

Cuidados pessoais e bem-estar

A alcaravia funciona bem para cabelos e pele oleosos. Faça um adstringente com 60 ml de chá de camomila, 15 ml de hamamélis, 5 gotas de óleo de alcaravia, 4 gotas de óleo de camomila-romana e 2 gotas de óleo de limão-siciliano. Passe no rosto com uma bolinha de algodão. Como banho de vapor no rosto, a alcaravia estimula a pele e melhora a compleição. Para os cabelos, misture 6 gotas de óleo de alcaravia com 30 ml de óleo carreador de cerne de semente de damasco. Massageie a mistura no couro cabeludo e passe-a pelos cabelos. Deixe agir por cerca de 10 minutos e depois lave e enxágue bem.

Na aromaterapia, a alcaravia é boa, em especial, para acalmar os nervos e equilibrar o humor. Além de nos ajudar a lidar com as mudanças, esse óleo estimula a mente e alivia a fadiga mental. Para cultivar uma sensação geral de bem-estar, misture 5 gotas de óleo de alcaravia, 4 gotas de *palmarosa* e 3 gotas de manjericão num vaporizador de vela.

No trabalho com os chakras, o óleo de alcaravia ativa as energias dos centros do sacro, do coração e da garganta. Difunda-o para apoio geral durante a meditação e as práticas espirituais. Na magia das velas, a alcaravia atrai a boa sorte. Também dá apoio ao trabalho onírico.

Para a casa

No feng shui aromático, use a alcaravia num difusor ou faça um pote de sais. Coloque onde for preciso mediar e acalmar o fluxo de energia.

Alecrim

Nome botânico: *Rosmarinus officinalis*
Também conhecido como: Rosmaninho

Nativo da região mediterrânea, o alecrim é uma planta de folhagem densa com flores azul-claras e folhas que se assemelham a agulhas de pinho. Encontrado com frequência nas falésias marítimas do sul da França, dizia-se que tinha o cheiro do oceano com uma pitada de pinho. Esta é a fonte do seu nome de gênero, *Rosmarinus*, que é latino e significa "orvalho do mar".[19]

19 Barnhart, Robert K. (org.). *The Barnhart Concise Dictionary of Etymology*. Nova York: HarperCollins, 1995. p. 671.

Além de usar o alecrim como erva medicinal, os gregos e os romanos usavam-no em casamentos, como símbolo de fidelidade, e em funerais, para recordação. Na crença de que esta erva melhorava a memória, os estudantes da Grécia antiga usavam um ramo de alecrim no cabelo para ajudá-los a passar nos exames. Na Europa medieval, as flores de alecrim eram adoçadas com açúcar e comidas como medida preventiva contra a peste. Outras vezes, essa erva era queimada em hospitais para fumigar quartos e espantar as infecções transmitidas pelo ar. Era também importante para ser espalhada no chão, perfumando as casas e repelindo os insetos.

Descrição do óleo e precauções

Um óleo incolor ou amarelo-claro é produzido pela destilação a vapor das folhas e flores. É espesso e tem vida útil aproximada de 2 a 3 anos. Evite o uso de óleo essencial de alecrim durante a gravidez; evite em casos de epilepsia ou outros distúrbios convulsivos; evite em casos de hipertensão arterial; pode irritar a pele sensível; não usar em crianças.

Misturas aromáticas

Esse óleo tem aroma mentolado e herbáceo, com tom amadeirado. Entre os demais óleos que combinam com ele, podem-se citar os de bergamota, cedro, elemi, folha de canela, gerânio, lavanda, manjerona, *niaouli*, olíbano, pinho, *petitgrain*, *ravintsara*, sálvia esclareia e tomilho.

Grupo aromático	Notas aromáticas	Força inicial	Signos solares
Herbáceo	Coração a cabeça	Forte	Aquário, Áries, Leão, Sagitário, Virgem

Preparados medicinais

O alecrim é usado para tratar acne, artrite, asma, bronquite, circulação, cólicas menstruais, coqueluche, cortes e arranhões, dermatite, desmaios, dor de cabeça, dores e desconfortos musculares, eczema, escabiose (sarna), estresse, gripe, gota, indigestão, *jet lag*, piolhos, resfriado, tendinites, torções e distensões, tosse e varizes.

Para aliviar a congestão torácica e nasal de um resfriado, faça uma inalação de vapor com 3 gotas de alecrim e 2 gotas de sálvia e de tomilho. Alecrim difuso, por si só, pode ajudar na recuperação de doenças crônicas ou aliviar uma dor de cabeça.

Os efeitos analgésicos quentes do alecrim funcionam bem para aliviar a dor e rigidez das articulações provocadas pelo tempo frio. É claro que um mergulho na banheira também ajuda a aliviar dores e desconfortos musculares e, numa noite fria de inverno, não há nada melhor para afugentar o frio.

Banho de alecrim para espantar o frio do inverno

2 xícaras de sal de Epsom ou sal marinho
4 colheres (sopa) de óleo carreador ou mistura carreadora
5 gotas de óleo essencial de alecrim
4 gotas de óleo essencial de manjerona
3 gotas de óleo essencial de agulha de abeto

Coloque o sal de Epsom numa tigela de vidro ou cerâmica. Combine o óleo carreador e os óleos essenciais e adicione aos ingredientes secos. Misture bem.

Para aliviar o desconforto das varizes e ajudar a circulação, use 6 ou 7 gotas de alecrim em 1 colher (sopa) de óleo carreador para uma massagem. Uma ou 2 gotas de alecrim num lenço é eficaz para reanimar alguém que desmaiou.

Cuidados pessoais e bem-estar

As propriedades antibacterianas e adstringentes do alecrim fazem dele uma opção ideal para peles oleosas, em especial durante os surtos de espinhas. Para ajudar a clarear as estrias, misture 5 gotas de alecrim em 1 colher (sopa) de óleo carreador e massageie suavemente na pele. Combine o alecrim com um óleo carreador leve e faça uma massagem no couro cabeludo para se livrar da caspa e promover o crescimento dos cabelos. O alecrim também é bom para cabelos normais.

Use o alecrim para equilibrar os humores, lidar com o luto e promover o bem-estar geral. Como os estudantes da Grécia antiga que usavam ramos de alecrim, podemos usar sua fragrância para melhorar a concentração. No trabalho energético, use alecrim para ativar os chakras da raiz, do plexo solar, da garganta e do terceiro olho.

Em termos espirituais, o alecrim pode ser usado para consagrar um altar ou espaço sagrado ou como oferenda votiva para apoiar orações de cura. Na magia das velas, o alecrim ajuda a atrair o amor e a sorte, a banir a negatividade e a fortalecer a energia protetora. É eficaz quando se cultiva a intuição e apoia o trabalho onírico e o trabalho de vidas passadas.

Para a casa

As propriedades antibacterianas e antifúngicas do alecrim fazem dele uma boa escolha para a limpeza das superfícies da cozinha e do banheiro. Combine ½ xícara de vinagre branco e ½ de água num frasco de *spray*, adicione 10 gotas de óleo de alecrim e agite bem. Quando usado num difusor, o alecrim refresca e limpa o ar. É também eficaz no controle de pragas, especialmente pernilongos. No feng shui aromático, use o alecrim para estimular a energia e fazê-la fluir.

Amyris

Nome botânico: *Amyris balsamifera* sin. *Schimmelia oleifera*
Também conhecida como: Sândalo amyris, sândalo-do-caribe

A *amyris* era conhecida em inglês como "sândalo-do-caribe" até o fim do século XIX, quando se descobriu que não tinha parentesco nenhum com o sândalo verdadeiro ou o sândalo-da-índia (*Santalum album*). No passado, era muito usada em perfumaria como substituto para o sândalo, pois não é tão cara. Hoje, a razão da substituição é ecológica, pois a *Santalum album* está ameaçada. Vários outros nomes com que a *amyris* é designada em língua inglesa (*torchwood* ou pau-de-tocha, por exemplo) têm relação com a prática de usar sua madeira resinosa como tocha durante viagens ou em pescarias noturnas. Também era comum queimarem-se pedaços de sua madeira aromática como incenso. Hoje, a *amyris* é usada, sobretudo, como fixador em perfumaria.

Nativa do Caribe e da América do Sul, a *amyris* é uma árvore baixa com folhas ovais pontiagudas. Flores brancas e pequenas crescem em cachos e produzem bagas negro-azuladas. *Amyris*, nome desse gênero de plantas, é derivado da palavra grega *amyon*, que significa "unguento" ou "óleo doce".[20]

Descrição do óleo e precauções

Amyris é um óleo amarelo-claro produzido pela destilação a vapor da madeira e dos ramos da árvore. É bem viscoso, e seu prazo de validade é de cerca de 2 a 3 anos, ou um pouquinho mais. Não há precauções conhecidas em relação ao uso desse óleo.

Misturas aromáticas

O aroma da *amyris* é amadeirado e semelhante ao do cedro, com matizes quentes de baunilha. Entre os demais óleos que combinam com ele, podem-se mencionar os de cedro, citronela, gengibre, ilangue-ilangue, lavanda, *palmarosa* e rosa.

Grupo aromático	Nota aromática	Força inicial	Signo solar
Amadeirado	Base	Branda	Libra

Preparados medicinais

Amyris é usada para tratar ansiedade, dores e desconfortos musculares e estresse.

Conquanto esse óleo essencial seja usado, sobretudo, na perfumaria, já se constatou que ele ajuda a aliviar o estresse e a ansiedade. Para acalmar nervos desgastados e relaxar depois de um dia estressante, difunda 3 partes de *amyris*, 2 partes de gerânio e 1 parte de melissa.

As propriedades balsâmicas de *amyris* também a tornam eficaz para relaxar músculos contraídos, sobretudo depois de prática esportiva ou exercícios físicos. Misture 6 gotas de *amyris*, 5 gotas de lavanda e 3 gotas de gengibre em 30 ml de óleo carreador. Trata-se de uma mistura eficaz para massagens.

Cuidados pessoais e bem-estar

Esse óleo auxilia na tonificação da pele e é útil de modo especial para regenerar as células e combater as rugas em peles maduras. Suas leves propriedades antissépticas ajudam a com-

---

20 *Webster's Third New International Dictionary of the English Language, Unabridged*, s. v. "*amyris*". Springfield, MA: G. & C. Merriam Co., 1981. p. 75.

bater um ocasional surto de espinhas. Misture *amyris* e lavanda para fazer um hidratante que suavizará sua pele e a deixará mais lisa.

Hidratante de amyris para os cuidados da pele

1 colher (sopa) de manteiga de cacau, ralada ou em lascas
1 a 1 ½ colheres (sopa) de óleo de coco
8 a 14 gotas de óleo essencial ou mistura de óleos essenciais

Ferva um pouquinho de água numa panela e tire-a do fogo. Coloque a manteiga de cacau e o óleo de coco num pote, ponha-o dentro d'água e mexa até a manteiga derreter. Coloque o pote de lado e deixe-o esfriar até chegar à temperatura ambiente. Repita o processo de aquecimento e deixe a mistura chegar de novo à temperatura ambiente. Acrescente o óleo essencial e misture bem. Deixe o pote na geladeira por 5 ou 6 horas. Deixe-o chegar à temperatura ambiente antes de usar ou guardar.

Num difusor ou numa vela, *amyris* promove uma atmosfera de calma e paz. Também ajuda a equilibrar o humor e a melhorar a clareza mental. O aroma de *amyris* colabora, ainda, com as práticas espirituais.

Para o trabalho energético, *amyris* ativa os chakras do sacro e da garganta. Na magia das velas, ajuda a eliminar a energia negativa e as coisas que já não são necessárias em sua vida. Use *amyris* num difusor de vareta no quarto para melhorar os trabalhos oníricos ou queime uma vela de *amyris* quando estiver trabalhando com vidas passadas.

Para a casa

Ao praticar feng shui aromático, use *amyris* nas áreas em que quiser tornar mais lenta uma energia demasiado rápida. Esse óleo também é indicado para manter equilibrada a energia da casa.

Angélica

Nome botânico: *Angelica archangelica*
Também conhecida como: arcangélica, erva-de-espírito-santo, jacinto-da-índia, polianto, raiz-do-espírito-santo

A angélica alcança a altura de 1,5 a 2,4 metros e pode ser descrita como escultural. Seu caule arroxeado dá sustentação a folhas grandes e serrilhadas, bem como a umbelas (cachos) de flores verde-esbranquiçadas com cheiro de mel. No latim medieval, essa planta era chamada de *herba angelica* (erva angélica) porque se acreditava que protegesse, como um anjo da guarda, contra a peste negra.

A angélica é apreciada há séculos como erva medicinal e era usada nos mais diversos preparados medicinais entre a Idade Média e o Renascimento. Nos trópicos, o óleo essencial de angélica era misturado ao quinino e usado como potente tratamento contra a malária. No final do século XVII, o amplo uso da angélica como erva medicinal declinou, embora ela tenha continuado popular em remédios caseiros na Inglaterra até meados do século XX. Hoje, com a popularidade dos remédios fitoterápicos, ela entrou de novo em cena.

Descrição do óleo e precauções

A destilação a vapor é usada para obter dois óleos com base na angélica. O óleo da raiz é incolor ou amarelo-claro e torna-se amarelo-amarronzado à medida que envelhece. O óleo das sementes é incolor. Ambos têm pouca viscosidade e prazo de validade de cerca de 9 a 12 meses.

Evite usar os dois óleos de angélica durante a gravidez; diabéticos também devem evitá-los. O óleo essencial da raiz é fototóxico. Um óleo chamado *angélica branca* não deve ser confundido com os óleos essenciais da planta angélica. Angélica branca é uma mistura de óleos que, por incrível que pareça, não contém óleo de angélica.

Misturas aromáticas

O óleo de raiz de angélica tem cheiro rico, herbáceo, de terra. Entre os demais óleos que combinam com ele, podem-se mencionar os de bergamota, laranja, limão-galego, limão-siciliano, melissa, *patchouli*, sálvia esclareia e *vetiver*. O óleo de semente também é herbáceo e terroso, mas tem um quê de especiarias. Entre os demais óleos que combinam com ele, podem-se mencionar os de gengibre, lavanda, louro e pinho.

	Grupo aromático	**Notas aromáticas**	**Força inicial**	**Signos solares**
Óleo da raiz	Herbáceo	Coração a base	Forte	Áries, Leão
Óleo da semente		Coração a cabeça	Média	

Preparados medicinais

Ambos os tipos de óleo de angélica são usados para ansiedade, artrite, bronquite, dor de cabeça, enxaqueca, estresse, gota, indigestão, psoríase, resfriado e tosse.

Por ter aroma mais forte e ser, em geral, mais fácil de encontrar que o das sementes, o óleo da raiz tende a ser mais usado nas receitas. No entanto, ambos os óleos são eficazes e dignos de serem explorados.

Para aliviar ansiedade, dor de cabeça, estresse ou tensão nervosa, use o óleo de angélica sozinho num difusor ou misture-o em quantidades iguais de óleos de lavanda e melissa. Usado na inalação de vapor, esse óleo ajuda a aliviar gripe, resfriado e males respiratórios associados. Para aumentar a eficácia dele, misture-o com cipreste ou *manuka*.

Sozinho ou acompanhado de outros óleos essenciais, o óleo de angélica alivia a dor e a rigidez nas articulações causada pela artrite. A mistura a seguir, para massagem, também pode ser usada para fazer sais para um banho relaxante.

Óleo de massagem de angélica para aliviar e esquentar

2 colheres (sopa) de óleo carreador
5 gotas de óleo essencial de angélica
4 gotas de óleo essencial de alecrim
3 gotas de óleo essencial de limão-siciliano

Combine os óleos e gire o frasco com suavidade para misturá-los. Guarde o óleo que sobrar num frasco de tampa hermética.

A angélica é eficaz para tratar psoríase. Misture 1 gota de angélica e 1 de bergamota em 1 colher (chá) de óleo carreador de coco ou de onagra. Passe a mistura com suavidade nas áreas afetadas.

A angélica funciona como expectorante e ajuda a aliviar problemas respiratórios, sobretudo a bronquite crônica. Para uma inalação eficaz de vapor, misture 3 gotas de angélica, 2 gotas de limão-siciliano e 1 gota de pinho.

Cuidados pessoais e bem-estar

O óleo de angélica estimula a pele e ajuda a dar brilho à pele mortiça. Use o óleo da semente para fazer um tônico para a pele. A suavidade do óleo o torna adequado para peles sensíveis. Se usar o óleo da raiz, espere pelo menos 12 horas antes de sair no sol, pois ele é fototóxico e pode irritar a pele, provocando uma queimadura igual a de sol.

Angélica cria uma atmosfera de paz e nos ajuda a equilibrar os humores, a lidar com os desafios da vida e a aliviar o sofrimento. Difunda 2 partes de angélica, 1 parte de sândalo e 2 partes de tangerina para obter um aroma revitalizante que alivia a fadiga mental e a tensão nervosa.

Use o óleo de raiz de angélica para ativar o chakra da raiz e o óleo da semente para os chakras do terceiro olho e da coroa. Ambos os tipos de óleo de angélica são eficazes para aterrar e centrar a energia durante a meditação e a oração. Angélica também dá apoio espiritual. Use-o para consagrar seu altar ou espaço sagrado e para ajudá-lo a enviar orações de cura. Como seu nome sugere, ele é útil para fazer contato com as energias angélicas. Na magia das velas, use o óleo da raiz ou da semente para atrair sucesso para empreendimentos importantes ou para afastar de sua vida aquilo que não é mais necessário. Angélica também dá apoio ao trabalho onírico.

Para a casa

Assim como as sementes de angélica podem ser queimadas como incenso, o óleo essencial usado num difusor refresca e desodoriza o ar. No feng shui, use o óleo de raiz de angélica numa área onde precise estimular a energia e fazê-la se movimentar. Depois, use o óleo da semente para equilibrar.

Bagas de Zimbro

Nome botânico: *Juniperus communis*
Também conhecidas como: Junípero

Frequentemente utilizado em paisagismo, o zimbro é um arbusto perene, com ramos que crescem no sentido lateral, que alcança até 1,80 metro de altura. Os zimbros jovens têm folhas semelhantes a agulhas, enquanto a folhagem das árvores maduras se parece com escamas. A baga redonda de zimbro é, tecnicamente, um cone. Leva cerca de 2 anos para amadurecer, passando de verde para negro-azulado, e, muitas vezes, é recoberta por um leve pó branco.

Além de usar as bagas de zimbro para fins medicinais, os romanos aromatizavam a comida com elas quando não havia disponibilidade de pimenta-do-reino. Na Europa medieval, os ramos de zimbro eram queimados para fumigar as casas visando à proteção contra a peste e outras doenças. Essa prática continuou até a Primeira Guerra Mundial, quando o zimbro era queimado para ajudar a combater as epidemias. As bagas de zimbro são bem conhecidas pela utilização como aromatizantes em guisados e assados. Também proporcionam o sabor característico do gim. O aroma do zimbro é muito utilizado em perfumes, sabonetes e cosméticos.

Descrição do óleo e precauções

A destilação a vapor das bagas de zimbro não maduras produz um óleo branco ou amarelo-claro, de baixa viscosidade e vida útil aproximada de 2 a 3 anos. Evite usar esse óleo essencial durante a gravidez; evite-o caso sofra de doenças renais; pode causar ligeiras irritações na pele; use com moderação.

Misturas aromáticas

O óleo de bagas de zimbro tem aroma doce, amadeirado e balsâmico. Combina bem com agulha de abeto, alecrim, bergamota, capim-limão, cipreste, elemi, gerânio, lavanda, pimenta-do-reino, pinho, sálvia esclareia, sândalo e *vetiver*.

Grupo aromático	Nota aromática	Força inicial	Signos solares
Amadeirado	Coração	Média	Áries, Leão, Sagitário

Preparados medicinais

O óleo de bagas de zimbro é usado para tratar acne, ansiedade, artrite, bursite, celulite, cortes e arranhões, dermatite, dores e desconfortos musculares, eczema, estresse, gripe, gota, hemorroidas, psoríase, resfriado e ressaca.

Para reduzir a celulite, faça uma massagem com 2 gotas de cada um dos óleos de bagas de zimbro, cipreste e *grapefruit* em 1 colher (sopa) de óleo carreador. Para aliviar o desconforto da gota, use bagas de zimbro, manjericão e sementes de cenoura numa mistura de massagem. Para artrite, combine bagas de zimbro com gengibre e cravo-da-índia.

Gel de bagas de zimbro para eliminar a bursite

2 colheres (sopa) de gel de *aloe vera*
6 gotas de óleo essencial de bagas de zimbro
2 gotas de óleo essencial de cipreste
2 gotas de óleo essencial de manjerona

Misture muito bem os ingredientes. Armazene num frasco de tampa hermética.

A combinação de óleos essenciais que aliviam a bursite também funciona bem numa compressa quente para as articulações afetadas pela artrite. Pingue 3 gotas de cipreste, 1 gota de bagas de zimbro e 1 de manjerona em 1 colher (sopa) de óleo carreador e misture tudo em 1 litro de água quente. Para músculos doloridos após o esforço, use apenas o óleo de bagas de zimbro para fazer uma compressa quente.

Para suavizar e curar problemas de pele como dermatite, eczema ou psoríase, faça um óleo para banho com 5 gotas de cada um dos óleos de bagas de zimbro, camomila e semente de cenoura em 30 ml de óleo carreador. Para psoríase do couro cabeludo, use 1 gota de cada um dos mesmos óleos essenciais em 1 colher (sopa) de óleo carreador e massageie suavemente. Deixe agir por cerca de 10 minutos, depois lave e enxágue bem.

Seguindo a antiga prática de fumigar o zimbro contra doenças, difunda-o em quantidades iguais com eucalipto-comum e limão-siciliano para limpar o ar do quarto onde houver uma pessoa doente. Isso também ajuda a aliviar o desconforto respiratório do resfriado.

Cuidados pessoais e bem-estar

As propriedades adstringentes do zimbro o tornam ideal para peles oleosas, ajudando a desbloquear os poros e a equilibrar a produção de oleosidade. Faça um tônico para pele com $^1/_4$ de xícara de chá de camomila frio, 6 gotas de óleo de bagas de zimbro e 6 de óleo de alecrim. Despeje num frasco, tampe e agite bem. Aplique no rosto com uma bola de algodão. O óleo de bagas de zimbro também é útil para cabelos oleosos.

Esse óleo essencial é eficaz para acalmar a tensão nervosa e recuperar da exaustão. Difunda 2 partes de bagas de zimbro, 1 parte de bergamota e 1 de gengibre para revitalizar as emoções e elevar o humor. O aroma vivo e estimulante do zimbro cria sensação geral de bem-estar. No trabalho energético, ativa os chakras do sacro, do plexo solar e do terceiro olho.

Esse óleo ajuda a aterrar e centrar a energia para a meditação e a oração e melhora as práticas espirituais. Na magia das velas, use bagas de zimbro para atrair abundância e felicidade. Ele também elimina a negatividade e fomenta o sucesso. Além de melhorar o sono, colabora com o trabalho onírico.

Para a casa

O zimbro funciona bem como *spray* para ambientes ou pó para tapetes, pois refresca e remove os odores desagradáveis. Também é repelente de insetos. Acrescente algumas gotas a uma vela de citronela para adicionar poder e aroma. Use o óleo de bagas de zimbro no feng shui aromático onde quer que for preciso pôr a energia em movimento.

Bergamota

Nome botânico: *Citrus bergamia* sin. *C. aurantium* subsp. *bergamia*

também conhecida como: laranja-bergamota

Acredita-se que a bergamota seja um híbrido do limão-siciliano (*C. limon*) e da laranja--amarga (*C. aurantium*). Cultivada na região do Mediterrâneo desde o século XVII, era, a princípio, uma planta ornamental de jardim. Tem flores brancas e fragrantes que crescem em cachos e folhas ovais lisas. Seu fruto amarelo, levemente alongado, com forma semelhante à de uma pera, também é chamado de *laranja-bergamota*.

Embora se costume afirmar que seu nome foi derivado da cidade de Bérgamo, no norte da Itália, a árvore já era chamada de bergamota muito antes de ser cultivada nessa região. Outras explicações do nome seriam a cidade de Berga, perto de Barcelona, na Espanha, onde era cultivada, e a palavra turca *beg-armudi*, que significa "pera-do-príncipe".[21] O óleo essencial da fruta é popular na perfumaria desde o século XVIII. Um dos usos culinários da planta é o de dar ao chá Earl Grey seu sabor característico.

Descrição do óleo e precauções

A prensagem a frio da casca do fruto produz um óleo verde-amarelado de baixa viscosidade. Ao contrário de outros óleos cítricos, o de bergamota tem vida útil aproximada de 2 a 3 anos. O óleo de bergamota é fototóxico. Não deve ser confundido com o óleo da hortelã *Mentha citrata*, que alguns chamam de hortelã-bergamota.

Misturas aromáticas

O óleo de bergamota tem aroma cítrico doce e levemente floral. Entre os demais óleos que combinam com ele, podem-se citar os de bagas de zimbro, camomila-alemã, cipreste, coentro, gengibre, gerânio, manjericão, rosa, sândalo e *vetiver*.

Grupo aromático	Nota aromática	Força inicial	Signos solares
Cítrico	Cabeça	Branda	Gêmeos, Virgem

Preparados medicinais

O óleo de bergamota é usado para tratar acne, ansiedade, bolhas na pele, catapora, cortes e arranhões, depressão, dor de garganta, eczema, erupções cutâneas, escabiose (sarna), estresse, febre, furúnculos, gripe, herpes labial, *jet lag*, laringite, picadas e ferroadas de

21 Dugo, Giovanni e Bonaccorsi, Ivana (orgs.). *Citrus bergamia: Bergamot and Its Derivatives*. Boca Raton, FL: CRC Press, 2014. p. 3.

insetos, psoríase, resfriado, tonsilite, tensão pré-menstrual (TPM), transtorno afetivo sazonal (TAS) e varizes.

Com suas propriedades analgésicas e antibacterianas, o óleo de bergamota é eficaz para combater infecções e tratar diversos males. Misture 2 gotas de óleo de bergamota com 1 gota de óleo de limão-siciliano em 1 colher (chá) de óleo carreador e aplique sobre bolhas na pele, herpes labial e outras erupções cutâneas. Para fazer uma compressa para erupção cutânea decorrente do calor, use 3 gotas de cada um desses dois óleos em 1 colher (sopa) de óleo carreador e acrescente a mistura a 1 litro de água fria. Para curar e tirar o ardor e a coceira de picadas e ferroadas de insetos, misture bergamota e *manuka*.

O óleo de bergamota também é eficaz para tratar resfriado, gripe e problemas de garganta. Misture 3 gotas de bergamota, 3 gotas de hortelã-comum e 1 gota de tomilho em 1 litro de água para fazer uma inalação de vapor. Essa combinação de óleos essenciais também é boa para difundir num quarto onde há uma pessoa doente ou para limpar o ar.

Cuidados pessoais e bem-estar

O óleo de bergamota limpa e suaviza a pele. Suas propriedades antissépticas o tornam eficaz, sobretudo, como adstringente para peles oleosas, acne e surtos de espinhas. Para fazer uma limpeza geral, use-o num esfoliante corporal. A bergamota também funciona bem em desodorantes e em pós aplicados no corpo para combater o mau odor.

O aroma revigorante de bergamota é muito popular na aromaterapia para equilibrar as emoções, acalmar a tensão e lidar com a depressão. Misture 6 gotas de óleo de bergamota, 2 gotas de lavanda e 2 gotas de cipreste num difusor de vela ou pingue-as na cera derretida de uma vela de 7 dias. Difunda o óleo de bergamota sozinho para ajudar uma pessoa a lidar com o sofrimento. O aroma refrescante de bergamota também ajuda a acalmar a raiva.

A propriedade calmante do óleo de bergamota se revela de modo especial quando ele é combinado com os de sálvia esclareia e lavanda. Para melhorar o humor em fase de TPM, combine-o com sálvia esclareia e gerânio. Difunda o óleo de bergamota antes de dormir para conseguir ter um sono reparador. Esse óleo promove sensação de paz e bem-estar. Misture-o com um pouquinho de hortelã-pimenta quando precisar se concentrar.

Em trabalhos energéticos, use o óleo de bergamota para equilibrar e ativar os chakras do sacro, do coração e da garganta. Ele também dá apoio às práticas de meditação e espirituais. Na magia das velas, use bergamota para atrair amor e sorte, alcançar objetivos ou obter ajuda quando estiver buscando justiça. Ele também apoia o trabalho onírico.

Para a casa

No feng shui aromático, use o óleo de bergamota para movimentar a energia sempre que ela parecer lenta ou estagnada. Como outros óleos cítricos, o de bergamota tem não somente cheiro fresco e limpo como também é bom para limpar a casa, especialmente os vidros.

Limpador de vidros com bergamota

1½ xícara de vinagre branco
½ xícara de água
8 gotas de óleo essencial de bergamota
5 gotas de óleo essencial de laranja
5 gotas de óleo essencial de limão-siciliano

Misture todos os ingredientes num frasco de *spray* e agite bem. Use a mistura em janelas e espelhos, como faria com qualquer outro limpador de vidros.

Cajepute

NOME BOTÂNICO: *Melaleuca leucadendron* sin. *M. cajeputi, M. minor*

Chegando a mais de 30 metros de altura, esta árvore tem como característica distintiva a casca esbranquiçada que se desprega dela em grandes pedaços, como folhas de papel. Suas folhas sempre verdes são grossas e pontudas. Cachos de flores brancas crescem em espigas que se parecem com escovas de lavar garrafas. Natural do Sudeste Asiático, o cajepute era muito apreciado pelo valor medicinal. No século XVII, as companhias comerciais holandesas o introduziram na Europa, onde integrou o arsenal dos farmacêuticos por muitos séculos. Hoje, a árvore é cultivada pelo óleo essencial e pela madeira. O cajepute é um parente próximo da *tea tree* (*M. alternifolia*).

O nome da espécie botânica vem do grego e significa "árvore branca".[22] Seu nome comum é, ao que parece, uma corruptela do nome indonésio da árvore, *kayu putih*, que também significa "árvore branca".[23]

Descrição do óleo e precauções

A destilação a vapor das folhas e dos gravetos produz um óleo amarelo-esverdeado claro com pouca viscosidade. Tem prazo de validade aproximado de 12 a 18 meses. O óleo de cajepute pode causar irritação na pele; não use em crianças com menos de 6 anos.

Misturas aromáticas

O óleo de cajepute tem aroma canforado e ligeiramente frutado, doce. Entre os demais óleos que combinam com ele, podem-se citar os de alecrim, bergamota, cravo-da-índia, gerânio, lavanda e tomilho.

Grupo aromático	Notas aromáticas	Força inicial	Signo solar
Amadeirado	Coração a cabeça	Média a forte	Sagitário

Preparados medicinais

O óleo essencial de cajepute é usado para tratar acne, artrite, asma, bronquite, bursite, circulação, dor de garganta, dor de ouvido, dores e desconfortos musculares, eczema, escabiose (sarna), gripe, infecção vaginal, laringite, pé de atleta, picadas e ferroadas de insetos, piolhos, resfriado, sinusite, tosse e verrugas.

Como o de sua prima, a árvore *tea tree*, o óleo de cajepute ajuda a combater certas infecções por fungos. Para verrugas, misture 2 gotas de óleo de cajepute, 3 gotas de óleo de limão-siciliano e 3 gotas de cedro-da-virgínia em 1 colher (sopa) de óleo carreador. Aplique de 1 ou 2 gotas da mistura sobre a verruga três vezes ao dia e mantenha-a coberta com uma atadura adesiva. Para pé de atleta, o óleo de cajepute pode ser usado sozinho, com 2

---

22 Harrison, Lorraine. *Latin for Gardeners: Over 3,000 Plant Names Explained and Explored*. Chicago, IL: The University of Chicago Press, 2012. p. 123.

23 Southwell, Ian e Lowe, Robert (orgs.). *Tea Tree: The Genus Melaleuca*. Amsterdã, Holanda: Hardwood Academic Publishers, 2005. p. 213.

gotas dissolvidas em 1 colher (chá) de óleo carreador, ou pode ser combinado com outros óleos essenciais para fazer uma pomada.

Pomada de cajepute para pé de atleta

3 colheres (sopa) de manteiga de cacau, ralada ou em lascas
2 colheres (sopa) de óleo carreador ou mistura carreadora
18 gotas de óleo essencial de cajepute
15 gotas de óleo essencial de eucalipto-cheiroso
8 gotas de óleo essencial de louro

Ferva um pouco de água numa panela e tire-a do fogo. Coloque a manteiga e o óleo carreador num pote dentro da água. Mexa até a manteiga derreter. Deixe a mistura chegar à temperatura ambiente. Repita o processo de aquecimento, deixe-a esfriar de novo e acrescente os óleos essenciais. Deixe o pote na geladeira de 5 a 6 horas. Deixe a mistura chegar à temperatura ambiente antes de usar ou guardar.

O óleo de cajepute funciona bem como descongestionante, para aliviar males respiratórios. Para fazer uma inalação de vapor que alivie os sintomas e facilite a cura, use 4 gotas de óleo de cajepute, 3 de óleo de pinho e 2 de capim-limão em 1 litro de água. Essa combinação de óleos essenciais também funciona para um banho de banheira com água bem quente, que ajuda, inclusive, a abrir os sínus. As propriedades antissépticas do cajepute ajudam a curar dor de garganta e aliviar a laringite. Misture o óleo de cajepute com as mesmas quantidades dos óleos de bergamota e pinho e difunda para limpar o ar e respirar melhor.

O calor e as propriedades analgésicas do óleo de cajepute são ideais para massagear músculos doloridos e para a rigidez em geral. Misture 5 gotas de óleo de cajepute, 4 gotas de óleo de alecrim e 3 gotas de óleo de manjerona em 30 ml de óleo carreador. Para uma compressa que aqueça os músculos, misture 2 gotas de óleo de cajepute, 3 gotas de óleo de camomila-alemã e 1 gota de óleo de gengibre em 1 litro de água confortavelmente quente.

Cuidados pessoais e bem-estar

As propriedades antissépticas do cajepute funcionam bem num produto adstringente para a pele oleosa, sobretudo durante uma crise de espinhas. Para pele mista, use cajepute e lavanda para fazer um tônico.

Esse óleo essencial fortalece as emoções para controlar os estados de humor e promover uma transição tranquila em épocas de grandes mudanças de vida. Para estimular a mente quando a concentração for importante, difunda 1 parte de cajepute, 1 de eucalipto-comum e 2 de limão-siciliano. Essa combinação de óleos também alivia a fadiga mental.

O óleo de cajepute é útil para ativar os chakras do sacro, da garganta e do terceiro olho. Ajuda a aterrar e a centrar a mente para a meditação e a oração e colabora no envio de orações de cura. Na magia das velas, o óleo de cajepute impulsiona a determinação para alcançar o sucesso.

Para a casa

Para um jantar no jardim, faça velas com uma combinação de cajepute, capim-limão e lavanda para dar o tom da noite e afastar os insetos. Dentro de casa, use os mesmos óleos num difusor de varetas perto de uma janela aberta. Depois de acalmar ou estimular o fluxo de energia em sua casa, use uma vela de cajepute ou sais de feng shui para manter o equilíbrio.

As Camomilas

Embora a camomila-alemã fosse às vezes considerada uma erva daninha, ambos os tipos de camomila foram utilizados (tanto uma quanto a outra) para tratar uma série de doenças desde a época dos antigos egípcios e gregos. Os monges medievais chamavam a camomila de “a médica das plantas” em razão do efeito saudável que ela tem sobre outras plantas de jardim.[24]

---

24 Staub, Jack. *75 Exceptional Herbs for Your Garden*. Layton, UT: Gibbs Smith, 2008. p. 48.

Camomila-Alemã

Nome botânico: *Matricaria recutita* sin. *M. chamomilla*
Também conhecida como: Camomila, camomila-comum

A camomila-alemã, ou simplesmente camomila, pode alcançar de 60 a 90 cm de altura. É uma planta de caule ereto, com ramos que se estendem na lateral e folhas pequenas e numerosas. Suas pequenas flores parecidas com a margarida têm pétalas brancas e o centro amarelo. Embora as flores sejam menos perfumadas que as da camomila-romana, ramos de camomila eram espalhados no chão durante a Idade Média para combater pragas e odores.

Descrição do óleo e precauções

A destilação a vapor das flores produz um óleo azul-escuro com viscosidade média e vida útil aproximada de 2 a 3 anos. A camomila é um antialérgico para a maioria das pessoas; no entanto, quem é alérgico a plantas da família *Asteraceae* deve fazer um teste de iritação antes de utilizá-la. O óleo de camomila-alemã pode causar dermatite em certas pessoas.

Misturas aromáticas

Essa camomila tem aroma quente, doce e herbáceo. Entre os demais óleos que combinam com o de camomila, podem-se citar os de alecrim, gerânio, *grapefruit*, ilangue-ilangue, *immortelle*, lavanda, limão-siciliano, manjerona, néroli, olíbano, *patchouli* e *tea tree*.

Grupo aromático	Notas aromáticas	Força inicial	Signos solares
Herbáceo	Coração a base	Média a forte	Câncer, Leão

Preparados medicinais

A camomila-alemã é usada para tratar acne, ansiedade, artrite, catapora, cólicas menstruais, cortes e arranhões, dermatite, desconforto da menopausa, dor de cabeça, dor de ouvido, dores e desconfortos musculares, eczema, enjoo de movimento, erupções cutâneas, estresse, febre do feno, frieiras, furúnculos, indigestão, inflamação, insônia, náusea, picadas e ferroadas de insetos, psoríase, queimadura de hera venenosa, queimadura de sol, queimaduras, tensão pré-menstrual (TPM) e torções e distensões.

Embora as propriedades dos dois óleos essenciais de camomila sejam quase idênticas e os ambos costumem ser utilizados de forma intercambiável, as propriedades anti-inflamatórias da camomila-alemã são mais fortes. Ela ajuda a aliviar a artrite e dores e desconfortos musculares em geral. Também ajuda a aliviar as cólicas menstruais.

Óleo de massagem de camomila para aliviar as dores

2 gotas de óleo essencial de camomila-alemã
2 gotas de óleo essencial de manjerona
1 gota de óleo essencial de tomilho
1 colher (sopa) de óleo carreador ou mistura carreadora

Misture os óleos essenciais e combine-os com o óleo carreador. Guarde o que sobrou num frasco de tampa hermética.

Com suas propriedades antialérgicas e analgésicas, o óleo de camomila-alemã é particularmente eficaz para picadas de abelhas. Misturado com lavanda, fica ainda mais potente. Use 2 gotas de camomila e 2 de lavanda em 1 colher (chá) de óleo carreador. Essa combinação de óleos essenciais também funciona bem em primeiros socorros para queimaduras. Para ajudar a diminuir o inchaço, aplique gelo em uma entorse ou tensão, depois misture 2 gotas de óleo de camomila com 1 gota de óleo de tomilho em 1 colher (chá) de óleo carreador e massageie suavemente a área.

Para aliviar dor de cabeça, coloque de 5 ou 6 gotas de camomila em 1 colher (sopa) de óleo carreador e acrescente-a a 1 litro de água fria. Mexa um pouco a água antes de mergulhar uma toalha dentro dela. Coloque a toalha na testa, de uma têmpora até a outra. Uma compressa quente de camomila ajuda a suavizar olhos inchados e irritados. Para os calores da menopausa, faça uma compressa fria com camomila, gerânio e/ou sálvia esclareia.

Cuidados pessoais e bem-estar

A camomila é adequada para todos os tipos de pele, incluindo a sensível. Tem eficácia especial quando usada em um hidratante para curar a pele danificada pelo sol ou pelo vento.

Para liberar a tensão nervosa e criar uma atmosfera de paz, difunda 3 partes de óleo de camomila, 2 partes de óleo de laranja e 1 parte de óleo de cedro. Essa combinação de óleos também ajuda a dominar a raiva. Para o trabalho energético, a camomila ativa e alinha todos os chakras. Para a prática espiritual, use-o em seu altar para ajudar no envio de orações de cura. Na magia das velas, o óleo de camomila atrai prosperidade e sorte, fomenta o amor e ajuda a alcançar o sucesso. Use-o também para apoiar o trabalho onírico.

Para a casa

Depois de estimular ou acalmar a energia em sua casa com outros óleos, use a camomila-alemã para manter o equilíbrio. Experimente em um *spray*: uma borrifada rápida, uma ou duas vezes a cada dois dias, pode ser eficaz.

Camomila-Romana

Nome botânico: *Chamaemelum nobile* sin. *Anthemis nobilis*
Também conhecida como: Macela, camomila-inglesa

Normalmente com menos de 25 cm de altura, a camomila-romana é uma erva que se espalha pelo chão por meio dos caules, que crescem no sentido lateral. Tem folhas pequenas e numerosas e pequenas flores em forma de margarida, com pétalas brancas e o centro amarelo. O nome do gênero dessa planta e o próprio nome "camomila" foram derivados das palavras gregas *chamai*, que significa "no chão", e *melon*, "maçã", que descreve seu aroma.[25] O médico e botânico alemão Joachim Camerarius (1534-1598) acrescentou a palavra *romana* ao seu nome quando a descobriu crescendo nos arredores da cidade de Roma.[26]

Descrição do óleo e precauções

As flores são destiladas a vapor, produzindo um óleo azul-claro que adquire leve tom amarelado com a idade. Tem pouca viscosidade e vida útil aproximada de 2 a 3 anos. Tal como a camomila-alemã, a camomila-romana é um antialérgico para a maioria das pessoas; no entanto, quem é alérgico às plantas da família *Asteraceae* deve fazer um teste de irritação antes de usar. Esse óleo essencial pode causar dermatite em certas pessoas.

---

25 Coombes, Allen J. *Dictionary of Plant Names*. Portland, OR: Timber Press, 1985. p. 53.
26 Wheelwright, Edith Grey. *Medicinal Plants and Their History*. Nova York: Dover Publications, 1974. p. 84.

Misturas aromáticas

O óleo de camomila-romana tem aroma herbáceo e doce, semelhante ao de maçã. Entre os demais óleos que combinam com ele, podem-se citar os de bergamota, cipreste, eucalipto, gerânio, *grapefruit*, limão-siciliano, mirra e *palmarosa*.

Grupo aromático	**Nota aromática**	**Força inicial**	**Signos solares**
Herbáceo	Coração	Forte	Câncer, Leão

Preparados medicinais

O óleo de camomila-romana é usado para tratar acne, ansiedade, artrite, cólicas menstruais, cortes e arranhões, depressão, dermatite, desconforto da menopausa, dor de cabeça, dor de garganta, dor de ouvido, dores e desconfortos musculares, eczema, enjoo de movimento, enxaqueca, erupções cutâneas, estresse, febre, febre do feno, frieiras, furúnculos, indigestão, inflamação, náusea, psoríase, picadas e ferroadas de insetos, insônia, queimadura de hera venenosa, queimaduras, queimaduras de sol, tonsilite, tensão pré-menstrual (TPM) e torções e distensões.

Um banho calmante com camomila alivia o desconforto da psoríase e do eczema e ajuda a curar a pele. Misture de 15 a 20 gotas de óleo essencial em 30 ml de óleo de caroço de damasco e acrescente a mistura à água da banheira, mexendo-a. Para promover a cura de outras erupções cutâneas, use 2 gotas de camomila e 1 gota de *immortelle* em 1 colher (chá) de óleo carreador e aplique suavemente na área afetada.

Para tratar furúnculos, faça uma compressa quente usando 3 gotas de óleo de camomila e de óleo de *tea tree* em 1 colher (sopa) de óleo carreador, misturando tudo em 1 litro de água. Mergulhe o pano na água com frequência, para mantê-lo quente. Misture camomila com igual quantidade de hortelã-comum em um inalador ou pingue algumas gotas de cada um em um lenço para eliminar a náusea.

Cuidados pessoais e bem-estar

Como sua prima, a camomila-romana também é boa para todos os tipos de pele. Para uma limpeza a vapor do rosto, use 4 gotas de camomila, 2 gotas de lavanda e 2 gotas de mirra em 1 litro de água. Passe depois um hidratante feito com 1 ou 2 gotas de óleo de camomila em 1 colher (chá) de óleo carreador de amêndoa doce.

Embora a camomila seja especialmente boa para o rosto, não se esqueça do restante do corpo. Para usar a barra de chocolate com camomila na receita a seguir, segure um pedaço entre as palmas das mãos por alguns instantes; o calor das mãos derreterá os óleos. Esfregue-a no corpo antes ou depois de um banho ou de uma ducha.

Barras de chocolate hidratantes com camomila

6 colheres (sopa) de manteiga de cacau, ralada ou em lascas
3 colheres (sopa) de óleo carreador ou mistura carreadora
8 gotas de óleo de vitamina E
½ colher (chá) de óleo essencial de camomila-romana
¼ de colher (chá) de óleo essencial de gerânio

Ferva um pouco de água numa panela e retire-a do fogo. Coloque a manteiga de cacau, o óleo carreador e a vitamina E num frasco e ponha-o na água. Mexa até a manteiga derreter. Retire o frasco da água e deixe a mistura esfriar até chegar à temperatura ambiente. Repita o processo, deixe esfriar novamente e depois acrescente os óleos essenciais. Despeje a mistura numa forma de barra de chocolate e coloque na geladeira durante 5 ou 6 horas. Deixe a barra dentro da forma por um dia antes de retirá-la. Divida-a em pedaços e guarde-os num frasco em local fresco.

Para promover sentimentos de paz e controlar a raiva, difunda 2 partes de camomila, 1 parte de lavanda e 1 parte de rosa ou *palmarosa*. Essa combinação de óleos também ajuda a aliviar a tensão nervosa. Para garantir uma boa noite de sono, coloque um difusor de vareta com camomila no criado-mudo.

Para o trabalho energético, use camomila para ativar qualquer chakra ou utilize-a para pôr todos eles em equilíbrio. Use um pouco de camomila para ajudar a enviar orações de cura. Para a magia das velas, o óleo de camomila ajuda a atrair prosperidade e sorte, a fomentar o amor e a alcançar o sucesso. Use também esse óleo para apoiar o trabalho onírico.

Para a casa

Coloque sais de feng shui de camomila em vários locais da casa para manter a energia em equilíbrio. Com seu aroma fresco de maçã, ela é particularmente eficaz na cozinha.

Os Óleos de Capim-Limão

O capim-limão é uma gramínea aromática tropical com fragrância pungente e semelhante à do limão. Com folhas longas e estreitas, cresce em tufos grandes e densos que podem atingir até 1,5 metro de altura e 1,2 metro de largura. As flores esverdeadas e discretas crescem no topo de caules estreitos. O nome do gênero, *Cymbopogon*, vem das palavras gregas *kymbe* e *pogon*, que significam "barco" e "barba", respectivamente, e se refere às flores e brácteas (folhas modificadas) que circundam as flores.[27]

Ambos os tipos de capim-limão, o oriental e o ocidental, têm sido cultivados há séculos como ervas culinárias e medicinais. O capim-limão tem longa história de uso na Índia para tratar a febre e doenças infecciosas e para refrescar as casas. Os dois óleos essenciais de capim-limão são utilizados de forma intercambiável para fins terapêuticos.

Capim-Limão Ocidental

Nome botânico: *Cymbopogon citratus*, sin. *Andropogon citratus*

Também conhecido como: Capim-cidreira, erva-cidreira, cidreira, capim-santo

Nativo do Sri Lanka, este capim-limão é agora cultivado no Caribe e na América do Sul, na África e na Ásia tropical. Como o nome indica, tem aroma muito cítrico.

Descrição do óleo e precauções

As folhas são destiladas a vapor, produzindo um óleo que pode ser amarelo, âmbar ou castanho-avermelhado. Tem baixa viscosidade e vida útil aproximada de 12 a 18 meses. Esse

27 Foster, Steven e Johnson, Rebecca L. *National Geographic Desk Reference to Nature's Medicine*. Washington, DC: National Geographic Society, 2008. p. 228.

óleo essencial pode causar irritação da pele; não use ao redor dos olhos; não use em bebês ou crianças com menos de 6 anos de idade; evite o uso durante a gravidez.

Misturas aromáticas

Esse capim-limão tem cheiro fresco, cítrico e de grama, com notas terrosas. Combina bem com bergamota, cedro, coentro, gerânio, laranja, lavanda, manjericão, manjerona, *tea tree* e tomilho.

Grupo aromático	Notas aromáticas	Força inicial	Signo solar
Cítrico	Coração a cabeça	Muito forte	Gêmeos

Preparados medicinais com ambos os óleos de capim-limão

Os óleos de capim-limão são usados para tratar acne, circulação, dermatofitose, dor de cabeça, dores e desconfortos musculares, escabiose (sarna), estresse, febre, gripe, infecção vaginal, indigestão, *jet lag*, pé de atleta, picadas e ferroadas de insetos, piolhos, resfriado, tendinite, torções e distensões e varizes.

O capim-limão contém muitos dos mesmos compostos repelentes de insetos que sua parente, a citronela (*C. nardus*), e tem sido usado para repelir pulgas, carrapatos e piolhos. Antes de um passeio, faça um *spray* que pode ser aplicado em casa e levado consigo. Combine 4 gotas de capim-limão e ½ colher (chá) de óleo carreador num frasco pulverizador com 60 ml de água. Agite bem antes de cada uso.

Se você não fez um *spray* antes de sair, misture capim-limão com hortelã-comum para acalmar picadas e ferroadas de insetos quando chegar em casa. O capim-limão também pode ser usado no banho para tratar a escabiose (sarna).

As propriedades analgésicas do capim-limão ajudam a aliviar dores musculares em geral, torções e distensões e tendinites. Combine-o com *vetiver* e alecrim para aumentar a eficácia.

Mistura de capim-limão para aliviar as dores

4 gotas de óleo essencial de capim-limão
3 gotas de óleo essencial de alecrim
2 gotas de óleo essencial de *vetiver*
2 colheres (sopa) de óleo carreador ou mistura carreadora

Misture os óleos essenciais e combine-os com o óleo carreador. Guarde o que sobrar num frasco de tampa hermética.

Cuidados pessoais e bem-estar

O capim-limão funciona bem para dar brilho e tonificar a pele. Suas propriedades antissépticas e adstringentes são boas para pele normal, oleosa e com tendência a acne. Combine-o com gerânio e lavanda para lidar com erupções graves. O capim-limão também ajuda a equilibrar os óleos do couro cabeludo. Com suas propriedades antibacterianas, é ideal como ingrediente de desodorante. Usado no banho, ajuda na transpiração excessiva, abrindo os poros e combatendo as bactérias.

Para aliviar dor de cabeça, fadiga mental, esgotamento nervoso ou estresse, use apenas o capim-limão ou difunda-o em quantidades iguais com lavanda e camomila. Para refrescar a mente e ganhar clareza, difunda 2 partes de capim-limão e laranja com 1 parte de manjericão. Para o trabalho energético, o capim-limão ativa os chakras da raiz, do plexo solar e da garganta. É útil para aterrar e centrar antes da meditação e da oração. Na magia das velas, use capim-limão para atrair a sorte.

Para a casa

Use capim-limão no feng shui para estimular a energia em sua casa. Para perfumar o ar e manter os insetos fora de casa ou longe de uma área de pátio enquanto janta, combine quantidades iguais de capim-limão, lavanda e hortelã-pimenta. Uma forma festiva de usar os óleos é fazer fitas perfumadas. Corte fitas de algodão em pedaços de 30 cm, mergulhe-as na mistura de óleo essencial (não há necessidade de usar um óleo carreador para isso) e pendure-as em janelas abertas ou à volta do seu pátio. Se não gosta de fitas, use a mistura em um difusor ou em velas.

Capim-Limão Oriental

Nome botânico: *Cymbopogon flexuosus*

Nativo do leste da Índia, este capim-limão é agora cultivado na parte ocidental do país, onde é chamado de *chá da febre*. O nome científico da espécie significa "sinuoso", referindo-se à forma como suas raízes crescem em zigue-zague.[28]

Descrição do óleo e precauções

Um óleo amarelo ou âmbar é produzido por destilação a vapor das folhas. Tem baixa viscosidade e vida útil aproximada de 12 a 18 meses. Este óleo essencial pode causar irritação da pele; não usar ao redor dos olhos; não usar em bebês ou em crianças com menos de 6 anos de idade; evitar durante a gravidez.

Misturas aromáticas

Esse capim-limão tem aroma semelhante ao do limão e de grama, mais leve que o do primo ocidental. Combina bem com alecrim, cedro, funcho, gerânio, laranja, lavanda, manjericão, manjerona, *palmarosa*, pimenta-do-reino e *vetiver*.

Grupo aromático	Notas aromáticas	Força inicial	Signo solar
Cítrico	Coração a cabeça	Muito forte	Gêmeos

Cardamomo

Nome botânico: *Elettaria cardamomum*
Também conhecido como: Pacová

Exaltado como o rei das especiarias, o cardamomo é usado na medicina desde a Antiguidade na China e na Índia. Ainda é um ingrediente importante na Medicina Tradicional Chinesa e no Ayurveda. Ao passo que os antigos egípcios valorizavam o cardamomo para

28 Neal, Bill. *Gardener's Latin: Discovering the Origins, Lore & Meanings of Botanical Names*. Chapel Hill, NC: Algonquin Books of Chapel Hill, 1992. p. 53.

fazer perfumes e incenso, os gregos e romanos o apreciavam por seus usos medicinais e culinários. Popular há muito tempo na culinária da Índia, do Oriente Médio e da América Latina, o cardamomo se tornou uma especiaria da moda nos últimos tempos e vem entrando em outras cozinhas. É conhecido, sobretudo, como um dos ingredientes do *chai*.

Natural da Índia e do Sri Lanka, o cardamomo é uma erva perene, semelhante a um junco, que pode alcançar a altura de pouco mais de 4 metros. Tem folhas longas, semelhantes a lanças, e flores amareladas, com um belo desenho de cor violeta em forma de pequenas veias. As vagens cinzentas contêm sementes compridas de cor vermelho-amarronzada. O gênero do nome científico vem da palavra *elettari*, nome da planta na Índia. Na Grécia, é chamada *cardamomum*.[29]

Descrição do óleo e precauções

Um óleo incolor ou amarelo-claro é produzido pela destilação a vapor das sementes de cardamomo. Tem pouca viscosidade e prazo de validade aproximado de 2 a 3 anos. Evite usar esse óleo essencial em crianças com menos de 6 anos.

Misturas aromáticas

O óleo de cardamomo tem aroma quente, doce, de especiarias, com subtons de madeira. Entre os demais óleos que combinam com ele, podem-se citar os de alcaravia, bergamota, cedro, cravo-da-índia, folha de canela, laranja e tangerina.

Grupo aromático	**Nota aromática**	**Força inicial**	**Signos solares**
Especiarias	Coração	Média a forte	Áries, Câncer, Peixes, Touro

Preparados medicinais

O óleo essencial de cardamomo é usado para tratar ansiedade, constipação, dor de cabeça, estresse, indigestão, náusea, ressaca e TPM.

O poder curativo do óleo de cardamomo se centra no abdômen e no estômago. Misture 6 ou 7 gotas em 1 colher (sopa) de óleo carreador e massageie com suavidade a barriga

29 Coombes, Allen J. *Dictionary of Plant Names*. Portland, OR: Timber Press, 1985. p. 78.

para ajudar a aliviar a indigestão. A massagem do abdômen no sentido horário (subindo à direita e descendo à esquerda) pode aliviar a constipação.

O cardamomo também alivia a náusea. Pingue 5 gotas de cardamomo e 3 gotas de hortelã-pimenta ou de laranja num inalador. Para combater o estresse, misture 2 gotas de cardamomo, 2 de tangerina e 1 de cedro-do-atlas num vaporizador de vela. O cardamomo sozinho é eficaz para aliviar os enjoos matinais da gravidez.

Cuidados pessoais e bem-estar

O cardamomo ajuda a manter a saúde do couro cabeludo e é eficaz para lidar com a caspa. Acrescente de 6 a 8 gotas a 30 ml de óleo carreador ou use 4 gotas de cardamomo e 3 de limão-siciliano. Massageie a mistura no couro cabeludo e deixe agir por cerca de 15 minutos. Lave e enxágue bem.

Com propriedades antibacterianas, o óleo de cardamomo funciona bem como desodorante, pois mata as bactérias que causam o mau odor. O tipo de desodorante da receita a seguir é aplicado com a ponta dos dedos. Talvez seja necessário fazer experiências com as quantidades para obter uma consistência que lhe agrade.

Desodorante de cardamomo

¼ de xícara de amido de milho
¼ de xícara de bicarbonato de sódio
¼ de xícara de óleo carreador ou mistura carreadora
15 g de cera de abelha
20 gotas de óleo essencial de bergamota
12 gotas de óleo essencial de cardamomo
8 gotas de óleo essencial de gengibre

Misture os ingredientes secos e reserve. Coloque o óleo carreador e a cera de abelha num pote em banho-maria e esquente em fogo baixo. Mexa até a cera derreter. Deixe a mistura chegar à temperatura ambiente antes de acrescentar e misturar os óleos essenciais. Use um garfo ao acrescentar os ingredientes secos e misture bem. Guarde num pote de tampa hermética.

O aroma de cardamomo é revigorante e animador e ajuda a acalmar a raiva e estabilizar as mudanças de humor. Quando for preciso concentrar a atenção, difunda 2 partes de cardamomo, 1 parte de manjericão e 1 parte de limão-siciliano para limpar a mente. O cardamomo também auxilia em casos de fadiga mental e tensão nervosa.

No trabalho energético, o óleo de cardamomo ativa os chakras do sacro, do plexo solar e do coração. Esse óleo essencial é útil para aterrar e centrar a energia antes da meditação e para enviar orações de cura. Na magia das velas, o cardamomo pode ser usado para atrair o amor ou afastar a energia negativa.

Para a casa

Para conservar e lustrar móveis de madeira, misture 2 colheres (sopa) de óleo de coco com 5 gotas de óleo essencial de cardamomo e 5 de óleo essencial de limão-siciliano. Use um pano macio para aplicar e depois dê lustro. Para ajudar a repelir insetos, use cardamomo num difusor ou acrescente algumas gotas à cera derretida de uma vela de 7 dias. No feng shui aromático, use o cardamomo quando precisar acalmar a energia e manter o equilíbrio.

Os Óleos de Cedro

O cedro é chamado *arbor vitae*, a "árvore da vida", não só pela majestosa estatura, mas também porque, há milhares de anos, vem fornecendo muitas coisas essenciais da vida diária. Embora o cedro-da-virgínia seja tecnicamente um zimbro, é chamado de *cedro* em razão do aroma.

Cedro-da-Virgínia

Nome botânico: *Juniperus virginiana*

Também conhecido como: cedro-vermelho, zimbro-vermelho, zimbro-da-virgínia

Presente em 37 estados dos Estados Unidos, o cedro-da-virgínia é a conífera mais comum na Costa Leste desse país. Tem ramos horizontais densos e coroa piramidal. Alcança, em geral, de 10 a 13 metros de altura, mas às vezes pode chegar a quase 30 metros. O nome do gênero botânico é a palavra latina que significa *zimbro*.[30]

Os indígenas norte-americanos usavam muitas partes da árvore para fins medicinais, desde tosse e resfriados até feridas e rigidez nas articulações. Além de fazer chá com as bagas, os primeiros colonos europeus usavam-nas na medicina. Os colonos empregavam a madeira para fazer móveis, cercas e barcos. A madeira do cedro-da-virgínia ainda é popular para fazer baús.

Descrição do óleo e precauções

A madeira é destilada a vapor, produzindo um óleo que vai de incolor a amarelo-claro. Tem viscosidade média, textura ligeiramente oleosa e vida útil de cerca de 2 a 3 anos. Esse óleo de cedro é abortivo, por isso não deve, em hipótese nenhuma, ser usado durante a gravidez; pode causar irritação da pele.

Misturas aromáticas

O óleo de cedro-da-virgínia tem aroma amadeirado, doce e balsâmico. Entre os demais óleos que combinam com ele, podem-se citar os de alecrim, cipreste, citronela, folha de canela, lavanda, limão-siciliano, néroli, olíbano e rosa.

Grupo aromático	Notas aromáticas	Força inicial	Signos solares
Amadeirado	Coração a base	Forte	Áries, Sagitário, Touro

Preparados medicinais

O óleo de cedro-da-virgínia é usado para tratar acne, ansiedade, artrite, bronquite, eczema, erupções cutâneas, estresse, psoríase, resfriados, sinusite, tosse e verrugas.

Com qualidades balsâmicas, o óleo de cedro alivia a dor e a rigidez da artrite. Use-o sozinho ou misture 5 gotas de óleo de cedro, 3 gotas de óleo de agulha de abeto e 4 gotas de óleo de cipreste com 1 colher (sopa) de óleo carreador para fazer uma massagem e diminuir a dor. Essa mistura de óleos amadeirados também alivia o desconforto da bronquite.

30 Coombes, Allen J. *Dictionary of Plant Names*. Portland, OR: Timber Press, 1985. p. 111.

Use 5 gotas de óleo de cedro, 1 gota de agulha de abeto e 1 gota de pinho em 1 litro de água para inalação de vapor.

Cuidados pessoais e bem-estar

O cedro ajuda a manter sob controle a produção de óleo pela pele. Faça um adstringente com 1/4 de xícara de chá de camomila, 1 colher (sopa) de hamamélis e de 16 a 18 gotas de óleo de cedro. Agite bem e aplique no rosto com uma bolinha de algodão. Para ajudar a diminuir a produção de óleo do couro cabeludo, use 4 gotas de óleo de cedro em 1 colher (sopa) de óleo carreador leve, como o óleo de amêndoa. Massageie-o no couro cabeludo durante alguns minutos, depois lave e enxágue bem. O óleo de cedro também ajuda a controlar a caspa.

Por ter a propriedade de repelir insetos, o óleo de cedro não apenas é útil para baús e armários de roupa como também pode ser pulverizado nos braços e nas pernas antes de sair ao ar livre no verão. Uma gota de óleo de lavanda pode ser adicionada à receita a seguir.

Repelente de insetos de cedro

½ colher (chá) de óleo carreador
3 gotas de óleo essencial de cedro
60 ml de água

Misture o óleo carreador e os óleos essenciais num frasco de *spray* com pulverizador de névoa fina. Acrescente a água e agite bem antes de cada utilização.

Para ajudar a equilibrar o humor, dissipar a raiva e liberar a tensão nervosa, difunda quantidades iguais dos óleos de cedro e bagas de zimbro. Use óleo de cedro para criar uma atmosfera pacífica ou para aliviar a tristeza quando for preciso lidar com a morte. Ele também ajuda a focar a mente. Para o trabalho energético, esse óleo ativa e equilibra todos os chakras.

Misture os óleos de cedro e sândalo para consagrar um altar ou espaço de meditação. Se quiser justiça, use óleo de cedro na magia das velas. Ele também pode ser usado para atrair a abundância e afastar a energia negativa, além de apoiar o trabalho onírico.

Para a casa

Além de ser um repelente de insetos eficaz contra pernilongos e traças, o aroma de cedro é detestado pelas pragas em geral, especialmente os ratos. Pingue várias gotas em bolas de algodão para espalhar nas áreas pelas quais ratos ou camundongos possam entrar em sua casa ou garagem. Certifique-se de que os animais de estimação e as crianças não tenham acesso às bolas de algodão. Para o feng shui aromático, coloque uma vela ou um frasco de sais de cedro onde for necessário para estimular a energia.

Cedro-do-Atlas

NOME BOTÂNICO: *Cedrus atlantica*

Nativa da cordilheira do Atlas, na Argélia e no Marrocos, esta árvore atinge mais de 30 metros de altura e tem elegante forma de pirâmide. O nome do gênero é *cedro* em latim, e o nome da espécie significa "das montanhas do Atlas".[31] O cedro-do-atlas é uma parente próxima do famoso cedro-do-líbano (*C. libani*).

Os antigos egípcios usavam óleo de cedro em perfumes e cosméticos e empregavam a madeira para fazer navios e móveis. Em todo o mundo antigo, o cedro era apreciado como material de construção, porque repelia os insetos nocivos. O óleo de cedro tinha uso medicinal no Oriente Médio e no Tibete, onde também era usado com incenso nos templos. Hoje, o óleo de cedro é popular como fixador em perfumes e cosméticos e em produtos de uso doméstico, especialmente repelentes de insetos.

Descrição do óleo e precauções

A madeira é destilada a vapor, produzindo um óleo cuja cor varia do âmbar escuro ao amarelo e ao laranja. O óleo de cedro-do-atlas tem viscosidade média e textura ligeiramente oleosa. Tem vida útil aproximada de 4 a 6 anos. Evite usar esse óleo durante a gravidez; pode causar irritação da pele.

---

31 Coombes, Allen J. *Dictionary of Plant Names*. Portland, OR: Timber Press, 1985. p. 50.

Misturas aromáticas

O óleo de cedro-do-atlas tem aroma quente e amadeirado, com leve toque de especiarias. Entre os demais óleos que combinam com ele, podem-se citar os de alecrim, bagas de zimbro, bergamota, camomila, *palmarosa*, *petitgrain* e *vetiver*.

Grupo aromático	Notas aromáticas	Força inicial	Signos solares
Amadeirado	Coração a base	Forte	Áries, Sagitário, Touro

Preparados medicinais

O óleo essencial de cedro-do-atlas é usado para tratar acne, artrite, bronquite, dermatite, eczema, estresse, pé de atleta, resfriado e tosse.

Com propriedades anti-inflamatórias, alivia a dor e a rigidez da artrite. Para massagem, acrescente de 6 a 8 gotas de óleo de cedro a 1 colher (sopa) de óleo carreador. Se preferir um banho de banheira com efeito curativo, combine 2 xícaras de sal de Epsom ou sal marinho com 10 gotas de óleo de cedro e 5 gotas de óleo de folha de canela ou tomilho.

As propriedades antifúngicas do óleo de cedro-do-atlas aliviam a coceira que, muitas vezes, acompanha as infecções fúngicas. Misture 6 gotas de óleo de cedro e 3 gotas de óleo de capim-limão em 1 colher (sopa) de óleo carreador e aplique suavemente sobre a área afetada.

Cuidados pessoais e bem-estar

As propriedades adstringentes e antibacterianas do óleo de cedro tornam-no ideal para a pele oleosa e para remover manchas na pele. Também é bom para cabelos oleosos e caspa. Misture 1 gota de óleo de cedro e 1 de sálvia esclareia em 1 colher (chá) de óleo carreador e use-a para massagear o couro cabeludo. Em seguida, lave e enxágue com água em abundância. O óleo de cedro também é útil para combater a queda de cabelo.

Esse óleo essencial tem eficácia especial para acalmar a raiva e equilibrar as emoções. Ajuda a lidar com a dor após a morte de um ente querido. Para aliviar a tensão e fomentar a paz, difunda 3 partes de cedro, 1 parte de gerânio e 1 parte de limão-siciliano. O cedro também fomenta a clareza mental.

Para o trabalho energético, o óleo de cedro ativa e equilibra todos os chakras. Use-o para purificar uma área quando consagrar um altar ou espaço de meditação. Usado na magia das velas, o cedro ajuda a afastar a negatividade, promover a justiça e atrair a abundância. Também apoia o trabalho onírico.

Para a casa

Desde tempos antigos, os baús de cedro são usados para proteger roupas de vestir e roupas de cama. Hoje, os sachês constituem um método fácil para empregar o poder do cedro onde ele é necessário. Use um sachê para proteger as roupas de inverno quando as guardar durante o verão ou para tirar o cheiro de um armário de roupas de cama. A receita seguinte é suficiente para vários sachês de musselina de 7,5 cm × 12,5 cm. Quando o aroma diminuir, renove os sachês com 4 gotas de óleo de cedro e 2 gotas de cada um dos outros óleos.

Sachês de cedro para afugentar as traças

1 colher (chá) de óleo carreador ou mistura carreadora
15 gotas de óleo essencial de cedro
8 gotas de óleo essencial de bergamota
8 gotas de óleo essencial de lavanda
1 xícara de bicarbonato de sódio

Misture todos os óleos e acrescente o bicarbonato de sódio, mexendo bem. Use um garfo para quebrar as pelotas. Deixe a mistura secar e coloque-a em saquinhos de musselina.

Para o feng shui aromático, coloque uma vela de cedro ou um frasco de sais onde for necessário para estimular a energia de sua casa.

Cipreste

Nome botânico: *Cupressus sempervirens*

Também conhecido como: Cipreste-comum, cipreste-da-itália, cipreste-do-mediterrâneo

Nativo da região oriental do Mediterrâneo, o cipreste é uma árvore perene de forma cônica, com ramos esbeltos, agulhas em forma de escamas e cones redondos que crescem em cachos. Nos tempos antigos, essa árvore de forma escultural era muito valorizada para fins medicinais e religiosos. Pequenos pedaços eram queimados como incenso para limpar o ar depois de uma doença, bem como para a purificação espiritual. Os fenícios apreciavam sua madeira para a construção naval.

Durante milênios, o cipreste tem sido associado à vida e à morte. O nome científico latino de sua espécie significa "sempre-verde", numa referência não apernas à árvore que mantém a cor durante todo o ano, mas também ao fato de o cipreste ser símbolo da imortalidade.[32] Embora existam numerosas versões de um mito grego sobre um jovem chamado Cyparissus, a essência da história é que ele ficou com o coração partido depois de matar acidentalmente um amado veado que havia domesticado. Sua dor era tão grande que ele se transformou num cipreste, que era símbolo de tristeza. Durante séculos, essa árvore foi plantada em cemitérios como símbolo de lembrança.

Descrição do óleo e precauções

As agulhas e os gravetos são destilados a vapor, produzindo um óleo que vai do amarelo--claro ao verde-oliva. Tem pouca viscosidade e vida útil aproximada de 12 a 18 meses. Evite usar óleo essencial de cipreste durante a gravidez e a amamentação.

Misturas aromáticas

Esse óleo tem aroma amadeirado, com um toque de nozes e especiarias. Entre os demais óleos que combinam com ele, podem-se citar os de camomila, capim-limão, cedro, gengibre, *grapefruit*, laranja, lavanda, limão-siciliano, néroli, pinho e sândalo.

---

32 Coombes, Allen J. *Dictionary of Plant Names*. Portland, OR: Timber Press, 1985. p. 113.

Grupo aromático	Notas aromáticas	Força inicial	Signos solares
Amadeirado	Coração a base	Média	Aquário, Capricórnio, Peixes, Touro, Virgem

Preparados medicinais

O cipreste é usado para tratar artrite, asma, bronquite, bursite, celulite, circulação, coqueluche, cortes e arranhões, desconforto da menopausa, dores e desconfortos musculares, edema, estresse, gripe, hemorroidas, queimadura de hera venenosa, resfriado, tendinite, tensão pré-menstrual (TPM), tosse e varizes.

As propriedades antiespasmódicas do cipreste são eficazes para lidar com a tosse, incluindo a bronquite e a coqueluche. Em caso de emergência, durante um ataque de tosse, pingue 1 ou 2 gotas de cipreste num lenço. A receita de inalador, a seguir, é para bronquite e tosse em geral associada ao resfriado. Para a coqueluche, combine cipreste com hissopo e alecrim.

Mistura de cipreste para a acalmar a tosse

7 gotas de óleo essencial de cipreste
3 gotas de óleo essencial de olíbano
1 gota de óleo essencial de laranja

Pingue os óleos no pavio de um tubo inalador ou num frasco pequeno. Inspire algumas vezes, conforme necessário.

A mesma mistura de óleos essenciais especificada acima funciona bem para inalação a vapor. Em caso de asma, converse com o médico antes de usar óleos essenciais. Se fizer inalação a vapor para aliviar a asma, em vez de colocar uma toalha na cabeça, use a mão para abanar o vapor em direção ao rosto.

As propriedades anti-inflamatórias do cipreste ajudam a aliviar a dor das varizes. Misture 3 gotas de cipreste, de bergamota e de sálvia em 1 colher (sopa) de óleo carreador. Despeje a mistura em 1 litro de água quente para fazer uma compressa. Esses três óleos essenciais também funcionam bem para massagear varizes. Massageie suavemente para cima, em direção ao coração, para ajudar a circular o sangue das pernas.

Cuidados pessoais e bem-estar

As propriedades adstringentes do cipreste tornam-no eficaz para lidar com pele e cabelo oleosos. Também ajudam no crescimento do cabelo. Combine-o com limão-siciliano e hortelã-pimenta para fazer um tônico cutâneo. O cipreste ajuda a controlar a transpiração excessiva; use-o no banho ou em um desodorante. Esse óleo é particularmente relaxante quando usado num escalda-pés, para os pés suados e cansados.

A fragrância refrescante do cipreste acalma a mente, equilibra as emoções e alivia a tensão nervosa. Também ajuda com a raiva e a irritabilidade. O cipreste promove a clareza mental e o equilíbrio emocional e é muito útil ao navegar as transições da vida. Para dar apoio durante os momentos de luto, difunda 3 partes de cipreste, 2 partes de rosa (ou *palmarosa*) e 1 parte de olíbano. O cipreste usado por si só promove atmosfera de paz.

No trabalho energético, use esse óleo para ativar os chakras do plexo solar, do coração, da garganta e do terceiro olho. Conhecido pelo poder purificador, o cipreste é eficaz para consagrar um altar ou espaço sagrado. Use-o para aterrar e centralizar a energia para meditação e oração. Coloque algumas gotas de cipreste numa pequena vasilha como oferenda de altar para homenagear os entes queridos que faleceram. Na magia das velas, o cipreste pode ser usado para afastar qualquer tipo de negatividade e fomentar a felicidade. Também ajuda quem está em busca de justiça.

Para a casa

O cipreste é especialmente eficaz para abrandar a energia de movimento rápido e criar uma atmosfera de calma. Faça um *spray* para ambientes e dê uma ou duas borrifadas sempre que for necessário um ajuste de energia. O cipreste também é repelente de insetos.

Citronela

Nome botânico: *Cymbopogon nardus* sin. *Andropogon nardus*
Também conhecido como: Citronela-do-ceilão

Qualquer pessoa que goste de cozinhar no quintal conhece as velas de citronela e agradece por sua existência. A citronela cultivada descende de uma gramínea silvestre (*C. confertiflorus*) do Sri Lanka. Com folhas longas e estreitas, cresce em tufos que podem atingir até 1,80 metro de largura e 1,80 metro de altura. A citronela é prima do capim-limão e da *palmarosa*. O nome comum *citronela* deriva da palavra francesa *citronnelle*, que significa "licor de limão" ou "água de limão", devido ao aroma da erva.[33]

Durante milênios, a citronela foi utilizada na medicina do Extremo Oriente para tratar uma vasta gama de enfermidades. Foi introduzida na Europa, no século XIX, para ser utilizada como desinfetante e repelente de insetos, a fim de evitar que as traças se instalassem nos armários onde se guardava a roupa de cama. Gatos e roedores também não gostam do cheiro dela. Embora o uso da citronela tenha diminuído no início do século XX, ela voltou a ser utilizada depois da proibição do uso do DDT.

Descrição do óleo e precauções

A destilação a vapor das folhas produz um óleo amarelo-acastanhado, de baixa viscosidade e vida útil aproximada de 2 a 3 anos. Evite o uso de citronela durante a gravidez; pode causar irritação da pele; não use em crianças com menos de 6 anos de idade.

É importante notar que está disponível no mercado outro óleo essencial fabricado com base na citronela-de-java (*C. winterianus*). Ele é mais forte e tem precauções diferentes.

Misturas aromáticas

A citronela tem aroma refrescante, semelhante ao de limão, doce e ligeiramente herbáceo. Entre os demais óleos que combinam com a citronela, podem-se citar os de bergamota, cedro, eucalipto-cheiroso, gerânio, laranja, limão-siciliano, pinho, sândalo e *vetiver*.

Grupo aromático	**Nota aromática**	**Força inicial**	**Signo solar**
Herbáceo	Cabeça	Média	Touro

Preparados medicinais

A citronela é usada para tratar ansiedade, depressão, dor de cabeça, estresse, enxaqueca, febre, febre do feno, gripe, inflamação, picadas de insetos, piolhos e resfriado.

As propriedades antissépticas e antibacterianas da citronela ajudam a aliviar os sintomas do resfriado e da gripe. Para inalação a vapor, misture 3 gotas de citronela, 1 gota

---

33 Barnhart, Robert K.(org.). *The Barnhart Concise Dictionary of Etymology*. Nova York: HarperCollins, 1995. p. 127.

de pinho e 1 gota de eucalipto-comum em 1 litro de água. Para se aquecer num banho terapêutico, use 10 gotas de citronela, 6 gotas de cedro e 4 gotas de hortelã-pimenta em 1 grama de óleo carreador para adicionar à água. Difunda a citronela para refrescar e limpar o ar do quarto onde há uma pessoa doente.

A citronela em um escalda-pés quente pode aliviar dor de cabeça forte. Isso talvez pareça ir contra nossa intuição, mas a concentração do sangue na parte de baixo do corpo ajuda a aliviar a pressão na cabeça. Misture 2 gotas de citronela, 2 de lavanda e 2 de pinho em 1 colher (chá) de óleo carreador e acrescente à água numa bacia. A citronela, por si só, num escalda-pés desodoriza os pés suados, matando as bactérias que causam o odor.

Embora seja mais conhecida como repelente de insetos, também suaviza e cura picadas e ferroadas de insetos. Pingue 2 ou 3 gotas em 1 colher (chá) de óleo carreador e aplique no local.

Cuidados pessoais e bem-estar

Para afastar os insetos antes de ser picado, misture 4 gotas de óleo essencial de citronela em ½ colher (chá) de óleo carreador e depois misture com 60 ml de água num frasco de *spray*. Agite bem e borrife na pele exposta antes de sair. Ou, senão, use 2 gotas de citronela e 2 gotas de cedro-da-virgínia.

Se sua pele e/ou cabelo tendem a ser oleosos, as propriedades adstringentes da citronela podem ajudar a reduzir o excesso de oleosidade. Citronela, cipreste e *tea tree* fazem uma boa combinação para pele oleosa. Além de controlar a oleosidade, a citronela também ajuda a condicionar o cabelo. Usada no banho, pode ajudar a lidar com a transpiração excessiva.

Difunda 3 partes de óleo de citronela com 2 partes de bergamota e 1 parte de *palmarosa* para ajudar a concentrar a mente. Isso também vai aliviar a fadiga mental. Para o trabalho energético, use citronela para ativar os chakras do sacro, do coração e da garganta. Além de aterrar e centrar a energia para a meditação ou a oração, a citronela pode ser usada na magia das velas para neutralizar qualquer forma de negatividade. Também ajuda a limpar e a iluminar a aura.

Para a casa

Coloque um frasco de sais de feng shui de citronela onde você precisar suavizar a energia em sua casa. Com propriedades antissépticas e antibacterianas, a citronela não só refresca o ar como também o desinfeta. Use citronela num difusor de vela numa mesa de piquenique para afastar os pernilongos.

Misture 15 gotas de citronela e de lavanda em 1 xícara de bicarbonato de sódio para fazer sachês que espantam as traças e coloque-os nos armários. Usada para desodorizar tapetes, a citronela também vai desencorajar as pulgas de andar por aí. Como os gatos são especialmente sensíveis aos óleos essenciais e não gostam de citronela, não se recomenda seu uso em tapete se tiver um felino em casa.

Limpador de tapetes de citronela

15 gotas de óleo essencial de citronela
10 gotas de óleo essencial de bergamota
5 gotas de óleo essencial de cedro
240 ml de bicarbonato de sódio

Junte todos os óleos essenciais e depois misture-os bem com o bicarbonato de sódio. Desfaça as pelotas com um garfo. Polvilhe levemente o pó sobre o tapete. Deixe-o agir durante 20 a 30 minutos, depois aspire bem.

Coentro

NOME BOTÂNICO: *Coriandrum sativum*

Com caules eretos e esguios, esta erva fortemente aromática alcança cerca de 60 cm de altura. As sementes, em formato de bolinhas douradas, têm diâmetro inferior a 5 mm. O nome científico do gênero e o nome vulgar da planta vêm do grego *koriandron*, derivado da palavra *koris*, que significa "percevejo", referindo-se ao aroma das folhas e sementes não maduras.[34]

34 Quattrocchi, Umberto. *CRC World Dictionary of Plant Names: Common Names, Scientific Names, Eponyms, Synonyms, and Etymology*. Boca Raton, FL: CRC Press, 2016. p. 616. v. 1.

As sementes do coentro eram usadas já nas épocas da Suméria e da Babilônia e são um dos temperos culinários mais antigos e mais apreciados. Passaram a ser usadas no Egito e ao redor do Mediterrâneo a partir de 1500 a.C.[35] Os gregos e romanos as usavam para fins medicinais e culinários, assim como para aromatizar o vinho. O coentro também era usado como afrodisíaco. Os romanos introduziram a planta na Europa Ocidental e na Grã-Bretanha. Atualmente, o coentro tem largo uso como aromatizante numa ampla gama de alimentos e bebidas, incluindo diversos licores.

Descrição do óleo e precauções

A destilação a vapor das sementes produz um óleo incolor a amarelo-claro com viscosidade média. O óleo de coentro tem vida útil aproximada de 2 a 3 anos. Não use esse óleo essencial durante a gravidez; use com moderação.

Misturas aromáticas

O óleo essencial de coentro tem aroma doce, de especiarias e ligeiramente amadeirado. Entre os demais óleos que combinam com ele, podem-se citar os de capim-limão, cardamomo, cipreste, folha de canela, gengibre, *grapefruit*, ilangue-ilangue, laranja, limão-siciliano, néroli, *petitgrain*, pinho e sândalo.

Grupo aromático	**Nota aromática**	**Força inicial**	**Signo solar**
Especiarias	Coração	Média	Áries

Preparados medicinais

O óleo de coentro é usado para tratar ansiedade, artrite, circulação, cólicas menstruais, desconforto da menopausa, dor de cabeça, dores e desconfortos musculares, enxaqueca, estresse, gota, gripe, indigestão, náusea, resfriado e tensão pré-menstrual (TPM).

O óleo essencial de coentro é um analgésico e, por isso, alivia as dores musculares e articulares. Combine 3 gotas de coentro com 4 gotas de alecrim e 4 gotas de limão-galego em 30 ml de óleo carreador para criar uma mistura de massagem eficaz, que também reduz o

35 Chevallier, Andrew. *The Encyclopedia of Medicinal Plants: A Practical Reference Guide to Over 550 Key Herbs and Their Medicinal Uses*. Nova York: Dorling Kindersley Publishing, 1996. p. 193.

estresse. Coentro e alecrim constituem uma boa combinação para dores nas articulações temporomandibulares (ATMs). Não se esqueça de que, para aplicar no rosto, a diluição deve ser de 1%.

Um belo banho de banheira é uma forma suave e eficaz de lidar com o estresse ou aliviar dor de cabeça. Combine coentro com néroli e lavanda para fazer sais de banho que não são simples remédios, mas algo mais.

Sais de banho calmantes de coentro

4 colheres (sopa) de óleo carreador ou mistura carreadora
5 gotas de óleo essencial de lavanda
3 gotas de óleo essencial de coentro
3 gotas de óleo essencial de néroli
2 xícaras de sal de Epsom ou sal marinho

Misture o óleo carreador e os óleos essenciais. Coloque o sal numa tigela de vidro ou cerâmica, acrescente os óleos e misture bem. Armazene num frasco de tampa hermética.

O óleo de coentro é eficaz para acalmar a náusea. Pingue 2 gotas num lenço ou misture algumas gotas de óleo carreador e óleo de coentro na palma da mão. Esfregue as mãos e depois ponha-as em concha sob o nariz. Isso ajuda a aliviar a congestão nasal quando se está resfriado.

Cuidados pessoais e bem-estar

O óleo de coentro funciona bem para peles oleosas. Faça um adstringente com ¼ de xícara de chá de camomila, 1 colher (sopa) de hamamélis, 3 gotas de óleo de coentro, 4 gotas de óleo de bergamota e 4 gotas de sálvia esclareia. Misture tudo num frasco, agite bem e aplique no rosto com uma bola de algodão. Por inibir o crescimento de bactérias, o óleo de coentro também é eficaz como ingrediente em desodorantes.

O aroma do óleo de coentro é suave e reconfortante, trazendo a sensação de felicidade, fidelidade e bem-estar. Acalma a irritabilidade e nos ajuda a nos recuperar do esgotamento nervoso. Difunda 2 partes de coentro, 1 parte de bergamota e 1 parte de *palmarosa* para ajudar a manter o equilíbrio emocional, especialmente quando se lida com as reviravoltas imprevistas da vida. O óleo de coentro também é eficaz para estimular a mente e a criatividade.

No trabalho energético, use coentro para ativar os chakras do sacro, do plexo solar e do coração. Use-o também para abençoar o espaço sagrado na sua casa. O óleo de coentro fornece apoio para enviar orações de cura e infunde sentimento de paz. Use-o para atrair o amor com a magia das velas.

Para a casa

Onde quer que sinta a energia lenta em casa, coloque um frasco de sais de feng shui de coentro na área para fazer as coisas andarem. Ou, senão, use um pouco de óleo de coentro num difusor.

Cravo-da-Índia

Nome botânico: *Syzygium aromaticum* sin. *Eugenia caryophyllata*

Nativa da Indonésia, a árvore de cravo-da-índia tem forma piramidal e alcança de 12 a 17 metros de altura. Tem flores brancas com pétalas grandes que crescem em cachos e grandes folhas verdes brilhantes. O cravo-da-índia que conhecemos é um botão de flor posto para secar antes de abrir.

O cravo-da-índia foi um dos primeiros produtos exportados para a China e a Índia, onde era muito apreciado para fins culinários e medicinais. Os egípcios já o apreciavam em 176 d.C., e não muito tempo depois os gregos e romanos já faziam o mesmo.[36] Como outros produtos comerciais de alta demanda, o cravo-da-índia foi uma das especiarias que estimulou os comerciantes europeus a explorar o mundo para encontrar rotas melhores para o Oriente. O nome *cravo* é derivado do latim *clavus*, que significa "prego". Um dos antigos nomes chineses do cravo significava "prego de aroma doce".[37]

---

36 Prance, Sir Ghillean e Nesbitt, Mark (orgs.). *The Cultural History of Plants*. Nova York: Routledge, 2005. p. 161.
37 Weiss, E. A. *Spice Crops*. Nova York: CABI Publishing, 2002. p. 106.

Descrição do óleo e precauções

A destilação a água ou a vapor dos botões das flores produz um óleo amarelo-claro, de viscosidade média e textura ligeiramente oleosa. O óleo de cravo-da-índia tem vida útil aproximada de 2 a 3 anos ou um pouco mais. Evite esse óleo essencial durante a gravidez; ele pode irritar a pele e as membranas mucosas; use com moderação.

Esta entrada traz apenas informações sobre o óleo feito com o botão da flor do cravo-da-índia. Dois outros óleos essenciais, um feito das folhas e outro feito dos caules das flores, são considerados perigosos.

Misturas aromáticas

O óleo essencial de cravo-da-índia tem aroma doce, de especiarias, com matiz ligeiramente frutado. Entre os demais óleos que combinam com ele, podem-se citar os de bergamota, camomila, gengibre, *immortelle*, laranja, lavanda, limão-siciliano, manjericão, *palmarosa* e sândalo.

Grupo aromático	Nota aromática	Força inicial	Signos solares
Especiarias	Coração	Forte	Áries, Leão, Peixes, Escorpião, Sagitário

Preparados medicinais

O óleo essencial de cravo-da-índia é usado para tratar ansiedade, artrite, asma, bronquite, catapora, cortes e arranhões, dores e desconfortos musculares, estresse, febre do feno, fungos nas unhas, gripe, hematomas, herpes-zóster, lombalgia, náusea, pé de atleta, queimaduras, resfriado, torções e distensões e tosse.

Como muitas outras especiarias de gosto forte, o cravo-da-índia ajuda a aliviar os desconfortos respiratórios associados à tosse, ao resfriado e à gripe. Suas propriedades expectorantes ajudam a limpar o excesso de muco. Para encontrar alívio quando estiver fora de casa, misture 3 gotas de cravo-da-índia, 4 gotas de laranja e 4 gotas de hissopo em um inalador. Aproveite as propriedades antibacterianas e antissépticas do cravo-da-índia utilizando-o num difusor para limpar o ar como medida preventiva durante a época da gripe. Use em pequenas quantidades e disperse-o por breves intervalos.

O óleo de cravo-da-índia pode ser usado para vários tipos de infecções fúngicas e é particularmente eficaz contra fungos persistentes nas unhas. Não se esqueça de fazer um teste de irritação primeiro.

Tratamento "tiro e queda" de óleo de cravo-da-índia contra fungos nas unhas
3 gotas de óleo carreador
1 gota de óleo essencial de cravo-da-índia

Misture o óleo carreador e o óleo essencial. Use um cotonete para aplicar a mistura na unha e em uma pequena área de pele em torno dela. Espere alguns minutos, depois cubra com uma bandagem adesiva. Aplique duas ou três vezes ao dia.

As propriedades antivirais do óleo de cravo-da-índia funcionam bem para acalmar as coceiras e minimizar a dor do herpes-zóster e erupções cutâneas da catapora. Para herpes-zóster, misture 2 gotas de cravo-da-índia com 4 gotas de melissa em 1 colher (sopa) de óleo carreador e aplique suavemente. Para a catapora, misture-o com lavanda.

Da mesma forma que o aroma do cravo-da-índia na aromaterapia ou na cozinha é quente e reconfortante, assim também o é sua utilização para diminuir a dor das articulações e dos músculos. Faça uma mistura para massagem usando 2 gotas de cravo-da-índia e gengibre e 4 gotas de camomila-alemã em 1 colher (sopa) de óleo carreador. Essa combinação de óleos também funciona para um banho de banheira curativo.

Cuidados pessoais e bem-estar

Embora o óleo de cravo-da-índia não seja usado para cuidados com a pele e o cabelo, seu aroma reconfortante proporciona apoio emocional e promove o bem-estar em geral. Estimula a mente, eleva o espírito e ajuda na concentração. Para o trabalho energético, use o óleo de cravo-da-índia para ativar os chakras da raiz e do plexo solar.

Para apoio durante a meditação e práticas espirituais, coloque 1 gota de cravo-da-índia na cera derretida de uma vela de 7 dias. Quando usado na magia das velas, afasta a negatividade e promove a felicidade. Também atrai a sorte e ajuda a alcançar o sucesso.

Para a casa

Na Europa e na América do Norte, é tradicional utilizar-se nas festas de fim de ano, para fins decorativos, uma laranja ou tangerina com cravos-da-índia espetados. No passado, a fruta assim tratada era usada para refrescar o ar e repelir os insetos. Em vez de fazer isso com a fruta e os cravos-da-índia em si, difunda 1 parte de cravo-da-índia com 2 partes de bergamota e 2 partes de limão-siciliano.

Para combater o mofo e o bolor, use óleo de cravo-da-índia e óleo de cedro com vinagre branco. Coloque ½ xícara de vinagre num frasco de *spray* e acrescente 3 ou 4 gotas de cada um dos óleos essenciais de cravo-da-índia e óleo de cedro. Agite suavemente e pulverize um pouco sobre as áreas afetadas. Não enxágue. Além de neutralizar o odor do vinagre, os óleos essenciais desse *spray* também ajudam a matar os fungos. Use sais de feng shui de cravo-da-índia ou algumas gotas na cera derretida de uma vela de 7 dias para movimentar a energia.

Elemi

Nome botânico: *Canarium luzonicum*

Com quase 30 metros de altura, este primo do olíbano e da mirra tem folhas oblongas escuras e flores branco-amareladas. Natural das Filipinas e de partes da Indonésia, o elemi era conhecido em todo o mundo antigo. Sua oleorresina pungente, queimada como incenso, era um produto comercial importante. Nos últimos séculos, foi usado para fazer verniz e tintas. O nome comum *elemi* é derivado do árabe *al-lāmī*, que significa "a resina", e se referia tanto ao elemi quanto a várias outras árvores do gênero *Canarium*.[38] Embora tenha algumas aplicações medicinais, o óleo essencial de elemi é importante, sobretudo, para o cuidado da pele.

Descrição do óleo e precauções

Um óleo incolor a amarelo muito claro é produzido pela destilação a vapor da oleorresina. Tem viscosidade fina e vida útil aproximada de 2 a 3 anos. Esse óleo essencial pode irritar a pele sensível.

---

38 *Webster's II New College Dictionary*, s. v. "elemi". 3ª ed. Nova York: Houghton Mifflin, p. 372.

Misturas aromáticas

O óleo de elemi tem aroma de limão-siciliano com leve toque de especiarias e tom balsâmico suave. Entre os demais óleos que combinam com ele, podem-se citar os de alecrim, folha de canela, lavanda, mirra, olíbano e sálvia.

Grupo aromático	Nota aromática	Força inicial	Signo solar
Especiarias	Coração	Suave a média	Peixes

Preparados medicinais

O óleo de elemi é usado para tratar bronquite, cicatrizes, cortes e arranhões, dor de cabeça, erupções cutâneas, estresse, estrias, inflamação, resfriado, sinusite e tosse.

Para aliviar as dores de cabeça, especialmente quando relacionadas à sinusite, difunda quantidades iguais de elemi, eucalipto-comum e tomilho. As propriedades antissépticas desses óleos limpam o ar e ajudam a tratar a sinusite. Essa combinação também alivia o resfriado e a tosse. Com propriedades expectorantes, o elemi é bom numa inalação de vapor para a tosse, incluindo a bronquite.

Para reduzir o aparecimento de cicatrizes e estrias, pode-se hidratá-las com 2 gotas de elemi em 1 colher (chá) de óleo carreador. Os óleos carreadores de rosa-mosqueta e de borragem são especialmente eficazes para isso. Para as erupções cutâneas, faça uma compressa com 4 ou 5 gotas de elemi em 1 colher (sopa) de óleo carreador, misturando tudo em 1 litro de água fria. Depois de mergulhar uma toalha na água, coloque-o suavemente sobre as erupções cutâneas. Para aliviar o desconforto dessas erupções, use elemi no banho. Misture de 8 a 10 gotas em 30 ml de óleo carreador para adicionar à água do banho.

Cuidados pessoais e bem-estar

Elemi é apropriado para todos os tipos de pele. Normaliza a pele seca e oleosa e é especialmente nutritivo para peles maduras. Combate as rugas e ajuda a rejuvenescer e tonificar a pele. Para peles danificadas pelo sol ou pelo vento, ou peles secas, combine elemi com olíbano e semente de cenoura. Para peles maduras, combine-o com lavanda e néroli. Na receita a seguir, o óleo de borragem pode ser substituído por rosa-mosqueta.

Hidratante noturno de elemi

2 colheres (sopa) de manteiga de cacau, ralada ou em lascas
3 colheres (sopa) de óleo de borragem
12 gotas de óleo essencial de elemi
10 gotas de óleo essencial de lavanda
8 gotas de óleo essencial de *palmarosa*
8 gotas de óleo essencial de néroli

Ferva um pouco de água numa panela e retire-a do fogo. Coloque a manteiga e o óleo carreador num frasco, dentro da água, e mexa até a manteiga derreter. Deixe a mistura esfriar até a temperatura ambiente. Repita o processo de aquecimento e, quando a mistura esfriar novamente, acrescente os óleos essenciais. Coloque o frasco na geladeira por 5 ou 6 horas. Deixe-o aquecer até chegar à temperatura ambiente antes de usar ou armazenar.

O aroma refrescante do óleo de elemi acalma a tensão nervosa e alivia a fadiga mental. Use-o em um difusor para ajudar a lidar com as emoções negativas, equilibrar os humores e elevar o espírito. É também um auxílio para a concentração quando é necessária clareza mental. Usado sem exagero em toda a casa, esse óleo pode fomentar a sensação de paz.

Para o trabalho energético, o óleo de elemi ativa os chakras da raiz, do terceiro olho e da coroa. É útil para aterrar e centrar a energia antes da meditação ou oração e para práticas espirituais em geral. Pode ser muito útil no envio de orações de cura para os necessitados. Quando usado na magia das velas, ajuda a remover a energia negativa ou qualquer coisa que já não seja necessária em sua vida.

Para a casa

Use elemi em sais de feng shui ou numa vela onde for preciso moderar e acalmar o fluxo de energia. Para fomentar a energia pacífica em áreas exteriores, combine algumas gotas de óleo de elemi e 30 ml de água num frasco pulverizador.

Os Óleos de Eucalipto

O nome do gênero botânico e os nomes vulgares dessas árvores vêm da palavra grega *eukalypto*, que significa "coberto" ou "embrulhado", descrevendo o modo como as vagens penduradas quase cobrem os novos botões das flores.[39] Em inglês, os eucaliptos também são chamados de *gum trees* (árvores de goma) numa referência à substância pegajosa que secretam. No século XIX, essas árvores foram trazidas da Austrália e introduzidas na Califórnia, no sul da Europa e em outras áreas do mundo.[40] O óleo de eucalipto é um poderoso antisséptico e conhecido pela maioria das pessoas como tratamento para resfriados.

Eucalipto-Cheiroso

Nome botânico: *Eucalyptus citriodora* sin. *E. maculata* var. *citriodora*, *Corymbia citriodora*

Esta espécie de eucalipto alcança cerca de 30 metros de altura e tem folhas estreitas e afiladas. A casca clara, com algumas manchas escuras, descama em lascas curvas, dando ao tronco aparência mosqueada ou manchada. O nome botânico da espécie significa "com odor de limão", e o óleo dessa árvore tem sido muito utilizado para perfumar armários de roupas de cama, bem como para proteger o conteúdo contra insetos. Considerada mais elegante que outras espécies de eucaliptos, a árvore é utilizada com frequência como planta ornamental.

Descrição do óleo e precauções

A destilação a vapor das folhas e dos galhos finos produz um óleo incolor ou amarelo-claro, de baixa viscosidade. Tem vida útil aproximada de 2 a 3 anos, ou pouco mais. Esse óleo essencial é tóxico para uso interno; pode causar irritação da pele; não é compatível com tratamento homeopático; use com moderação.

Misturas aromáticas

Esse óleo de eucalipto tem aroma semelhante ao da citronela e ao do limão-siciliano. Entre os demais óleos que combinam com ele, podem-se citar os de cravo-da-índia, gengibre, gerânio, laranja, lavanda, manjericão, manjerona, pimenta-do-reino, pinho, *ravintsara*, sálvia esclareia, *tea tree*, tomilho e *vetiver*.

---

39 Coombes, Allen J. *Dictionary of Plant Names*. Portland, OR: Timber Press, 1985. p. 87.

40 Chevallier, Andrew. *The Encyclopedia of Medicinal Plants: A Practical Reference Guide to Over 550 Key Herbs and Their Medicinal Uses*. Nova York: Dorling Kindersley Publishing, 1996. p. 94.

Grupo aromático	Notas aromáticas	Força inicial	Signos solares
Cítrico	Coração a cabeça	Média	Câncer, Capricórnio, Peixes, Touro

Preparados medicinais

O óleo de eucalipto-cheiroso é usado para tratar asma, catapora, cortes e arranhões, dor de garganta, febre, fungos nas unhas, herpes labial, laringite, picadas e ferroadas de insetos, pé de atleta, resfriado e sinusite.

Embora ambos os óleos essenciais de eucalipto ajudem a baixar a febre, o eucalipto-cheiroso é um pouco mais fresco que o comum. Faça uma compressa usando 5 ou 6 gotas em 1 colher (sopa) de óleo carreador e acrescente-a a 1 litro de água fria. Misture bem antes de molhar uma toalha de rosto e aplicar.

As propriedades antissépticas e bactericidas do eucalipto-cheiroso fazem dele um bom tratamento de primeiros socorros para cortes, arranhões e picadas de insetos. Misture 1 ou 2 gotas em 1 colher (chá) de óleo carreador e aplique com suavidade. Também ajuda a aliviar a comichão do pé de atleta. Para potência extra para suavizar os pés, use 1 gota cada de eucalipto-cheiroso e *manuka*.

Cuidados pessoais e bem-estar

Como outros óleos essenciais cítricos, o eucalipto-cheiroso é excelente para pele oleosa, ajudando a reduzir e a regular a oleosidade. Também é eficaz no tratamento de surtos de espinhas. Utilize 1 ou 2 gotas em 1 colher (chá) de óleo carreador de caroço de damasco ou de pêssego e aplique com um cotonete. O eucalipto-cheiroso é um desodorante eficaz e ajuda, ainda, a tratar a caspa.

Esse óleo nos auxilia a lidar com mudanças de humor, arrefece a raiva e equilibra as emoções. É também eficaz para limpar e focalizar a mente. Para promover a sensação de bem-estar, difunda 2 partes de eucalipto-cheiroso com 1 parte de óleo de cedro e 1 de manjerona.

Use esse óleo no chakra do coração para ativá-lo e em seu altar para ajudar no envio de orações de cura. Na magia das velas, pode ser usado para atrair felicidade. O eucalipto-cheiroso também apoia o trabalho onírico e o de vidas passadas.

Para a casa

Tradicionalmente utilizado como repelente de odores para armários de roupas de cama e também de insetos, o eucalipto-cheiroso é o único óleo essencial na lista de repelentes de insetos registrado pela Agência de Proteção Ambiental dos EUA (EPA). É eficaz contra baratas e lepismas, que podem causar danos significativos, e as traças não gostam nenhum pouco dele. O vinagre da receita a seguir atua para afastar alguns insetos.

Spray *de eucalipto para espantar insetos*

$^{1}/_{4}$ de xícara de vinagre branco
$^{1}/_{4}$ de xícara de água
20 gotas de óleo essencial de eucalipto-cheiroso
10 gotas de óleo essencial de hortelã-pimenta
10 gotas de óleo essencial de lavanda
10 gotas de óleo essencial de *tea tree*
5 gotas de óleo essencial de alecrim

Misture todos os ingredientes num frasco de *spray*. Agite bem antes de cada uso.

Para afastar traças e outros insetos dos guarda-roupas, faça sachês com 1 xícara de bicarbonato de sódio, 15 gotas de eucalipto-cheiroso, 10 gotas de lavanda e 5 gotas de hortelã-pimenta.

Para pôr em movimento a energia de casa, coloque sais de feng shui de eucalipto-cheiroso em qualquer área em que ela pareça lenta demais. Queimar uma vela com esse eucalipto também ajuda.

Eucalipto-Comum

Nome botânico: *Eucalyptus globulus*

Por absorver grandes quantidades de água, os extensos sistemas radiculares destas árvores foram empregados para drenar pântanos infestados de pernilongos em toda a Austrália. Seu aroma canforado também ajudou nesse esforço, pois funciona como repelente de insetos. Em seu hábitat, essa árvore pode alcançar mais de 90 metros de altura, mas, nas áreas onde foi introduzida, atinge apenas metade desse tamanho. A casca lisa e azul-acinzentada descasca em grandes lascas na parte superior do tronco, expondo a cor cremosa da madeira por baixo. O eucalipto tem folhas estreitas amarelo-esverdeadas e flores brancas.

Descrição do óleo e precauções

A destilação a vapor das folhas produz um óleo incolor que fica amarelo com o tempo. Tem pouca viscosidade e vida útil aproximada de 2 a 3 anos, ou pouco mais. Esse óleo essencial é tóxico para uso interno; pode causar irritação da pele; não é compatível com tratamento homeopático; use com moderação; não use em crianças com menos de 6 anos de idade.

Misturas aromáticas

O aroma canforado deste óleo essencial tem nuances de madeira e terra. Entre os demais óleos que combinam com ele podem-se citar os de alecrim, bagas de zimbro, camomila, cipreste, gengibre, lavanda, limão-siciliano, pinho e *tea tree*.

Grupo aromático	**Notas aromáticas**	**Força inicial**	**Signos solares**
Amadeirado	Coração a cabeça	Muito forte	Câncer, Capricórnio, Peixes, Touro

Preparados medicinais

Esse óleo de eucalipto é usado para tratar artrite, asma, bolhas na pele, bronquite, bursite, catapora, circulação, cortes e arranhões, dor de cabeça, dor de garganta, dores e desconfortos musculares, febre, febre do feno, furúnculos, gripe, herpes labial, lombalgia, picadas e ferroadas de insetos, piolhos, queimaduras, resfriado, sinusite, torções e distensões e tosse.

O eucalipto-comum é um antiparasitário que pode ser usado para tratar piolhos e escabiose (sarna). Para piolhos, misture 3 ou 4 gotas em 1 colher (sopa) de óleo carreador e massageie suavemente o couro cabeludo. Enrole uma toalha em torno da cabeça e deixe o preparado agir por meia hora. Lave e enxágue com água em abundância.

Para a escabiose (sarna), um unguento funciona bem, sobretudo quando combinado com outros óleos.

Unguento de eucalipto para escabiose (sarna)

7,5 g de cera de abelha
4 colheres (sopa) de óleo carreador ou mistura carreadora
10 gotas de óleo essencial de eucalipto-comum
14 gotas de óleo essencial de lavanda
8 gotas de óleo essencial de pinho

Coloque a cera de abelha e o óleo carreador num pote, dentro de uma panela com água. Aqueça em fogo brando, mexendo até a cera derreter. Retire o frasco da panela e deixe a mistura esfriar até a temperatura ambiente, antes de adicionar os óleos essenciais. Ajuste a consistência, se necessário. Deixe a mistura esfriar por completo antes de usar ou armazenar.

Para aliviar a febre do feno, misture 1 gota de eucalipto, 1 de camomila e 1 de melissa em 1 colher (chá) de óleo carreador. Aplique um pouquinho nos pontos dos batimentos cardíacos nos pulsos, na parte interna dos braços, à altura dos cotovelos e no peito. Para aliviar e curar herpes labial, coloque 1 gota de eucalipto e 1 de bergamota em 1 colher (chá) de óleo carreador e aplique com um cotonete.

Cuidados pessoais e bem-estar

Quando usado para cuidados com a pele, o eucalipto ajuda a tonificar e a equilibrar a tez. Com leve poder adstringente, reduz o excesso de oleosidade. Também funciona bem como num banho de vapor facial para pele oleosa, desobstruindo e limpando os poros. O eucalipto ajuda a controlar a caspa e pode ser usado sozinho para fazer um desodorante, ou ser combinado com lavanda e hortelã-pimenta.

Do ponto de vista emocional, o eucalipto oferece apoio quando se lida com o sofrimento e ajuda a restaurar a sensação de bem-estar. Quando precisar de espaço emocional, difunda 3 partes de eucalipto, 2 partes de limão-siciliano e 1 parte de manjericão. O eucalipto é também de grande ajuda para eliminar a fadiga e o esgotamento mental.

Para o trabalho energético, use eucalipto para ativar o chakra do coração. Use-o no altar quando rezar por cura. Esse óleo de eucalipto atrai a felicidade quando usado na magia das velas. Também apoia o trabalho onírico e o de vidas passadas.

Para a casa

O eucalipto é um repelente clássico de insetos. Use-o em velas e difusores para dissuadir os insetos de entrar em sua casa. No feng shui aromático, use-o para estimular e movimentar a energia.

Folha de Canela

Nome botânico: *Cinnamomum zeylanicum* sin. *C. verum*, *Laurus cinnamomum*
Também conhecida como: Canela-de-ceilão, canela-de-madagascar, canela-verdadeira

Nativa de algumas regiões do Sudeste Asiático, a canela é uma árvore tropical perene que alcança cerca de 17 metros de altura. Tem folhas brilhantes com aspecto semelhante ao do couro, flores amarelo-brancas e bagas azul-esbranquiçadas. O nome do gênero botânico foi derivado do grego *kinnamon* ou *kinnamomon*, que significa "madeira doce", o qual, por sua vez, se pensa ter vindo de *kayamanis*, palavra nas línguas malaia e indonésia.[41] O povo do Sri Lanka foi o primeiro a cultivar essa árvore.

A canela foi e ainda é uma das especiarias mais importantes do mundo. Era uma mercadoria valiosa para os fenícios e árabes no comércio com os egípcios, gregos e romanos. Como a pimenta-do-reino, a canela foi uma das especiarias que estimulou os comerciantes europeus a explorar o mundo para encontrar rotas novas e mais rápidas rumo ao Extremo Oriente.

Descrição do óleo e precauções

As folhas são destiladas a vapor ou a água, produzindo um óleo amarelo a acastanhado, de viscosidade média e textura ligeiramente oleosa. O óleo de folha de canela tem vida útil aproximada de 2 a 3 anos, ou pouco mais. Evite-o durante a gravidez; pode causar irritação da pele; use com moderação e em baixas concentrações.

41 Cumo, Christopher. *Foods That Changed History: How Foods Shaped Civilization from the Ancient World to the Present*. Santa Barbara, CA: ABC-CLIO, 2015. p. 89.

Este verbete só traz informações sobre o óleo da folha de canela. O óleo feito da casca de canela (usada como tempero) é tóxico para a pele e um dos óleos essenciais mais perigosos.

Misturas aromáticas

O óleo de folha de canela tem aroma quente e de especiarias. Entre os demais óleos que combinam com ele, podem-se citar os de alecrim, cardamomo, cravo-da-índia, gengibre, *grapefruit*, laranja, lavanda, limão-siciliano, *petitgrain* e tomilho.

Grupo aromático	**Nota aromática**	**Força inicial**	**Signos solares**
Especiarias	Coração	Média	Áries, Capricórnio, Leão

Preparados medicinais

O óleo essencial de folha de canela é usado para tratar artrite, bronquite, circulação, cólicas menstruais, depressão, dores e desconfortos musculares, escabiose (sarna), estresse, febre, gripe, picadas de insetos, piolhos, resfriado, tosse e verrugas.

Para aliviar a dor das picadas de abelhas, e sobretudo das de vespas, pingue 1 gota de óleo de folha de canela em 1 colher (chá) de óleo carreador e aplique no local com suavidade. Senão, faça uma compressa fria, pingando 2 ou 3 gotas em 1 colher (sopa) de óleo carreador e adicionando-a a 1 litro de água fria. Para combater piolhos, misture 2 gotas de óleo de folha de canela e 8 gotas de *tea tree* em 2 colheres (sopa) de óleo carreador. Esfregue a mistura no couro cabeludo e passe-a nos cabelos. Deixe agir por cerca de 1 hora e, depois, lave e enxágue com água em abundância.

As propriedades antissépticas da folha de canela ajudam a aliviar tosse e resfriados. Para inalação a vapor, combine 2 gotas de óleo de folha de canela, 2 gotas de alecrim e 2 de limão-siciliano em 1 litro de água. As propriedades desinfetantes da folha de canela também ajudam a limpar o ar de um quarto onde haja uma pessoa doente.

Famosa por ser uma especiaria quente, a canela pode aliviar a artrite. Misture 3 gotas de óleo de folha de canela, 3 gotas de coentro, 3 gotas de gengibre e 2 gotas de limão-siciliano em 30 ml de óleo carreador para massagear os locais onde há rigidez e dor.

Cuidados pessoais e bem-estar

Como o óleo de folha de canela pode causar irritação na pele, não é usado para produtos de cuidados pessoais; no entanto, é um auxílio para o apoio emocional. Para ajudar a manter o humor equilibrado, difunda 1 parte de óleo de folha de canela e 1 parte de óleo de cardamomo com 2 partes de óleo de lavanda. Quando precisar de clareza para se concentrar no trabalho ou nos estudos, combine-a com tangerina e alecrim. A folha de canela também ajuda a aliviar a depressão e o esgotamento nervoso.

Para o trabalho energético, use canela para ativar os chakras do plexo solar, do coração e do terceiro olho. Use-o na cera derretida de uma vela de 7 dias para meditação e apoio espiritual. A folha de canela também pode ser usada para abençoar um altar ou um espaço especial. Na magia das velas, ajuda a encontrar justiça, atrair sorte e alcançar os objetivos. Melhora o trabalho onírico.

Para a casa

Traga o aroma quente da canela para suas mantas ou outras roupas de cama para aumentar a sensação de aconchego. Pingue algumas gotas de óleo essencial de folha de canela numa toalha ou numa bola de secar e jogue-a na secadora com as mantas de os cobertores. Como os óleos essenciais podem ser inflamáveis em certas condições, use o secador com ar frio para estufar os cobertores e lençóis.

No feng shui aromático, use folha de canela para estimular a energia. No hemisfério Norte, as velas ajudam a dar um tom especial para a época das festas de fim de ano, pois o calor da canela se contrapõe ao frio do inverno. Se não quiser deixar as velas acesas, um difusor de vareta pode tornar o ambiente mais alegre.

Difusor de vareta de canela para as festas de inverno

2 colheres (chá) de uma mistura de óleos essenciais de alecrim, cravo-da-índia, folha de canela e laranja
$^1/_4$ de xícara de óleo carreador de girassol
1 frasco decorativo
4 a 5 varetas de ratã

Misture os óleos essenciais nas quantidades que lhe parecerem as melhores e depois junte-os ao óleo carreador. Despeje a mistura num frasco e insira as varetas. Inverta as varetas pelo menos uma vez por dia, para difundir o aroma.

Funcho-Doce

NOME BOTÂNICO: *Foeniculum vulgare* var. *dulce* sin. *F. dulce*, *F. vulgare*, *F. officinale*
TAMBÉM CONHECIDO COMO: Erva-doce

Natural da região mediterrânea, o funcho tem base bulbosa, folhas finas, pequenas e numerosas e umbelas de flores amarelas. Pode atingir de 1,50 a 1,80 metro de altura. O uso do funcho para fins culinários e medicinais vem da China, da Índia e do Egito antigos. Os gregos e romanos também utilizavam essa planta para vasta gama de doenças. O nome científico do gênero dessa planta significa "pequeno feno" e se refere ao seu aroma; é derivado da palavra latina *foenum*, que significa "feno".[42] Durante a Idade Média, esse nome evoluiu, tornando-se primeiro *fenkel* e, por fim, *fennill*. Os herboristas medievais Nicholas Culpeper e John Gerard (1545-1612) cantaram seus louvores e recomendaram o funcho para uma série de doenças.

Descrição do óleo e precauções

A destilação a vapor das sementes produz um óleo incolor a amarelo-claro, com baixa viscosidade e vida útil aproximada de 2 a 3 anos. Evite esse óleo essencial durante a gravidez e a amamentação; evite-o se tiver epilepsia ou outro distúrbio convulsivo; ele pode causar sensibilização da pele; use com moderação; não deve ser usado em crianças com menos de 6 anos de idade.

O funcho é uma planta cujo nome comum é tão importante quanto o nome botânico, pois os nomes botânicos *Foeniculum vulgare* e *F. officinale* são usados para designar tanto o funcho-doce como o amargo. Embora o funcho-amargo seja cultivado como legume comestível, o óleo essencial feito dessa planta é tóxico e nunca deve ser usado na pele.

---

42 Weiss, E. A. *Spice Crops*. Nova York: CABI Publishing, 2002. p. 285.

Misturas aromáticas

Esse óleo essencial tem aroma de especiarias e adocicado, semelhante ao de anis. Entre os demais óleos que combinam com ele, podem-se citar os de agulha de abeto, alecrim, bagas de zimbro, bergamota, cardamomo, cipreste, gerânio, ilangue-ilangue, lavanda, *niaouli*, pimenta-do-reino, rosa e tangerina.

Grupo aromático	Nota aromática	Força inicial	Signos solares
Especiarias	Cabeça	Média	Áries, Gêmeos, Virgem

Preparados medicinais

O funcho é utilizado para tratar artrite, asma, bronquite, celulite, constipação, desconforto da menopausa, edema, hematomas, indigestão, inflamação, náusea, tensão pré-menstrual (TPM), tosse e varizes.

Quando usado para massagem, o óleo de funcho ajuda a diminuir a celulite e a reduzir o inchaço associado ao edema. Também ajuda a tonificar a pele. Use de 12 a 14 gotas em 30 ml de óleo carreador ou experimente a seguinte mistura suave.

Mistura de funcho para massagem contra edema e celulite

3 colheres (sopa) de óleo carreador ou mistura carreadora
6 gotas de óleo essencial de funcho
8 gotas de óleo essencial de cipreste
6 gotas de óleo essencial de gerânio

Combine os óleos e misture bem. Guarde os restos de óleo num frasco de tampa hermética.

Uma receita semelhante feita com 6 gotas de óleo de funcho, 8 gotas de óleo de limão-siciliano e 6 gotas de óleo de alecrim pode ser usada para aliviar a dor das varizes. Para ajudar a aliviar a constipação, use de 6 a 8 gotas de funcho em 1 colher (sopa) de óleo carreador para massagear o abdômen.

As propriedades antissépticas do funcho tornam-no eficaz numa inalação de vapor para aliviar a congestão nasal e reduzir o excesso de muco. Ele também ajuda a acalmar a tosse. Para diminuir a náusea, utilize o método dos vapores fáceis (do Capítulo 8) com 1 gota de funcho em 1 xícara de água fumegante.

Cuidados pessoais e bem-estar

O funcho é bom para pele oleosa. Para fazer um adstringente, prepare uma xícara de chá de camomila e use 4 colheres (sopa) desse chá com 1 colher (chá) de hamamélis, 5 gotas de funcho e 6 gotas de bagas de zimbro. Essa mistura também ilumina uma tez sem brilho. Como ajuda a restaurar a umidade e a elasticidade, o funcho é útil para pele madura. Faça um hidratante básico com 4 colheres (sopa) de óleo carreador de rosa-mosqueta ou de jojoba (ou uma mistura de ambos), 3 gotas de funcho, 5 gotas de gerânio e 4 gotas de olíbano. Para reduzir o inchaço ao redor dos olhos, use funcho numa compressa fria.

Esse óleo é de grande ajuda para lidar com as emoções e os humores, promovendo a sensação de calma e segurança. Fornece apoio quando se iniciam mudanças. Para desbloquear as emoções e a energia, difunda o óleo de funcho com quantidades iguais de óleo de limão-siciliano e de bagas de zimbro. Quando se trabalha com os chakras, o óleo de funcho ativa os centros de energia do sacro e da garganta. Nas práticas espirituais, limpa a energia e pode ser usado para consagrar um altar ou espaço sagrado. Use-o na magia das velas para atrair amor.

Para a casa

No feng shui aromático, use funcho num *spray* para ambientes onde quer que a energia lhe pareça lenta e preguiçosa. Uma vela feita com óleo essencial de funcho, mesmo não acesa, pode estimular a energia.

Gengibre

Nome botânico: *Zingiber officinale*

O nome científico do gênero e o nome vulgar do gengibre evoluíram da palavra latina *zingiber*, que deriva do sânscrito *singabera*, que significa "em forma de chifre".[43] Isso se refere

43 Foster, Steven e Johnson, Rebecca L. *National Geographic Desk Reference to Nature's Medicine*. Washington, DC: National Geographic Society, 2008. p. 180.

aos rizomas (raízes), que se assemelham a chifres. Originária do sul da Ásia, essa planta tem talos semelhantes a juncos, folhas em forma de lança e espigões de flores amarelas ou brancas.

Há milhares de anos que o gengibre é usado para fins culinários e medicinais na China e na Índia. Também era usado como afrodisíaco. Os gregos e romanos importaram o gengibre para a Europa, onde continuou sendo muito apreciado durante a Idade Média. Os espanhóis introduziram-no nas Índias Ocidentais e na América do Sul. Os primeiros colonos europeus nos Estados Unidos usavam gengibre para fazer o que chamavam de *cervejinha* (*small beer*), da qual descendem as atuais cervejas de gengibre e *ginger ale*.

Descrição do óleo e precauções

Um óleo amarelo-claro, âmbar ou esverdeado é produzido pela destilação a vapor dos rizomas. Tem baixa viscosidade e vida útil aproximada de 2 a 3 anos. O óleo essencial de gengibre pode causar irritação ou sensibilização da pele; é ligeiramente fototóxico.

Misturas aromáticas

O aroma desse óleo é de especiarias, amadeirado e rico. O gengibre combina bem com cedro, cravo-da-índia, eucalipto, gerânio, *grapefruit*, ilangue-ilangue, limão-galego, limão-siciliano, tangerina, néroli, *palmarosa*, *patchouli*, rosa, tangerina e *vetiver*.

Grupo aromático	**Notas aromáticas**	**Força inicial**	**Signos solares**
Especiarias	Coração a base	Forte a muito forte	Áries, Escorpião, Leão, Sagitário

Preparados medicinais

O óleo essencial de gengibre é usado para tratar artrite, bursite, circulação, cólicas menstruais, constipação, depressão, dor de garganta, dores e desconfortos musculares, enjoo de movimento, febre, gripe, indigestão, *jet lag*, náusea, resfriado, ressaca, sinusite, tosse, torções e distensões, transtorno afetivo sazonal (TAS) e vertigens.

As propriedades antitússicas e expectorantes do gengibre ajudam a aliviar a congestão torácica e nasal. Difunda 2 partes de óleo de gengibre, 1 parte de laranja e 1 de olíbano para ajudar a prevenir o resfriado ou aliviar os sintomas caso já esteja resfriado. As propriedades antiespasmódicas do gengibre aliviam a tosse. Para melhorar a sinusite, faça uma inalação de vapor com 2 gotas de óleo de gengibre, 2 de eucalipto e 2 de tomilho.

Analgésico e calorífico, o gengibre alivia a dor e a rigidez da artrite. Combine 3 gotas de gengibre e 2 gotas de cada um dos óleos de agulha de abeto e alecrim em 1 colher (sopa) de óleo carreador para fazer uma massagem suave.

Leve um inalador consigo quando viajar para aliviar o enjoo de movimento. Use de 10 a 12 gotas de óleo de gengibre, por si só, ou 6 gotas de óleo de gengibre e 5 gotas de hortelã-pimenta. Essa combinação também ajuda na recuperação do *jet lag* ou de uma ressaca.

Cuidados pessoais e bem-estar

Para aliviar o esgotamento nervoso e a fadiga mental, faça uma pausa para relaxar enquanto difunde 2 partes de óleo de gengibre, 1 parte de lavanda e 1 de hortelã-pimenta. O brilho quente das velas aromáticas com gengibre cria uma atmosfera de paz e bem-estar. (Leia os detalhes completos sobre como fazer velas no Capítulo 13.) A receita a seguir faz de 3 a 4 velas para *réchaud*.

Velas de gengibre para um dia mais luminoso

2 colheres (chá) de mistura de óleos essenciais de gengibre, tangerina e cedro-da-virgínia
30 g de cera de abelha
2 colheres (chá) de óleo de coco

Misture os óleos essenciais e ajuste as quantidades para obter um equilíbrio de odor que lhe agrade. Coloque a cera e o óleo de coco num copo de medida e ponha este em banho-maria numa panela, aquecendo-a em fogo brando. Mexa sem parar até a cera derreter, depois retire o copo de medida do fogo. Mergulhe as pontas dos pavios na cera e grude um pavio no fundo de cada molde de vela. Deixe a mistura esfriar. Enquanto ainda estiver líquida, acrescente os óleos essenciais. Se o óleo essencial fizer a cera endurecer, coloque o copo de medida na panela de água quente por 1 minuto. Despeje a cera nos moldes das velas. Quando estas estiverem frias, apare os pavios. Dê-lhes alguns dias para absorverem o aroma e endurecerem bem antes de usar.

Para ajudar a aterrar e centrar a energia para meditação ou oração, misture os óleos de gengibre com gerânio e tangerina num difusor ou na cera derretida de uma vela de 7 dias. Use apenas o gengibre para ativar os chakras da raiz, do sacro, do plexo solar e do coração. Para atrair abundância e prosperidade, use o gengibre na magia das velas. Ele também fomenta o amor.

Para a casa

Para refrescar o ar em casa, difunda 3 partes de óleo de tangerina, 2 partes de néroli e 1 parte de gengibre. Essa combinação também funciona bem como desodorizante de tapetes. No feng shui aromático, use o gengibre para estimular a energia.

Gerânio

Nomes botânicos: *Pelargonium roseum, P. capitatum × radens, P.* cv. "Rosé"
Também conhecido como: Gerânio-rosa

O gerânio-rosa é um enigma. Primeiro, não é a famosa planta de jardim que a maioria de nós conhece como gerânio. Na verdade, uma grande incerteza envolve a identificação botânica exata dos gerânios. O que de hábito se chama de gerânio é, na realidade, um pelargônio. *Geranium* e *Pelargonium* são nomes de gêneros da família *Geraniaceae*. Essa é a parte fácil.

A confusão sobre essas plantas remonta a vários séculos. Numa época em que os pelargônios eram mania, foram desenvolvidos tantos híbridos que eles se tornaram indistinguíveis entre si. Para piorar o problema, muitas vezes ocorreu de nomes diferentes serem dados à mesma planta, sem que se esclarecesse que eram sinônimos, e às vezes o mesmo nome foi dado a várias plantas. Em alguns casos, os híbridos não foram nomeados para distingui-los das plantas das quais provieram, e alguns nomes não tinham qualquer significado botânico. Não é de admirar que a confusão persista ainda hoje.

O óleo essencial de gerânio é produzido de dois grupos principais de espécies híbridas. O primeiro grupo de híbridos é um cruzamento entre *P. capitatum* e *P. radens* (sin. *P. radula*). O segundo é entre *P. capitatum* e *P. graveolens* (sin. *P. × asperum*). Os híbridos com aroma de rosas vêm do primeiro grupo.

Antes do advento dos perfumes feitos por engenharia química, essas plantas eram extremamente importantes para o setor de perfumaria, porque eram uma alternativa mais barata às rosas. Em certa época, a Ilha da Reunião, no Oceano Índico, foi o centro do universo do gerânio-rosa. Aliás, durante algum tempo, o nome *gerânio-rosa* foi aplicado apenas às plantas cultivadas lá. O antigo nome da ilha, Bourbon, também é usado no nome de alguns cultivares e óleos essenciais.

Descrição do óleo e precauções

A destilação a vapor de toda a planta produz um óleo esverdeado com pouca viscosidade e vida útil aproximada de 2 a 3 anos. Evite utilizar esse óleo essencial durante a gravidez; não o utilize em crianças com menos de 6 anos; pode causar sensibilização.

Misturas aromáticas

Esse óleo tem aroma de rosa, doce e um pouco mentolado. Entre os demais óleos que combinam com ele, podem-se citar os de alecrim, bagas de zimbro, bergamota, *grapefruit*, *immortelle*, laranja, lavanda, melissa, néroli, *petitgrain*, sândalo, sálvia esclareia e semente de cenoura.

Grupo aromático	**Nota aromática**	**Força inicial**	**Signos solares**
Floral	Coração	Média	Áries, Câncer

Preparados medicinais

O óleo essencial de gerânio é usado para tratar acne, ansiedade, celulite, circulação, cortes e arranhões, dermatite, depressão, desconforto da menopausa, dor de garganta, eczema, edema, estresse, hematomas, hemorroidas, herpes-zóster, *jet lag*, micose, piolhos, queimadura de sol, queimaduras, tensão pré-menstrual (TPM) e tonsilite.

Em qualquer queimadura, da cozinha ou de sol, o gerânio ajuda a suavizar e curar os danos, especialmente quando combinado com gel de *aloe vera*. Faça um lote e tenha-o à mão para um tratamento rápido de primeiros socorros.

Gel de gerânio e lavanda para queimadura

2 colheres (sopa) de gel de *aloe vera*

5 gotas de óleo essencial de gerânio
5 gotas de óleo essencial de lavanda

Combine todos os ingredientes e misture bem. Armazene num frasco de tampa hermética.

Para curar dermatite e eczema, misture 1 gota de óleo de gerânio e 1 gota de óleo de bagas de zimbro em 1 colher (chá) de óleo de amêndoa e aplique com suavidade na área afetada. Nos problemas relacionados à menopausa ou à síndrome de tensão pré-menstrual, difunda o óleo de gerânio com quantidades iguais de lavanda e sálvia esclareia. Para dor de garganta, faça uma inalação de vapor usando 3 gotas de gerânio e 3 de hissopo.

Cuidados pessoais e bem-estar

Depurador e refrescante, o gerânio ajuda a equilibrar a oleosidade da pele, seja ela seca, madura ou oleosa. Para hidratação rápida, misture 1 colher (sopa) de óleo de amêndoa com 2 gotas de gerânio, 1 gota de olíbano e 1 de camomila. Para pele oleosa, substitua essas últimas por 1 gota de bergamota e 1 de bagas de zimbro. O gerânio também ajuda a combater rugas.

Esse óleo essencial vem em socorro dos cabelos secos e da caspa. Misture 2 gotas de gerânio e 2 de mirra em 1 colher (sopa) de óleo de coco. Massageie no couro cabeludo e passe pelos cabelos; depois, lave e enxágue bem. Também pode ser usado em cabelos normais e funciona bem quando usado em desodorante.

Quando se lida com qualquer tipo de tristeza, o gerânio fornece apoio emocional e restaura a sensação de bem-estar. Difunda 2 partes de gerânio e de *grapefruit* e 1 parte de ilangue-ilangue para acalmar a tensão nervosa e fomentar a sensação de paz. O gerânio também ajuda a limpar e focar a mente.

Para o trabalho energético, o gerânio ativa os chakras do plexo solar, do coração, da garganta e da coroa. Use-o ao meditar e ao rezar pela cura. É eficaz para limpar a energia de um espaço sagrado ou de meditação. Pode ser usado na magia das velas para atrair amor, felicidade e sorte. Use-o também para apoiar a realização de objetivos.

Para a casa

O gerânio é bom para refrescar o ar e combina bem com lavanda e tangerina. Difunda-o onde quer que seja preciso abrandar e equilibrar a energia o mais rápido possível.

Grapefruit

Nome botânico: *Citrus × paradisi*
Também conhecido como: Toranja

O *grapefruit* é um híbrido natural do pomelo (*C. maxima*) e da laranja-doce ou laranja comum (*C. sinensis*); é originário das Índias Ocidentais, para onde a laranja foi importada do Sudeste Asiático, no fim do século XVII. O nome *paradisi* deriva da palavra latina *paradisus* e da palavra grega *parádeisos*, que significa "paraíso".[44] A árvore do *grapefruit* alcança cerca de 9 metros de altura e tem folhagem densa e brilhante, além de grandes flores brancas. O fruto novo nasce em cachos, é verde e tem ligeira semelhança com a uva.

Descrição do óleo e precauções

A prensagem a frio de toda a fruta produz um óleo amarelo ou esverdeado com baixa viscosidade. Embora a maioria dos óleos cítricos tenha prazo de validade aproximado de 12 a 18 meses, o de *grapefruit* é um dos que duram menos. Esse óleo essencial pode causar irritação da pele; é fototóxico; evite se estiver tomando medicamentos não compatíveis com o *grapefruit*.

Misturas aromáticas

Esse óleo tem aroma doce e cítrico. Entre os óleos que combinam bem com ele, podemos mencionar os de bagas de zimbro, camomila-romana, cardamomo, cipreste, coentro, hortelã-comum, laranja, limão-siciliano, néroli e *palmarosa*.

Grupo aromático	Notas aromáticas	Força inicial	Signos solares
Cítrico	Coração a cabeça	Forte	Gêmeos, Virgem

44 Small, Ernest. *Top 100 Food Plants: The World's Most Important Culinary Crops*. Ottawa, Canadá: NCR Research Press, 2009. p. 276.

Preparados medicinais

Esse óleo essencial é utilizado para tratar acne, celulite, circulação, depressão, dor de cabeça, estresse, gripe, náusea, ressaca, resfriado, tensão pré-mentrual (TPM), transtorno afetivo sazonal (TAS) e varizes.

O óleo de *grapefruit* é muito bom para movimentar a circulação e ajuda quando se lida com celulite ou varizes. Para massagem, combine 2 gotas de *grapefruit* e 3 gotas de cipreste e de limão-siciliano em 1 colher (sopa) de óleo carreador. Massageie as pernas para cima, em direção ao coração.

Quando difundido, esse jovial óleo de fruta alivia os altos e baixos da TPM. Use-o sozinho ou combine-o em partes iguais com cardamomo e camomila-romana. Para tratar a dor de cabeça, difunda o óleo de *grapefruit* em partes iguais com hortelã-pimenta e alecrim, ou faça uma compressa fria com esses óleos.

Cuidados pessoais e bem-estar

As propriedades adstringentes do *grapefruit* tornam-no ideal para peles e cabelos oleosos. Use 6 ou 7 gotas em 1 litro de água para um vapor facial que abrirá e limpará os poros. Depois, use uma bola de algodão para passar no rosto um pouco de adstringente. Faça o adstringente com $^1/_4$ de xícara de chá de camomila frio, 1 colher (sopa) de hamamélis e 5 gotas cada dos óleos de *grapefruit*, semente de cenoura e bagas de zimbro. O óleo de *grapefruit* promove o crescimento do cabelo. Combine-o com alecrim para uma revigorante massagem do couro cabeludo.

O óleo de *grapefruit* equilibra as emoções e ajuda a aliviar a tensão nervosa e a exaustão. Difunda 3 partes de *grapefruit*, 2 partes de tangerina e 1 parte de manjericão. Essa combinação também aliviará as dores de cabeça decorrentes da tensão, reduzirá a irritabilidade e fomentará a sensação de bem-estar. Para ajudar a concentrar a mente, combine o óleo de *grapefruit* com uma quantidade igual de hortelã-comum. Essa combinação também o ajudará a se recuperar do *jet lag* ou de uma ressaca.

Para apoiar a meditação ou práticas espirituais, coloque 1 gota cada dos óleos de *grapefruit*, sândalo e lavanda na cera derretida de uma vela de 7 dias ou daquelas velas que ficam dentro de um frasco. Para o trabalho energético, o óleo de *grapefruit* ativa os chakras do plexo solar e da garganta. Use-o na magia das velas para atrair abundância ou ajudar a alcançar as metas.

Para a casa

As propriedades antissépticas e antibacterianas do óleo essencial de *grapefruit* tornam-no ideal para a limpeza das superfícies da cozinha. Para potência extra, combine-o com óleo de capim-limão.

Limpador de cozinha de grapefruit

2 xícaras de água
2 a 4 colheres (sopa) de sabão de Castela
8 gotas de óleo essencial de *grapefruit*
7 gotas de óleo essencial de capim-limão

Combine todos os ingredientes num frasco pulverizador e agite suavemente para misturar. Para usar, pulverize as superfícies e limpe com um pano úmido.

A difusão do *grapefruit* remove os odores desagradáveis. É especialmente útil para manter a geladeira com aroma limpo e fresco. Misture de 10 a 12 gotas do óleo de *grapefruit* em 240 g de bicarbonato de sódio e misture bem. Para móveis e assoalhos de madeira, acrescente algumas gotas a um limpador de limão. Teste-o primeiro numa pequena área. No feng shui aromático, use o óleo de *grapefruit* para movimentar a energia.

Hissopo

Nome botânico: *Hyssopus officinalis*
Também conhecido como: Alfazema-de-caboclo

Com até cerca de 60 cm de altura, o hissopo tem hastes angulares eretas. Suas folhas em forma de lança são verde-escuras, e suas minúsculas flores azuis-púrpura crescem em espiral nas extremidades dos caules. Os caules, as folhas e as flores são aromáticos. Nativo da região do Mediterrâneo, o hissopo era muito apreciado por gregos e romanos como erva medicinal. Seu gênero científico e seu nome vulgar vêm da palavra grega *hussopos*, que significa "erva sagrada", referindo-se a seu uso na limpeza dos templos.[45]

45 Kowalchik, Claire e Hylton, William H. (orgs.). *Rodale's Illustrated Encyclopedia of Herbs*. Emmaus, PA: Rodale Press, 1998. p. 342.

Durante a Idade Média, os sacerdotes usavam pequenos ramos de hissopo mergulhados em água-benta para aspergir e abençoar suas congregações. O hissopo também tinha usos mundano e secular, como erva a ser espalhada em pisos difíceis de varrer e para enchimento de colchões. Era também popular como planta usada nas sebes dos *knot gardens* ingleses (jardins formais com sebes geométricas e canteiros de flores e ervas aromáticas).

Descrição do óleo e precauções

Um óleo incolor a amarelo-esverdeado é produzido pela destilação a vapor das folhas e flores. O óleo de hissopo tem baixa viscosidade e prazo de validade aproximado de 2 a 3 anos. Evite usá-lo durante a gravidez e a amamentação; evite-o se tiver epilepsia ou outro distúrbio convulsivo; evite-o se sofrer de hipertensão arterial; pode causar sensibilização; use com moderação.

Misturas aromáticas

O aroma do óleo essencial de hissopo é ligeiramente doce e herbáceo, com tons canforados. Combina bem com capim-limão, gerânio, hortelã-comum, laranja, lavanda, limão-galego, limão-siciliano, louro, melissa e sálvia esclareia.

Grupo aromático	Notas aromáticas	Força inicial	Signos solares
Herbáceo	Coração a cabeça	Média	Câncer, Sagitário

Preparados medicinais

O óleo de hissopo é usado para tratar ansiedade, artrite, asma, bronquite, coqueluche, cortes e arranhões, dermatite, dor de garganta, eczema, estresse, gripe, hematomas, herpes labial, indigestão, inflamação, resfriado, tonsilite e tosse.

As propriedades antissépticas e antivirais do hissopo são úteis no tratamento do herpes labial. Pingue 1 gota de hissopo em 1 colher (chá) de óleo carreador e aplique com um cotonete. O hissopo é eficaz para aliviar a inflamação em casos de dermatite e eczema. Quando usado para limpar cortes e feridas, ajuda a reduzir as cicatrizes. Para tratar hematomas, misture 1 colher (sopa) de óleo carreador com 3 gotas de cada um dos óleos de hissopo e *palmarosa* e 2 gotas de cravo-da-índia. Combinado com lavanda, funciona bem para reduzir os hematomas.

O hissopo tem eficácia especial no tratamento da congestão nasal e peitoral provocada pelo resfriado e pela gripe. Difunda-o com hortelã-pimenta, alecrim e tomilho para trazer alívio e limpar o ar. A mesma combinação de óleos essenciais pode ser usada de modo eficaz para se esfregada no peito.

Mistura difusora de hissopo para eliminar a congestão
2 partes de óleo essencial de hissopo
2 partes de óleo essencial de hortelã-pimenta
1 parte de óleo essencial de alecrim
1 parte de óleo essencial de tomilho

Misture os óleos e coloque a mistura no difusor.

As propriedades antiespasmódicas e expectorantes do hissopo podem ajudar a aliviar os espasmos brônquicos. Faça uma inalação de vapor com 3 gotas de cada um dos óleos de hissopo, hortelã-comum e cajepute em 1 litro de água. Para tratar dor de garganta, use 4 gotas de hissopo e 4 de gerânio em uma inalação de vapor. Para aliviar o resfriado quando estiver fora de casa, use 4 gotas de hissopo e 4 de tomilho em um inalador.

Cuidados pessoais e bem-estar
O óleo de hissopo ajuda no relaxamento e colabora para liberar a ansiedade, a tensão nervosa e o estresse. Para uma combinação revigorante, difunda-o em partes iguais com lavanda e melissa para acabar com as tensões. Para uma massagem relaxante que alivie a fadiga mental, combine 5 gotas de lavanda com 4 gotas de cada um dos óleos de hissopo e bagas de zimbro em 30 ml de óleo carreador. Para limpar a mente e trazer clareza às emoções, difunda 2 partes de hissopo e limão-siciliano com 1 parte de ilangue-ilangue.

No trabalho energético, o hissopo ativa os chakras do sacro, do plexo solar e da garganta.

Devido à longa história de utilização na limpeza de espaços sagrados, o hissopo é ideal para purificar e preparar um altar ou espaço sagrado. Também dá apoio à meditação e às práticas espirituais. Use hissopo na magia das velas para eliminar qualquer forma de negatividade.

Para a casa

Além de funcionar como repelente geral de insetos, o hissopo é especialmente eficaz para afastar as moscas quando difundido. Para espantar as traças de um armário ou recipiente de armazenamento, faça um sachê com ½ xícara de bicarbonato de sódio e 15 gotas de óleo de hissopo. No feng shui aromático, use o hissopo para estimular a energia.

Os Óleos de Hortelã

As plantas da família da hortelã têm como característica distintiva o caule de seção quadrangular. A hortelã-comum é considerada a espécie mais antiga, mas a hortelã-pimenta também existe há bastante tempo. Folhas secas de hortelã-pimenta foram encontradas em antigos funerais egípcios. Os gregos e os romanos valorizavam as duas hortelãs para ajudar em problemas digestivos. Os gregos espalhavam folhas de hortelã-comum na água de banho para promover o descanso e a recuperação.

Ambos os tipos de hortelã foram introduzidos na Inglaterra pelos romanos. No século XVIII, a hortelã-pimenta e a hortelã-comum eram amplamente utilizadas para fins medicinais e culinários em toda a Europa e América do Norte.

Hortelã-Comum

Nome botânico: *Mentha spicata* sin. *M. viridis*

Também conhecida como: Hortelã, hortelã-verde, menta

O nome científico da espécie desta erva vem do latim *spicatus*, que significa "com espigões", referindo-se à aparência dos caules das flores.[46] A hortelã-comum tem pequenas espirais de flores cor-de-rosa ou lilás no topo de caules dos quais saem folhas verdes brilhantes. Como a hortelã-pimenta, as folhas são estriadas, com bordas serrilhadas. Alcan-

46 Neal, Bill. *Gardener's Latin: Discovering the Origins, Lore & Meanings of Botanical Names*. Chapel Hill, NC: Algonquin Books of Chapel Hill, 1992. p. 115.

çando de 30 cm a 45 cm de altura, a hortelã-comum é, de todas as hortelãs, a menta mais usada na culinária. É mais suave e menos picante que a hortelã-pimenta; a hortelã-comum é adocicada, ao passo que a hortelã-pimenta tem sabor pungente.

Descrição do óleo e precauções

A destilação a vapor das flores produz um óleo que varia do amarelo-claro ao verde-oliva. Tem pouca viscosidade e vida útil aproximada de 2 a 3 anos. O óleo essencial de hortelã--comum pode causar dermatite em algumas pessoas; pode causar sensibilização, especialmente em crianças; não é compatível com tratamento homeopático.

Misturas aromáticas

Esse óleo tem aroma mentolado, herbáceo e com leve toque de especiarias, menos picante que o de hortelã-pimenta. Entre os demais óleos que combinam bem com ele, incluem-se os de alecrim, eucalipto, laranja, lavanda, limão-galego, limão-siciliano, louro, manjericão, *niaouli* e tangerina.

Grupo aromático	Nota aromática	Força inicial	Signos solares
Herbáceo	Cabeça	Média	Gêmeos, Libra

Preparados medicinais

O óleo de hortelã-comum é usado para tratar acne, ansiedade, asma, bronquite, dermatite, desconforto da menopausa, dor de cabeça, dor de garganta, dores e desconfortos musculares, enjoo de movimento, enxaqueca, estresse, febre, gripe, indigestão, insônia, náusea, picadas e ferroadas de insetos, queimadura de sol, resfriado, ressaca, sinusite e tosse.

Embora a hortelã-pimenta tenha ação fortíssima em razão do mentol, a hortelã-comum é útil para resfriados, sobretudo para quem quiser um remédio mais suave. Tem propriedades descongestionantes e expectorantes que aliviam a tosse e a congestão. O óleo de hortelã-comum também é antiespasmódico e atenua a tosse brônquica. Pode ser usado em inalação de vapor, no chuveiro, para afastar os calafrios. Pingue 20 gotas de óleo de hortelã-comum e 20 de hissopo sobre uma toalha de rosto, dobre-a ao meio duas vezes e depois coloque-a no chão do chuveiro, debaixo da corrente de água. Ajuda a baixar a febre com uma compressa fresca preparada com 6 a 8 gotas de óleo de hortelã-comum em 1 litro de água fria.

Para acalmar a náusea, pingue algumas gotas num lenço de papel e inale. A hortelã-comum também ajuda a lidar com os enjoos matinais. Pingue 1 ou 2 gotas numa xícara de água fervente, depois segure-a perto do rosto para inalar o vapor. Para enjoo de movimento, coloque 5 gotas de óleo de hortelã-comum e 2 gotas de óleo de gengibre num inalador e leve consigo nas viagens.

Por acalmar os nervos, a hortelã-comum também é de grande ajuda para dormir. Difunda-a em partes iguais com camomila antes de ir para a cama.

Cuidados pessoais e bem-estar

As propriedades antissépticas e adstringentes da hortelã-comum combatem a acne em pele oleosa e funcionam bem para as ocasionais manchas em peles normais e sensíveis. Essa lavagem facial é especialmente agradável num dia quente de verão.

Lavagem facial refrescante de hortelã-comum

4 colheres (chá) de óleo carreador
¼ a ½ colher (chá) de óleo essencial de hortelã-comum
2 xícaras de água

Misture o óleo carreador e o óleo essencial. Misture com a água numa vasilha e use as mãos para espirrá-la no rosto.

O óleo de hortelã-comum ajuda a aliviar a coceira no couro cabeludo e a lidar com a caspa. Misture 8 gotas em 2 colheres (sopa) de óleo carreador. Massageie-o no couro cabeludo, depois deixe uma toalha enrolada em torno da cabeça por cerca de 15 minutos antes de lavar os cabelos. Para ajudar a combater o odor dos pés, misture 6 gotas de hortelã-comum e 2 gotas de *grapefruit* em 1 colher (sopa) de óleo carreador. Encha uma bacia com água morna e mergulhe os pés nela até que a água fique fria.

O cheiro fresco de hortelã-comum ajuda a espantar a fadiga mental e nervosa. Coloque algumas gotas numa vela ou difunda em partes iguais com tangerina. Para ajudar a ganhar clareza mental e lidar com as mudanças, coloque 6 gotas de hortelã-comum, 3 gotas de limão-siciliano e 2 gotas de louro num inalador, conforme necessário.

Use hortelã-comum no trabalho energético para ativar os chakras do plexo solar, da garganta e do terceiro olho ou para apoio durante a meditação e oração. A hortelã-comum ajuda a atrair amor e sorte na magia das velas e apoia o trabalho onírico.

Para a casa

O óleo de hortelã-comum pode refrescar o ar quando usado num difusor ou desodorizar um tapete num pó para limpeza de tapetes. Combine 240 ml de bicarbonato de sódio com 30 gotas de óleo de hortelã-comum ou faça uma mistura com vários outros óleos essenciais. Use um garfo para quebrar as pelotas de bicarbonato. Polvilhe de leve a mistura sobre o tapete. Deixe agir por 30 a 40 minutos, depois aspire bem. A hortelã-comum também ajuda a repelir insetos e camundongos. No feng shui aromático, use hortelã-comum onde quiser estimular suavemente a energia.

Hortelã-Pimenta

Nome botânico: *Mentha × piperita*
Também conhecida coma: Menta inglesa, hortelã-de-cheiro

A hortelã-pimenta é um híbrido natural entre a hortelã-comum (*Mentha spicata*) e a hortelã-d'água (*Mentha aquatica*). Seu nome científico de espécie vem da palavra latina *piper*, "pimenta", porque seu sabor tem toque de pimenta.[47] Esta popular planta de jardim atinge de 30 cm a 90 cm de altura. Suas folhas verde-escuras são estriadas e serrilhadas. Pequenas flores roxas, cor-de-rosa ou brancas crescem em espigões na parte superior dos caules.

Descrição do óleo e precauções

A destilação a vapor das folhas produz um óleo amarelo-claro a esverdeado com baixa viscosidade e vida útil aproximada de 2 a 3 anos, ou pouco mais. Evite usá-lo durante a gravidez; pode causar irritação na pele; evite-o se tiver pressão sanguínea alta; não é

---

47 Small, Ernest. *Top 100 Food Plants: The World's Most Important Culinary Crops*. Ottawa, Canadá: NCR Research Press, 2009. p. 400.

compatível com tratamento homeopático; use com moderação; não deve ser usado em crianças com menos de 12 anos.

Misturas aromáticas

O aroma do óleo essencial de hortelã-pimenta é fortemente mentolado, com leve toque de cânfora. Entre os óleos que combinam bem com ele, incluem-se os de agulha de abeto, alecrim, alfazema, bagas de zimbro, eucalipto, limão-siciliano, *niaouli*, pinho e tangerina.

Grupo aromático	Nota aromática	Força inicial	Signos solares
Herbáceo	Cabeça	Muito forte	Aquário, Áries, Gêmeos, Virgem

Preparados medicinais

O óleo essencial de hortelã-pimenta é usado para tratar acne, asma, bronquite, constipação, depressão, dermatite, desmaios, dor de cabeça, dores e desconfortos musculares, enjoo de movimento, enxaqueca, erupções cutâneas, escabiose (sarna), estresse, febre, gripe, indigestão, inflamação, *jet lag*, micose, náusea, picadas e ferroadas de insetos, queimadura de sol, queimadura de hera venenosa, resfriado, ressaca, sinusite, tosse e vertigens.

A hortelã-pimenta é eficaz para muitas aplicações porque contém mentol; a hortelã-comum, não. O mentol torna a hortelã-pimenta ideal para aliviar a congestão torácica e nasal e a maioria das afecções respiratórias. É muito eficaz em inalação de vapor. Leia as informações no fim do Capítulo 8 quando usar vapor para aliviar a asma.

Um unguento feito com hortelã-pimenta pode ser usado como repelente de insetos ou para acalmar o inchaço e a coceira das picadas de insetos. Também pode ser usado para aliviar irritações e erupções cutâneas.

Unguento de hortelã-pimenta para o cuidado da pele

3,75 g de cera de abelha
2 colheres (sopa) de óleo de caroço de damasco
18 a 20 gotas de óleo essencial de hortelã-pimenta

Coloque a cera de abelha e o óleo carreador num pote, dentro de uma panela com água. Aqueça a água em fogo brando, mexendo até a cera derreter. Deixe a mistura esfriar à temperatura ambiente antes de adicionar o óleo essencial. Ajuste a consistência, se necessário. Deixe a mistura esfriar por completo antes de usar ou armazenar.

Esse unguento também pode ser usado para tratar escabiose (sarna), ou use o óleo de hortelã-pimenta no banho. Combine 5 gotas de cada um dos óleos de hortelã-pimenta, capim-limão e alecrim em 30 ml de óleo carreador e, em seguida, misture tudo na água da banheira.

Uma compressa feita com hortelã-pimenta pode reduzir a inflamação e o inchaço de torções e distensões. Para aliviar a dor muscular, combine 3 gotas de hortelã-pimenta, camomila-alemã e *vetiver* em 1 colher (sopa) de óleo carreador. Para o alívio da dor de cabeça, misture 1 gota de hortelã-pimenta com 1 colher (chá) de óleo carreador e use-a para massagear as têmporas. Para aumentar o alívio, acrescente 1 gota de lavanda. Para combater as erupções cutâneas decorrentes do calor, use 1 gota de cada um dos óleos de hortelã-pimenta, sálvia esclareia e *tea tree* em 1 colher (sopa) de óleo carreador.

Cuidados pessoais e bem-estar

As propriedades antissépticas e adstringentes da hortelã-pimenta fazem dela uma boa opção para peles oleosas ou para o ocasional surto de espinhas na pele normal. Faça um esfoliante facial combinando 1 colher (chá) de farinha de aveia fina com 2 ou 3 gotas de óleo carreador e 1 ou 2 gotas de hortelã-pimenta. Aplique suavemente e enxágue bem com água morna. A hortelã-pimenta também ilumina a tez baça.

Para atenuar queimaduras de sol ou irritações de pele menores, faça um *spray* com 60 ml de água, ½ colher (chá) de óleo carreador, 2 gotas de óleo de hortelã-pimenta e 2 gotas de lavanda e camomila-romana. Combine os ingredientes num frasco pulverizador e agite bem antes de cada utilização. Como alternativa, adicione 1 gota de hortelã-pimenta a 2 colheres (sopa) de gel de *aloe vera*. A hortelã-pimenta funciona bem no couro cabeludo oleoso ou ressecado e ajuda a controlar a caspa. É também um bom ingrediente para desodorantes.

O óleo de hortelã-pimenta é excelente para revigorar a mente e as emoções. Difunda--o em quantidades iguais com alecrim e limão-siciliano para obter ajuda em grandes transições e em casos de esgotamento mental. Para o trabalho energético, a hortelã-pimenta ativa os chakras do plexo solar, da garganta e do terceiro olho. No trabalho espiritual, ajuda com orações de cura. Use-a na magia das velas para atrair sorte e abundância. Também é útil para banir da vida qualquer coisa indesejada.

Para a casa

A hortelã-pimenta pode ser usada num difusor como repelente de insetos, ou podem-se fazer sachês com bicarbonato de sódio, lavanda e limão-siciliano para o armário de roupas de cama. Combine hortelã-pimenta com louro para afastar traças e uma série de outros insetos. Coloque bolas de algodão com hortelã-pimenta numa área onde suspeite que camundongos possam estar entrando. No feng shui aromático, use hortelã-pimenta onde quer que for preciso movimentar a energia.

Ilangue-Ilangue

Nome botânico: *Cananga odorata* var. *genuine* sin. *Uvaria odorata*
Também conhecido como: Cananga, ylang-ylang

O gênero *Cananga* tem duas variedades chamadas *genuina* e *macrophylla*, que produzem dois óleos essenciais: ilangue-ilangue e cananga, respectivamente. O ilangue-ilangue tem aroma floral mais intenso e é, em regra, o óleo preferido. É um ingrediente do perfume Chanel Nº 5.

A árvore ilangue-ilangue é nativa do sul da Índia, da Malásia, das Filipinas e de outras ilhas da região. É uma perenifólia tropical com folhas lustrosas. Suas espetaculares flores amarelas têm pétalas compridas e curvas que alcançam 15 cm a 20 cm de comprimento. Além de ser fonte de madeira e fibra, a árvore é cultivada em jardins como planta ornamental.

O óleo essencial de ilangue-ilangue é incomum, pois pode ser produzido em vários graus, determinados pelo fracionamento ou pela limitação do tempo de destilação. Isso se consegue extraindo-se o óleo em lotes, a certos intervalos, e deixando-se o material vegetal em destilação contínua por até 15 horas. O grau mais alto, chamado *extra*, é removido após 1 hora a 1 hora e meia. Tem o aroma mais profundo e rico. O *grau 1* é retirado após 4 horas de destilação. Tanto o extra como o grau 1 são considerados os melhores para fins terapêuticos e aromáticos. O *grau 2* é destilado por 7 horas. Os graus 1 e 2 são comumente usados em cosméticos. O *grau 3* é destilado durante 10 horas e geralmente utilizado para perfumar produtos como sabonetes. O grau chamado *completo* pode ser destilado por 15 horas completas ou ser uma mistura dos graus 1, 2 e/ou 3.

Descrição do óleo e precauções

Um óleo incolor a amarelo-claro é produzido pela destilação a vapor das flores. Tem viscosidade média e prazo de validade aproximado de 2 a 3 anos. O ilangue-ilangue é, em geral, considerado seguro; seu uso deve ser moderado; o uso excessivo pode causar dor de cabeça e náusea.

Misturas aromáticas

O óleo de ilangue-ilangue tem aroma intensamente doce e floral, com leve toque de especiarias. Entre os demais óleos que combinam com ele, podem-se citar os de bergamota, cardamomo, coentro, cravo-da-índia, funcho, limão-galego, limão-siciliano, mirra, *petitgrain*, rosa, sálvia esclareia, *tea tree* e *vetiver*. O óleo de ilangue-ilangue funciona bem como fixador.

Grupo aromático	Notas aromáticas	Força inicial	Signos solares
Floral	Coração a base	Média	Peixes, Touro

Preparados medicinais

O óleo de ilangue-ilangue é usado para tratar acne, ansiedade, depressão, desconforto da menopausa, estresse, insônia, picadas e ferroadas de insetos, tensão pré-menstrual (TPM) e transtorno afetivo sazonal (TAS).

Um bom banho de vapor com ilangue-ilangue pode ajudar a aliviar os efeitos da depressão ou do TAS. Crie uma atmosfera reconfortante difundindo quantidades iguais de ilangue-ilangue, bergamota e gengibre. Para ajudar na ansiedade e no estresse, combine 1 gota cada de ilangue-ilangue, camomila, lavanda e gerânio em 1 colher (chá) de óleo carreador. Esfregue a mistura nos pulsos ou nas têmporas. Quando usada pouco antes de dormir, ela colabora para um sono tranquilo.

O óleo de ilangue-ilangue é especialmente útil para lidar com os desconfortos e os altos e baixos emocionais da menopausa e da TPM. Muitas vezes, um longo banho de banheira com sais de banho pode fazer maravilhas para acalmar as dores e a tensão.

Sais de banho de ilangue-ilangue para mulheres

2 xícaras de sal de Epsom ou sal marinho
2 colheres (sopa) de bicarbonato de sódio (opcional)
4 colheres (sopa) de óleo carreador ou mistura carreadora
5 gotas de óleo essencial de ilangue-ilangue
4 gotas de óleo essencial de cipreste
3 gotas de óleo essencial de manjerona

Combine os ingredientes secos numa tigela de vidro ou cerâmica. Misture o óleo carreador e os óleos essenciais e adicione aos ingredientes secos. Misture bem.

Há muito considerado afrodisíaco, o aroma exótico do ilangue-ilangue pode servir de base para um óleo de massagem sensual. Experimente quantidades variáveis de ilangue-ilangue, *amyris* e néroli para encontrar a combinação certa para você e seu (sua) parceiro (a).

Cuidados pessoais e bem-estar

Embora o óleo de ilangue-ilangue possa ser utilizado em quase todos os tipos de pele, sua capacidade de equilibrar a atividade das glândulas sebáceas é boa, de modo especial, para peles mistas e oleosas. Use-o em quantidades iguais com camomila-romana e tangerina para fazer um adstringente, tônico ou hidratante. O equilíbrio da produção de óleo também é útil para um couro cabeludo seco ou oleoso e para a caspa. Faça um tônico para o couro cabeludo com 4 ou 5 gotas de ilangue-ilangue em 1 colher (sopa) de óleo carreador. Antes de lavar a cabeça, coloque algumas gotas na ponta dos dedos e massageie o couro cabeludo. O ilangue-ilangue também ajuda no crescimento dos cabelos.

Além de ser muito apreciado para a confecção de perfumes, o ilangue-ilangue é popular por auxiliar no equilíbrio emocional e ajudar a lidar com as mudanças. Fomentando a sensação de paz e bem-estar, acalma a tensão nervosa e diminui a raiva. Difunda 3 partes cada de ilangue-ilangue e óleo de cedro com 2 partes de *palmarosa*.

No trabalho energético, o ilangue-ilangue ativa os chakras do sacro, do plexo solar e do coração. Seu cheiro revigorante dá apoio à meditação e às práticas espirituais. Na magia das velas, use-o para atrair felicidade e amor.

Para a casa

Difunda ilangue-ilangue ou coloque sais de feng shui feitos com esse óleo onde for preciso moderar e retardar o fluxo de energia em casa. Duas gotas de ilangue-ilangue na cera derretida de uma vela de 7 dias também funciona bem para esse fim.

Immortelle

Nome botânico: *Helichrysum angustifolium* sin. *H. italicum*
Também conhecida como: Erva-do-caril, erva-caril

Com caules ramificados já descritos como semelhantes a varas, a *immortelle* é uma erva de 60 cm de altura, originária da região do Mediterrâneo. Essa planta arbustiva tem folhas cinza-esverdeadas em forma de agulhas e pequenas flores amarelas que crescem em cachos abobadados. O aroma das folhas faz lembrar o *curry* ou caril. As flores mantêm a fragrância e cor mesmo quando secas, sendo essa a origem do nome vulgar *immortelle*, que significa imortal. Isso tornou a *immortelle* especialmente popular para arranjos de flores secas e *pot-pourris*. O nome *helichrysum* vem do grego e significa "sol dourado", em referência às flores que se parecem com pequenos sóis redondos.[48]

Desde tempos antigos até a Idade Média, a *immortelle* era usada medicinalmente para tratar vasta gama de enfermidades. Também era espalhada no chão das casas para difundir um perfume agradável. Hoje é usada para perfumar cosméticos e sabonetes e como fixador em perfumes.

Descrição do óleo e precauções

A destilação a vapor das flores produz um óleo amarelo-claro a avermelhado, com baixa viscosidade e vida útil aproximada de 2 a 3 anos, ou pouco mais. Esse óleo essencial pode causar irritação na pele.

---

48 Coombes, Allen J. *Dictionary of Plant Names*. Portland, OR: Timber Press, 1985. p. 164.

Misturas aromáticas

O óleo de *immortelle* tem aroma amadeirado e semelhante ao do mel. Combina bem com bergamota, camomila, cravo-da-índia, laranja, lavanda, olíbano, *palmarosa*, pimenta-do--reino, rosa, tangerina, *tea tree* e *vetiver*.

Grupo aromático	**Notas aromáticas**	**Força inicial**	**Signos solares**
Herbáceo	Coração a base	Forte	Gêmeos, Touro

Preparados medicinais

O óleo de *immortelle* é usado para tratar acne, artrite, asma, bronquite, bursite, cicatrizes, coqueluche, cortes e arranhões, depressão, dermatite, dores e desconfortos musculares, eczema, erupções cutâneas, estresse, estrias, febre, furúnculos, gripe, hematomas, inflamação, pele rachada, queimadura de hera venenosa, queimaduras, queimaduras de sol, resfriado, torções e distensões e tosse.

As propriedades anti-inflamatórias da *immortelle* são eficazes para reduzir o inchaço e aliviar a dor de torções e distensões. Combine 4 gotas cada uma de *immortelle* e camomila-alemã em 1 colher (sopa) de óleo carreador para massagear suavemente a área afetada. Para relaxar músculos tensos e aliviar dores articulares, faça uma massagem com 3 gotas de cada dos óleos de *immortelle* e sálvia esclareia e 1 gota de óleo de cravo-da-índia em 1 colher (sopa) de óleo carreador. Para uma mistura de massagem que alivie a artrite, use 1 gota de *immortelle* e 1 de funcho em 1 colher (chá) de óleo carreador.

As propriedades antissépticas da *immortelle* tornam-na ideal para primeiros socorros na desinfecção de cortes e arranhões. Para tratar um furúnculo, faça uma compressa quente com quantidades iguais de *immortelle* e camomila. Use *immortelle* sozinha para tratar hematomas ou misture-a com louro. Para suavizar e curar erupções cutâneas, use-a em quantidades iguais com bergamota. Numa inalação de vapor, a *immortelle* ajuda a aliviar a congestão torácica e nasal e a acalmar a tosse.

Cuidados pessoais e bem-estar

Quando usado num hidratante facial, o óleo de *immortelle* ajuda a tonificar e rejuvenescer a pele madura. Também equilibra a pele oleosa, sobretudo para reduzir a inflamação da acne ou um ocasional surto de espinhas. Use 4 ou 5 gotas em 1 colher (sopa) de óleo carreador e faça uma compressa fria para acalmar os olhos inchados. Para aliviar e curar as queimaduras de sol, misture 2 colheres (sopa) de gel de *aloe vera* com 5 gotas de cada um dos óleos de *immortelle* e lavanda. Para mãos secas e rachadas, use 6 gotas de cada um dos mesmos óleos essenciais em 1 colher (sopa) de óleo de coco e 1 colher (sopa) de manteiga de karité.

O aroma do óleo de *immortelle* aquece e aterra, aumenta o bem-estar e ajuda a dissolver a agitação emocional que vem do passado. Traz sensação de paz enquanto equilibra as energias, melhorando o humor e a clareza mental. Além de equilibrar os humores flutuantes, a seguinte mistura de banho ajuda a superar o esgotamento nervoso e a lidar com as mudanças.

Mistura de banho de* immortelle *para melhorar o ânimo

2 xícaras de sal de Epsom ou sal marinho
2 colheres (sopa) de bicarbonato de sódio (opcional)
4 colheres (sopa) de óleo carreador ou mistura carreadora
5 gotas de óleo essencial de *immortelle*
5 gotas de óleo essencial de bergamota
5 gotas de óleo essencial de lavanda

Coloque os ingredientes secos numa tigela de vidro ou cerâmica. Misture o óleo carreador e os óleos essenciais, acrescente aos ingredientes secos e misture bem.

Para o trabalho energético, o óleo de *immortelle* ativa os chakras do sacro, do terceiro olho e da coroa. Os efeitos de aterramento desse óleo nos ajudam a nos preparar para a meditação e a oração. Ele é eficaz, também, para a consagração de um altar ou espaço espiritual. Use o óleo de *immortelle* na magia das velas para atrair prosperidade. Ele estimula e melhora os sonhos.

Para a casa

Com propriedades antibacterianas e antifúngicas, o óleo de *immortelle* refresca e limpa o ar quando difundido. Também funciona como limpador de superfícies. No feng shui aromático, use o *immortelle* onde for preciso estimular e mover a energia.

Os Óleos de Laranja

Três óleos essenciais de dois tipos de laranja estão incluídos neste livro. Um é feito da casca da laranja-doce (*Citrus sinensis*) e dois são feitos da laranja-amarga (*C. aurantium* sin. *C. vulgaris*): o de néroli, das flores, e o de *petitgrain*, das folhas.

A laranjeira-doce alcança de 6 a 12 metros de altura e acredita-se que seja originária da China. A laranjeira-amarga é menor, alcança de 3 a 9 metros de altura, mas é mais resistente. É também conhecida como laranjeira-de-sevilha ou laranjeira-azeda. Ambas as árvores têm folhas ovais perenes, que se afunilam em ambas as extremidades, e flores brancas de cinco pétalas. A laranjeira-amarga foi o primeiro tipo de laranjeira introduzido na Europa; isso aconteceu durante o século XII.[49]

Laranja

Nome botânico: *Citrus sinensis* sin. *C. aurantium* var. *dulcis*
Também conhecida como: Laranja-doce

Como dito anteriormente, acredita-se que esta laranja seja originária da China. Não surpreende que o nome científico da espécie signifique "chinesa".[50] Introduzida na Europa no século XV, viajantes e comerciantes portugueses cantaram os louvores dessa fruta bela e revigorante.[51] Tornou-se um luxo da moda ter uma *orangerie*, estufa especial para cultivar plantas cítricas em climas mais frios. Pouco tempo depois de sua introdução na Europa, a laranja foi adotada como ingrediente no vinho quente.

Descrição do óleo e precauções

A prensagem da casca a frio produz um óleo cuja cor vai do amarelo-alaranjado ao alaranjado-escuro, com pouca viscosidade e vida útil aproximada de 9 a 12 meses. O óleo essencial de laranja é fototóxico; pode causar irritação da pele.

---

49 Foster, Steven e Johnson, Rebecca L. *National Geographic Desk Reference to Nature's Medicine*. Washington, DC: National Geographic Society, 2008. p. 264.
50 Coombes, Allen J. *Dictionary of Plant Names*. Portland, OR: Timber Press, 1985. p. 56.
51 Foster, Steven e Johnson, Rebecca L. *National Geographic Desk Reference to Nature's Medicine*. Washington, DC: National Geographic Society, 2008. p. 264.

Misturas aromáticas

Este óleo essencial tem cheiro doce e cítrico. Entre os demais óleos que combinam bem com laranja, incluem-se os de cravo-da-índia, eucalipto, folha de canela, lavanda, limão-siciliano, manjericão, manjerona, mirra, *patchouli*, pimenta-do-reino, sálvia esclareia, sândalo e *vetiver*.

Grupo aromático	Notas aromáticas	Força inicial	Signos solares
Cítrico	Coração a cabeça	Forte	Leão, Sagitário

Preparados medicinais

O óleo essencial de laranja é usado para tratar ansiedade, bronquite, constipação, dor de cabeça, estresse, febre, gripe, indigestão, inflamação, insônia, náusea, tosse e transtorno afetivo sazonal (TAS).

Assim como beber suco de laranja para tratar resfriado e gripe pode aliviar os sintomas, o mesmo pode acontecer com o uso do óleo essencial. Com suas propriedades antissépticas, o óleo de laranja é ideal para se difundir no quarto de um doente, a fim de refrescar e desinfetar o ar. Para baixar a febre, coloque 6 ou 7 gotas em 1 colher (sopa) de óleo carreador e junte-a a 1 litro de água morna para fazer uma compressa.

Para aliviar a indigestão, especialmente depois de comer demais, dilua 2 ou 3 gotas de óleo de laranja em 1 colher (chá) de óleo carreador e massageie suavemente a área do estômago. Massagear o estômago e o abdômen na direção dos ponteiros do relógio (para cima, à direita, para baixo, à esquerda) pode ajudar a aliviar a constipação.

Mistura de laranja para acalmar o estômago

6 gotas de óleo essencial de laranja
2 gotas de óleo essencial de hortelã-pimenta
1 gota de óleo essencial de pimenta-do-reino
1 colher (sopa) de óleo carreador ou mistura carreadora

Misture os óleos essenciais e combine-os com o óleo carreador. Guarde o que sobrar num frasco de tampa hermética.

Um banho de banheira com sais de banho aromáticos promove o relaxamento e ajuda a lidar com o estresse. Combine 5 gotas de laranja, 5 gotas de sálvia esclareia e 2 gotas de cravo-da-índia com 4 colheres (sopa) de óleo carreador. Misture bem com 2 xícaras de sal de Epsom.

Use óleo essencial de laranja num inalador antes de algum evento importante para combater a ansiedade de desempenho. Para ajudar no transtorno afetivo sazonal (TAS), difunda quantidades iguais de óleos de laranja, gengibre e ilangue-ilangue.

Cuidados pessoais e bem-estar

A laranja é especialmente útil para revitalizar uma tez oleosa. Faça um adstringente com $^1/_4$ de xícara de chá de ervas, 1 colher (sopa) de hamamélis e 7 gotas de laranja, hortelã--pimenta e *palmarosa* cada. Misture todos os ingredientes num frasco, agite bem e depois aplique com uma bola de algodão.

As propriedades anti-inflamatórias e antissépticas da laranja são especialmente úteis para surtos de espinhas. Para esses episódios, faça um adstringente (como dito antes) com laranja, bagas de zimbro e gerânio. O óleo de laranja não é apenas para o rosto; use-o no banho ou na massagem para tonificar tudo.

O cheiro cítrico da laranja ajuda a limpar a mente e alivia a tensão nervosa. Coloque 1 ou 2 gotas de óleo de laranja em 1 colher (chá) de óleo carreador e, em seguida, molhe o dedo na mistura para massagear as têmporas. Quando se trata de equilíbrio emocional, o óleo de laranja é revigorante e animador, promovendo a sensação de paz e bem-estar. Difunda 3 partes de laranja e 2 partes cada de limão-siciliano e folha de canela.

No trabalho energético, use laranja para ativar os chakras do sacro, do coração e da garganta. O óleo de laranja fornece apoio geral para meditação e práticas espirituais. Quando usado na magia das velas, ajuda a atrair prosperidade, felicidade e amor e a alcançar o sucesso. A laranja também é útil para o trabalho onírico.

Para a casa

Com suas propriedades antissépticas e antibacterianas, a laranja é adequada para a limpeza de superfícies, sobretudo para eliminar a gordura. Combine 1 ½ xícara de vinagre branco, ½ xícara de água e 18 gotas de óleo essencial de laranja num frasco pulverizador. Agite bem antes de cada uso. Para um limpador versátil à base de vinagre, use quantidades iguais de laranja, lavanda e eucalipto. A laranja também funciona bem para refrescar e desodorizar o ar e os tapetes. Para combater pragas, use-o como repelente geral de insetos ou onde as formigas possam ser um problema. No feng shui aromático, use laranja onde quer que a energia precise se movimentar.

Néroli

Nome botânico: *Citrus aurantium* sin. *C. aurantium* var. *amara*
Também conhecido como: Flor de laranjeira

Feito com as flores da laranjeira-amarga, este óleo recebeu seu nome em homenagem à Princesa Anne Marie Orsini de Nerola, Itália. Ela adorou a fragrância e a tornou famosa em toda a Europa no século XVII. Simbolizando a castidade, as flores de laranjeira integram os buquês de noiva há séculos. No norte da África e no Oriente Médio, a flor de laranjeira é até hoje usada como ingrediente culinário e medicinal.

Descrição do óleo e precauções

A destilação a vapor das flores produz um óleo que vai de amarelo-claro a castanho-café. Tem viscosidade média e prazo de validade aproximado de 2 a 3 anos. O óleo de néroli é considerado seguro; não é fototóxico.

Misturas aromáticas

Esse óleo essencial tem aroma doce, floral e cítrico. Néroli combina bem com camomila, coentro, gengibre, gerânio, ilangue-ilangue, lavanda, limão-siciliano, mirra, olíbano, *palmarosa*, rosa e sálvia esclareia. O subproduto chamado hidrossol, popular água floral, tem aroma leve, adocicado e floral.

Grupo aromático	Nota aromática	Força inicial	Signos solares
Floral	Coração	Forte a muito forte	Áries, Leão

Preparados medicinais

O óleo de néroli é usado para tratar ansiedade, cicatrizes, constipação, depressão, desconforto da menopausa, desmaios, dor de cabeça, estresse, estrias, gripe, inflamação, insônia, *jet lag*, pele rachada, resfriado, tensão pré-menstrual (TPM) e vertigens.

Famoso na perfumaria, tem muitas outras virtudes além de nos perfumar; o cheiro encantador ajuda a aliviar a ansiedade e o estresse. Antes de tomar um longo banho na banheira, misture 7 gotas de néroli, 6 gotas de melissa e 3 gotas de *patchouli* em 30 ml de óleo carreador, para adicionar à água do banho. Para a TPM, misture néroli com melissa e *vetiver*.

Para problemas de depressão, difunda néroli em quantidades iguais com sálvia esclareia. Para superar um *jet lag*, use 5 gotas de néroli, 4 gotas de alecrim e 3 gotas de gengibre num inalador. Se desmaiar ou sofrer de vertigem, pingue algumas gotas de néroli num lenço para inalar.

Para reduzir o aparecimento de estrias, derreta 1 colher (sopa) de manteiga de cacau e 1 colher (sopa) de azeite de oliva. Deixe esfriar, depois adicione 7 gotas de néroli e 5 gotas de cada um dos óleos de *palmarosa* e *immortelle*. Misture bem e deixe endurecer. (Consulte a Parte Sete para detalhes completos sobre como trabalhar com manteigas). Para pele rachada, combine 1 colher (sopa) de gel de *aloe vera* com 2 gotas cada de néroli e *palmarosa* e 1 gota de mirra.

Cuidados pessoais e bem-estar

O óleo de néroli funciona bem em todos os tipos de pele e é especialmente bom para peles secas, maduras e sensíveis. Tonifica a tez, melhora a elasticidade e ajuda a reduzir o aparecimento de telangiectasias (vasinhos) e rugas. Use-o como hidratante com olíbano e camomila-romana em óleo carreador de amêndoa. Para peles maduras, use-o com elemi e lavanda em óleo carreador de borragem. Para peles oleosas, utilize néroli com limão-siciliano e cipreste.

Hidratante profundo de néroli para a pele

2 colheres (sopa) de manteiga de cacau, ralada ou raspada
2 ½ colheres (sopa) de óleo de rosa-mosqueta
6 gotas de óleo essencial de néroli

5 gotas de óleo essencial de semente de cenoura
5 gotas de óleo essencial de olíbano
4 gotas de óleo essencial de *palmarosa*

Ferva um pouco de água numa panela e retire-a do fogo. Coloque a manteiga e o óleo carreador num frasco dentro da água, mexendo até que a manteiga derreta. Deixe a mistura esfriar, depois repita o processo. Quando chegar de novo à temperatura ambiente, adicione os óleos essenciais e misture bem. Coloque o frasco na geladeira por 5 ou 6 horas. Deixe-o chegar à temperatura ambiente antes de usar ou armazenar.

Para tratamento do couro cabeludo que ajude no crescimento dos cabelos, misture 1 colher (sopa) de óleo carreador com 2 gotas cada de néroli e alecrim e 1 gota de gengibre. Devido às propriedades de combate às bactérias, o óleo de néroli funciona bem num desodorante.

Para aliviar a tensão nervosa e acalmar a mente para dormir, difunda 2 partes de camomila-romana e 1 parte de néroli antes de ir para a cama. Néroli fomenta sentimentos pacíficos e sensação de bem-estar. Quando precisar se concentrar, combine néroli com manjericão ou alecrim. Para ajudar a manter o equilíbrio emocional, difunda 3 partes de néroli, 2 partes de limão-siciliano e 1 parte de manjericão.

No trabalho energético, o óleo de néroli ativa os chakras do sacro, do coração e da coroa. Ajuda na meditação e apoia as orações de cura e a cura espiritual. Na magia das velas, use néroli para cultivar o amor e atrair felicidade.

Para a casa

O néroli não só refresca o ar como também mata bactérias que podem causar odores desagradáveis. Funciona bem em tapetes. Para armários de roupas de cama ou de armazenamento em geral, combine néroli com óleo de cedro para ajudar a manter as traças afastadas. Combine 15 gotas de cada óleo essencial e misture bem com 1 xícara de bicarbonato de sódio. Coloque-o num recipiente decorativo no armário. No feng shui aromático, use néroli onde quer que precise abrandar e acalmar a energia.

Lavanda

Nome botânico: *Lavandula angustifolia*, sin. *L. officinalis*
Também conhecida como: Alfazema

A lavanda é um arbusto perene com bastante folhas, que atinge de 60 cm a 90 cm de altura e 60 cm de largura. Pequenas flores de cor púrpura crescem em espigões sem folhas. As folhas ligeiramente felpudas são estreitas e cinzentas ou verde-prateadas. O aroma de lavanda é conhecido e bem-amado desde tempos antigos. Os gregos e romanos usavam a lavanda para tratar uma série de doenças e para limpar suas casas. Os romanos introduziram a planta na Inglaterra, onde ela se tornou um elemento fundamental dos jardins.

Em toda a Europa, durante a Idade Média, a lavanda era popular para fins medicinais e usada para refrescar as casas, sobretudo os quartos dos doentes. Sachês de lavanda eram usados para perfumar a roupa de cama e espantar traças, pulgas e outras pragas. O fabricante de sabão Guilherme de Yardley sabia fazer negócios e conseguiu o monopólio da lavanda na Inglaterra. Nem um pouco dispostos a separar-se dessa adorada planta de jardim, os Peregrinos trouxeram-na com eles para a América do Norte.

Descrição do óleo e precauções

Produzido pela destilação a vapor das flores, o óleo essencial de lavanda varia entre o incolor e o amarelo-claro. Tem baixa viscosidade e vida útil aproximada de 2 a 3 anos, ou pouco mais. Não o utilize óleo quando tomar medicamentos sedativos.

Há vários tipos de lavanda, o que torna importante a compra da lavanda certa para os fins aqui descritos. A lavanda espanhola (*L. stoechas*) é estimulante e tem efeito oposto da lavanda inglesa. Além disso, por vezes é comercializada sob o mesmo nome botânico que ao da lavanda inglesa, mas é chamada de *lavanda francesa*.

Misturas aromáticas

O óleo essencial de lavanda tem aroma floral herbáceo com notas amadeiradas e balsâmicas. Vai bem com muitos óleos, mas entre aqueles com que combina de modo particularmente bom incluem-se os de agulha de abeto, alecrim, bagas de zimbro, cajepute, cedro, cítricos (qualquer tipo), cipreste, elemi, gerânio, hortelã-pimenta, louro, manjerona, *palmarosa*, *patchouli*, pimenta-do-reino, pinho e *vetiver*.

Grupo aromático	Notas aromáticas	Força inicial	Signos solares
Floral	Coração a cabeça	Forte	Aquário, Gêmeos, Leão, Peixes, Virgem

Preparados medicinais

A lavanda é usada para tratar acne, ansiedade, artrite, asma, bolhas na pele, bronquite, cicatrizes, cólicas menstruais, coqueluche, cortes e arranhões, dermatite, depressão, desconforto da menopausa, dor de cabeça, dor de garganta, dor de ouvido, dores e desconfortos musculares, eczema, enxaqueca, erupções cutâneas, escabiose (sarna), estresse, estrias, frieiras, furúnculos, gripe, hematomas, indigestão, inflamação, insônia, laringite, micose, náusea, queimadura de hera venenosa, queimaduras, queimaduras de sol, pé de atleta, pele rachada, picadas e ferroadas de insetos, piolhos, psoríase, resfriado, tensão pré-menstrual (TPM), torções e distensões, tosse e vertigens.

Como dito anteriormente, o químico francês René-Maurice Gattefossé redescobriu o poder curativo do óleo essencial de lavanda depois de queimar a mão no laboratório. Para homenagear essa descoberta, faça uma pomada e tenha-a à mão para usar como primeiros socorros para tratar queimaduras. A lavanda é rejuvenescedor da pele que alivia a dor e cura sem deixar cicatrizes. A pomada também pode ser utilizada para cortes e para abrandar a inflamação de doenças de pele como a psoríase, o eczema e a dermatite. É também eficaz para curar furúnculos e hematomas.

Pomada de lavanda para queimaduras

15 g de cera de abelha, ralada ou raspada
6 colheres (sopa) de óleo carreador ou mistura carreadora
1 colher (chá) de óleo essencial de lavanda

Coloque a cera de abelha e o óleo carreador num pote, dentro de uma panela com água. Aqueça em fogo brando, mexendo até a cera derreter. Retire o pote da panela e deixe a mistura esfriar à temperatura ambiente antes de adicionar o óleo essencial. Ajuste a consistência, se necessário. Deixe a mistura esfriar por completo antes de usar ou armazenar.

Para amenizar uma queimadura de hera venenosa, misture 2 gotas de lavanda com 1 gota de olíbano em 1 colher (chá) de óleo carreador. Para picadas de abelhas, combine lavanda com eucalipto-comum.

A lavanda não só é relaxante para massagens como suas propriedades analgésicas a tornam especialmente eficaz para aliviar dores musculares e articulações rígidas. Para fazer sais de banho curativos, combine 10 gotas de lavanda com 3 gotas cada de camomila-alemã e coentro em 4 colheres (sopa) de óleo carreador. Misture bem com 2 xícaras de sal de Epsom. Para torções e distensões, faça uma compressa com 3 gotas cada de lavanda e alecrim em 1 colher (sopa) de óleo carreador misturadas a 1 litro de água. Para combater a náusea, use 5 gotas de lavanda e outras 5 de hortelã-pimenta num inalador.

Cuidados pessoais e bem-estar

O sabonete de lavanda é popular não só pelo cheiro, mas também porque é muito bom para a pele. A lavanda é apropriada para uso em qualquer tipo de pele. Suas propriedades antissépticas a tornam ideal para um vapor de limpeza facial que resolve surtos de espinhas. A lavanda ajuda a equilibrar a oleosidade do couro cabeludo e a controlar a caspa. Combine-a com óleo de alecrim para atenuar a coceira da caspa. Ajuda no crescimento do cabelo e é apropriada para uso em cabelos normais. Com propriedades antibacterianas, também funciona bem num desodorante.

Talvez o óleo de lavanda seja mais conhecido por equilibrar as emoções e fomentar a sensação de paz e tranquilidade, sobretudo em situação de luto. Para o trabalho energético, use-o para ativar qualquer chakra individual ou equilibrar todos eles. A lavanda apoia a meditação e a oração. Quando usada na magia das velas, pode fomentar e realçar o amor.

Para a casa

Usada para lavagem de roupas desde a época romana, a lavanda não só refresca a roupa e os lençóis como também ajuda a limpar e desodorizar a máquina de lavar roupa. Espanta as traças do armário de roupas de cama, mantém os pernilongos afastados do quintal e interrompe os rastos de formigas em casa. No feng shui aromático, use esse óleo para acalmar e equilibrar a energia.

Limão-Galego

Nome botânico: *Citrus aurantifolia*

Também conhecido como: Lima ácida, limão, limão-taiti

O limão-galego, ou simplesmente limão, é também chamado de lima ácida, mas não deve ser confundido com a lima-da-pérsia (*C. latifolia)*. Acredita-se que o limão-taiti tenha tido origem na Índia ou no arquipélago malaio. Foi transportado para o Oriente Médio por comerciantes árabes, para a Europa pelos Cruzados que voltavam para casa e depois para o Caribe, no século XVI, pelos espanhóis. Tornou-se popular na América do Norte no início do século XIX e era cultivado nas ilhas Keys da Flórida.[52] Depois de a maior parte dos pomares ter sido destruída por um furacão, a lima-da-pérsia tornou-se a cultura de substituição.

Desde o século X o limão-galego é usado na medicina para tratar uma série de problemas e para prevenir o escorbuto. Descobrindo que o limão-galego funcionava tão bem quanto o siciliano, a Marinha britânica distribuía limões com as rações de rum, por isso os marinheiros passaram a ser chamados de "Limeys".

Embora o nome botânico seja muitas vezes escrito com sinal de multiplicação *(Citrus × aurantiifolia)*, não há provas concretas de que essa árvore seja um híbrido. O nome da espécie significa "folhas parecidas com as da laranja".[53] O limoeiro é uma pequena árvore perene com espinhos afiados. Tem folhas ovais e flores brancas.

Descrição do óleo e precauções

Dois óleos essenciais são obtidos do limão-galego: um da casca e outro do fruto inteiro. A prensagem a frio da casca produz um óleo amarelo-claro a verde-oliva, com baixa viscosidade e vida útil aproximada de 9 a 12 meses. O óleo extraído apenas da casca é fototóxico.

O destilado a vapor de toda a fruta madura produz um óleo branco a amarelo-claro. Também tem baixa viscosidade e vida útil aproximada de 9 a 12 meses.

---

52 Cumo, Christopher (org.). *Encyclopedia of Cultivated Plants: From Acacia to Zinnia.* Santa Barbara, CA: ABC--CLIO, 2013. p. 592. v. 3.

53 Coombes, Allen J. *Dictionary of Plant Names*. Portland, OR: Timber Press, 1985. p. 56.

Misturas aromáticas

O óleo essencial da casca tem aroma cítrico doce; o óleo da fruta inteira tem aroma frutado e limpo. Alguns aromas que combinam bem com ambos os óleos de limão-galego são alecrim, citronela, elemi, gengibre, hortelã-pimenta, ilangue-ilangue, lavanda, néroli, pimenta-do-reino e sálvia esclareia.

Grupo aromático	Nota aromática	Força inicial	Signo solar
Cítrico	Cabeça	Média	Leão

Preparados medicinais

O óleo essencial de limão-galego é usado para tratar acne, artrite, asma, bronquite, calos e calosidades, celulite, circulação, cortes e arranhões, febre, frieiras, furúnculos, gripe, herpes labial, picadas e ferroadas de insetos, resfriado, tosse, varizes e verrugas.

As propriedades antibacterianas e antivirais do limão-galego tornam-no eficaz no tratamento de afecções respiratórias. Quando usado numa inalação a vapor, alivia a tosse e o resfriado enquanto ajuda a abrir as vias respiratórias sinusais e brônquicas. Mexa 6 gotas do óleo em 1 litro de água fervente. Ou combine-o com hortelã-pimenta (3 gotas cada) para alívio poderoso. Para ajudar a baixar a febre, faça uma compressa com 6 ou 7 gotas de óleo de limão-galego em 1 litro de água fria.

Além do resfriado e da gripe, o tempo frio facilita a ocorrência de frieiras e de inchaços comichosos na pele. A aplicação suave de uma seleção de óleos pode aliviar a dor e a comichão e curar a pele.

Alívio de limão-galego para as frieiras

1 colher (sopa) de óleo carreador ou mistura carreadora
3 gotas de óleo essencial de limão-galego
2 gotas de óleo essencial de camomila
2 gotas de óleo essencial de lavanda
1 gota de óleo essencial de pimenta-do-reino

Combine todos os óleos e misture bem. Guarde o que sobrar num frasco de tampa hermética.

O óleo de limão-galego também ajuda a lidar com a dor e o inchaço das varizes. Use 8 gotas de limão-galego e 6 gotas de cipreste em 30 ml de óleo carreador para um banho de banheira calmante. Para aliviar a gota ou artrite, faça um óleo de massagem com 4 gotas de limão-galego e 2 gotas cada de bagas de zimbro e alecrim em 1 colher (sopa) de óleo carreador.

Cuidados pessoais e bem-estar

O óleo de limão-galego equilibra a pele oleosa e ilumina uma tez baça. Suas propriedades antissépticas e adstringentes ajudam a eliminar os surtos de espinhas. Para o cabelo, adicione 1 ou 2 gotas ao seu xampu para ajudar a equilibrar a oleosidade do couro cabeludo e dar brilho. Para fazer uma massagem no couro cabeludo e tratar a caspa, combine 4 gotas de óleo de limão-galego, 2 de lavanda e 1 de tangerina com 2 colheres (sopa) de óleo carreador.

O cheiro energizante do limão-galego ajuda a equilibrar as emoções e promover a sensação de bem-estar. Uma mistura de difusor revigorante para eliminar a fadiga mental pode ser feita com 3 partes de limão-galego, 2 de bergamota e 1 de alecrim. Para o trabalho energético, use o limão-galego para ativar os chakras do coração e da garganta. É também eficaz na preparação para a meditação ou oração. Na magia das velas, atrai o amor, fomenta a abundância e ajuda a atingir objetivos.

Para a casa

Como mata bactérias, o limão-galego não só desodoriza o quarto quando usado em um difusor como também limpa o ar. O cheiro cítrico e revigorante é especialmente agradável durante os meses de inverno. Ele também é bom para a limpeza da cozinha e das superfícies do banheiro. Adicione 15 gotas de óleo de limão-galego a 1 xícara de água e 1 xícara de vinagre branco. Para o feng shui aromático, use o limão-galego para pôr a energia em movimento.

Limão-Siciliano

Nome botânico: *Citrus limon*, sin. *C. limonum*

Também conhecido como: Limão verdadeiro

Natural da Índia, da China e de Mianmar, o limoeiro era valorizado para fins medicinais e apreciado pelo perfume nos tempos antigos. Cultivado a princípio no Vale do Indo, seu cultivo entrou no Irã entre 2500 e 500 a.C. e depois foi para a Grécia.[54] Durante a Idade Média, os limoeiros eram cultivados tanto pela beleza como pelo uso prático do fruto. Utilizado em toda a Europa para curar vasta gama de males, o limão-siciliano era considerado uma potente panaceia e tornou-se carga-padrão nos navios da Marinha britânica, sobretudo para prevenir o escorbuto.

Chegando a meros 6 metros de altura, o limoeiro tem espinhos afiados que crescem ao longo dos galhos. As folhas são verde-escuras em cima e verde-claras embaixo. Nascendo de botões avermelhados com fragrância leve, as flores brancas permanecem tingidas de rosa. A palavra francesa *citron*, "limão", veio do latim e era um nome aplicado a todas as frutas e árvores cítricas. Pensa-se que a palavra grega *kitrion* deriva de *kedris*, "cone de cedro", referindo-se à aparência do fruto imaturo.[55]

Descrição do óleo e precauções

A prensagem a frio de toda a fruta produz um óleo amarelo-esverdeado pálido, com baixa viscosidade e vida útil aproximada de 9 a 12 meses. Esse óleo essencial pode causar irritação ou sensibilização da pele e é fototóxico.

Misturas aromáticas

O óleo essencial de limão-siciliano tem aroma levemente frutado e cítrico. Combina especialmente bem com bagas de zimbro, camomila, cardamomo, eucalipto, funcho, gerânio, néroli, rosa e sândalo.

---

54 Cumo, Christopher (org.). *Encyclopedia of Cultivated Plants: From Acacia to Zinnia*. Santa Barbara, CA: ABC--CLIO, 2013. p. 564. v. 3.

55 Sonneman, Toby. *Lemon: A Global History*. Londres: Reaktion Books, 2012. p. 13.

Grupo aromático	Nota aromática	Força inicial	Signos solares
Cítrico	Cabeça	Muito forte	Aquário, Câncer, Gêmeos, Peixes

Preparados medicinais

O óleo essencial de limão-siciliano é usado para tratar acne, artrite, asma, bolhas na pele, bronquite, calos e calosidades, celulite, circulação, cortes e arranhões, dor de cabeça, febre, furúnculos, frieiras, gota, gripe, herpes labial, *jet lag*, picadas e ferroadas de insetos, resfriado, ressaca, tosse, varizes e verrugas.

Com vasta gama de utilizações, o limão-siciliano é um bom óleo essencial para se manter à mão. Para aliviar a congestão torácica de resfriado e tosse, faça uma inalação a vapor com 4 gotas de limão-siciliano, 2 gotas de eucalipto-comum e 1 gota de cipreste. As propriedades antissépticas e antibacterianas do limão-siciliano tornam-no ideal como anti-hemorrágico para cortes menores.

Para aliviar o herpes labial, misture 3 gotas de limão-siciliano e 2 gotas de *manuka* em 1 colher (sopa) de óleo carreador. Para aliviar dor de cabeça, difunda quantidades iguais de limão-siciliano, lavanda e hortelã-pimenta. Para aliviar o *jet lag* ou a ressaca, use limão-siciliano com gengibre, em quantidades iguais.

Cuidados pessoais e bem-estar

As propriedades adstringentes e antibacterianas do limão-siciliano são ideais para peles oleosas, especialmente durante surtos de espinhas. Para limpeza profunda do rosto com vapor, use-o com lavanda, em quantidades iguais.

Além de tratar a caspa, o limão-siciliano estimula o couro cabeludo e equilibra a oleosidade. Também dá brilho e é apropriado para cabelos normais. Misture 4 gotas em 1 colher (sopa) de óleo carreador, massageie o couro cabeludo e, em seguida, lave e enxágue bem. Como combate bactérias, o limão-siciliano é um bom ingrediente para desodorantes.

O limão-siciliano promove sensação de bem-estar. Difunda-o em quantidades iguais com alecrim quando precisar de ajuda para se concentrar ou adicione um pouco de hortelã-pimenta para fazer um trio de óleos que levanta o ânimo. Combine limão-siciliano com bergamota e semente de anis para clarear o pensamento. Se estiver exausto, misture-o com manjericão e tangerina.

Para o trabalho energético, o limão-siciliano estimula os chakras do plexo solar, do coração e do terceiro olho. Fornece apoio geral para a meditação e práticas espirituais. Use-o na magia das velas para atrair prosperidade, fomentar a felicidade e obter sucesso.

Para a casa

O limão-siciliano é um peso-pesado quando se trata de limpeza. Dá um excelente limpador de janelas quando combinado com vinagre e água. Para um poderoso limpador de superfícies, combine-o com alecrim e *tea tree*. Sozinho ou em quantidades iguais com lavanda, ajuda a limpar e a refrescar a máquina de lavar roupa.

Preparado de limão-siciliano para lavar a máquina de lavar

3 a 4 xícaras de vinagre branco
½ xícara de bicarbonato de sódio
30 gotas de óleo essencial de limão-siciliano

Programe a máquina para o volume máximo e use água quente. Deixe-a encher, acrescente todos os ingredientes e deixe-a agitar por 1 minuto. Pare o ciclo de lavagem e deixe repousar por cerca de 45 minutos. Em seguida, mergulhe um pano na água e limpe a parte superior do tambor e os dispensadores de sabão em pó e amaciante. Por fim, deixe terminar o ciclo de lavagem e enxágue.

Misture 20 gotas de limão-siciliano com 60 mL de cera de abelha para fazer um lustra-móveis. Aplique numa pequena área para testar. Adicione algumas gotas de limão-siciliano a uma vela de citronela para fortalecer o cheiro e ajudar a manter os pernilongos afastados. No feng shui, use-o onde for preciso estimular a energia.

Louro

Nome botânico: *Laurus nobilis*
Também conhecido como: Loureiro

Além do uso das folhas em sopas e ensopados, esta planta também é conhecida por ser plantada em vasos e podada em diversos formatos. Suas folhas verde-escuras têm textura semelhante ao couro, são ovais e pontudas. Pequenas bagas ovais tornam-se negro-azuladas quando maduras.

Seu nome científico vem do latim *laurus*, que significa "louvor" ou "honra", e *nobilis*, "nobre".[56] Os antigos gregos e romanos tinham o costume de honrar as pessoas de grandes realizações com coroas de louro. Além de servirem para decorar santuários e outros espaços públicos, as folhas eram usadas para fins culinários e medicinais e como repelente de insetos. A abadessa Hildegarda de Bingen (1098-1179) e o herborista Nicholas Culpeper recomendavam o louro para os mais diversos males.

Descrição do óleo e precauções

As folhas e os galhos pequenos são destilados no vapor, produzindo um óleo verde-amarelado. Tem pouca viscosidade e vida útil de cerca de 2 a 3 anos. Não use o óleo de louro quando estiver tomando analgésicos ou sedativos; evite-o durante a gravidez e a amamentação; ele pode causar sensibilização e irritação da pele em certas pessoas; use-o com moderação. Como foi dito no Capítulo 4, o óleo da árvore *Pimenta racemosa* tem o mesmo nome desse óleo em inglês (*bay*), mas não deve ser confundido com ele, pois seus usos e suas precauções são diferentes.

Misturas aromáticas

O óleo de louro tem aroma fresco, herbáceo e levemente canforado. Entre os demais óleos que combinam com ele, podem-se mencionar os de alecrim, bagas de zimbro, bergamota, eucalipto-comum, gengibre, lavanda, limão-siciliano, olíbano e sálvia esclareia.

Grupo aromático	Notas aromáticas	Força inicial	Signos solares
Herbáceo	Coração a cabeça	Média	Gêmeos, Leão, Peixes

56 Harrison, Lorraine. *Latin for Gardeners: Over 3,000 Plant Names Explained and Explored.* Chicago, IL: The University of Chicago Press, 2012. p. 120.

Preparados medicinais

O óleo de louro é usado para tratar artrite, dor de garganta, eczema, erupções cutâneas, dermatofitose, febre, gripe, hematomas, indigestão, pé de atleta, psoríase, resfriado, tonsilite e torções e distensões.

Com propriedades antivirais e antibacterianas, o louro é útil para aliviar os sintomas de resfriado e gripe. Use-o numa inalação de vapor para aliviar inflamações e congestão nasal e ajudar a limpar as vias respiratórias. Combine-o com o óleo de alecrim para fazer uma boa pomada para esfregar no peito e esquentá-lo.

Pomada suavizante de louro e alecrim para esfregar no peito

7,5 g de cera de abelha
3 ½ colheres (sopa) de óleo carreador ou mistura carreadora
17 gotas de óleo essencial de louro
10 gotas de óleo essencial de alecrim

Coloque a cera de abelha e o óleo carreador num frasco, dentro de uma panela com água. Esquente a água em fogo baixo, mexendo até a cera derreter. Tire o frasco de dentro da água e deixe a mistura chegar à temperatura ambiente antes de acrescentar os óleos essenciais. Teste a consistência da mistura e faça ajustes, se necessário. Deixe-a esfriar por completo antes de usar ou armazenar.

O óleo de louro funciona bem numa inalação de vapor para aliviar os sintomas de resfriado e gripe. Acrescente de 5 a 6 gotas em 1 litro de água em ponto de fervura. Esse óleo também pode ser usado num inalador nasal, levado na bolsa para lhe dar alívio em qualquer lugar. Para uma mistura superpoderosa a ser usada no inalador, use 5 gotas de óleo de louro, 5 de agulhas de abeto e 2 de gengibre.

As propriedades analgésicas do óleo de louro ajudam a aliviar a rigidez e a dor da artrite. Misture 3 gotas de óleo de louro com 2 gotas de eucalipto-comum e 2 de bagas de zimbro em uma colher (sopa) de óleo carreador para obter um óleo de massagem que promove o calor. Misture-o com camomila e *immortelle* para aliviar a dor de torções e diminuir hematomas.

Cuidados pessoais e bem-estar

O óleo de louro colabora para manter a saúde dos cabelos e é especialmente bom para cabelos tanto secos quanto oleosos. Para o controle da caspa, misture de 3 a 4 gotas em 1 colher (sopa) de óleo carreador e massageie-o no couro cabeludo. Deixe-o agir por cerca de 15 minutos, depois lave e enxágue bem. Esse óleo também promove o crescimento dos cabelos.

O cheiro revigorante do louro colabora para o equilíbrio emocional. Difunda-o ou pingue algumas gotas na cera derretida de uma vela de 7 dias para clarear a mente e auxiliar na concentração. O louro também promove a paz de espírito. No trabalho energético, estimula os chakras do plexo solar e do terceiro olho. O louro dá apoio às práticas espirituais e ajuda a enviar orações de cura. É ideal para consagrar um altar. Na magia das velas, ajuda a atrair abundância e prosperidade. É útil para alcançar o sucesso, sobretudo quando se está buscando justiça. Pingue algumas gotas de óleo de louro no travesseiro, antes de dormir, para dar apoio ao trabalho onírico.

Para a casa

O louro é útil como repelente de insetos e atua de modo especial contra traças. Pingue uma quantidade generosa e igual de óleos de eucalipto-comum, lavanda e louro em algumas bolinhas de algodão e coloque-as no armário ou em qualquer lugar onde as traças representem um problema. Com propriedades antibacterianas e antifúngicas, o louro funciona bem num difusor para limpar e renovar o ar. No feng shui aromático, use-o onde for necessário pôr a energia em movimento.

Manjericão

NOME BOTÂNICO: *Ocimum basilicum*

TAMBÉM CONHECIDO COMO: Alfavaca, manjericão-comum, manjericão-doce

O manjericão é uma planta que alcança de 30 cm a 60 cm de altura. Suas folhas são desde amarelo-esverdeadas até verde-escuras e muito fragrantes. Pequenas flores brancas, rosadas ou roxas crescem no alto dos caules. Os nomes científicos de gênero e espécie do manjericão derivam das palavras gregas que significam, respectivamente, "aroma" e “real”.[57] Os franceses o chamavam de *herbe royale*. Supõe-se que o manjericão seja descendente da planta indiana *tulasi* (manjericão sagrado – *Ocinum sanctum*), trazida à Grécia por Alexandre, o Grande.

Os antigos egípcios, gregos e romanos usavam o manjericão para fins medicinais e culinários. O médico grego Pedânio Dioscórides (c. 40-90 d.C.) o menciona em seus escritos. No início do século XVI, o manjericão era plantado no norte da Europa e na Inglaterra. Durante a Idade Média, era espalhado no chão para limpar o ar e controlar as pragas. No final do século XVI, os espanhóis já o haviam levado à América do Norte.

Descrição do óleo e precauções

As folhas e flores do manjericão são destiladas no vapor, produzindo um óleo fino, de incolor a amarelo-claro, com prazo de validade de 2 a 3 anos. Evite esse óleo durante a gravidez; use-o com moderação e evite o uso prolongado; pode irritar a pele.

Misturas aromáticas

O cheiro pungente do manjericão é parecido, a princípio, com o de anis, mas é herbáceo, com um toque doce de especiarias. Entre os demais óleos que combinam com ele, podem-se mencionar os de citronela, hortelã-comum, hortelã-pimenta, limão-siciliano, manjerona, melissa e pimenta-do-reino.

Grupo aromático	**Notas aromáticas**	**Força inicial**	**Signos solares**
Herbáceo	Coração a cabeça	Forte a muito forte	Áries, Escorpião, Leão

Preparados medicinais

Esse óleo essencial é usado para tratar ansiedade, artrite, bronquite, circulação, depressão, desmaios, dor de cabeça, dor de ouvido, dores e desconfortos musculares, enxaqueca, estresse, febre, gripe, gota, insônia, náusea, picadas e ferroadas de insetos, resfriado, sinusite e tosse.

57 Heilmeyer, Marina. *Ancient Herbs*. Traduzido por David J. Baker. Los Angeles, CA: J. Paul Getty Museum, 2007. p. 128.

O óleo de manjericão alivia as dores e os desconfortos musculares e tem eficácia especial depois de esforço excessivo. Funciona bem sozinho, mas pode ser combinado com lavanda e manjerona para fazer um preparado aromático que também acalma a mente. A combinação de alecrim com manjericão e manjerona funciona bem para músculos doloridos e cansados.

Óleo à base de manjericão para relaxar os músculos

2 colheres (sopa) de óleo carreador de hipérico
5 gotas de óleo essencial de manjericão
5 gotas de óleo essencial de lavanda
3 gotas de óleo essencial de manjerona

Junte todos os óleos e agite o frasco para misturar. Guarde o que sobrar de óleo num frasco de tampa hermética.

As propriedades antibacterianas e antivirais do manjericão o tornam eficaz para tratar males respiratórios, inclusive sinusite. Difunda 2 partes de manjericão para 1 parte de pinho e 1 de hortelã-pimenta ou use esses óleos numa inalação de vapor. Para aliviar picadas de insetos, pingue 2 ou 3 gotas de óleo de manjericão em 1 colher (chá) de óleo carreador e aplique na área afetada. O óleo de manjericão tem eficácia especial para aliviar picadas de pernilongos e marimbondos.

Para aliviar a ansiedade, pingue 4 gotas de óleo de manjericão, 3 de sálvia esclareia e 3 de camomila-romana num inalador e use quando necessário. Algumas gotas de óleo de manjericão pingadas num lenço ajudam a pessoa desmaiada a recuperar a consciência.

Cuidados pessoais e bem-estar

O manjericão, em conjunto com o alecrim, pode ser usado no tratamento do couro cabeludo para estimular o crescimento dos cabelos. Pingue 1 gota de cada em 1 colher (chá) de óleo carreador e massageie o couro cabeludo antes de dormir. Deixe a mistura agir durante a noite e lave a cabeça de manhã. Continue usando o preparado até o cabelo voltar a crescer.

O manjericão nos ajuda a equilibrar as emoções e a lidar com as mudanças. Difunda-o em partes iguais de bergamota e lavanda para animar-se. O manjericão também ajuda a lidar com o sofrimento depois da morte de um ente querido. Quando for preciso se concentrar e estudar, pingue 2 gotas na cera derretida de uma vela de 7 dias para ajudar a clarear a cabeça e focar a mente. Esse óleo também promove sensação de paz. Misture-o em quantidades iguais com limão-siciliano e bagas de zimbro para ajudar a aliviar a fadiga e a tensão nervosa. O manjericão ativa a energia dos chakras do plexo solar e da garganta.

Para fins espirituais, o óleo de manjericão ajuda a enviar orações de cura e na conexão com os anjos. Pelo fato de talvez ser proveniente do manjericão sagrado da Índia (*tulasi*), ele é ótimo para purificar e consagrar um altar. Usado na magia das velas, elimina a negatividade e ajuda a atrair prosperidade e sucesso. Use-o também para promover o amor e atrair a felicidade.

Para a casa

Eficaz para tratar picadas de pernilongos e marimbondos, o óleo de manjericão também ajuda a repelir esses insetos. Use-o num difusor de vareta perto da janela ou em velas acesas durante reuniões ao ar livre. No feng shui aromático, o manjericão é eficaz para estimular e movimentar a energia.

Manjerona

Nome botânico: *Origanum majorana* sin. *Majorana hortensis*
Também conhecida como: Amáraco, manjerona-do-campo

Atingindo cerca de 30 cm de altura, a manjerona tem folhas cinza-esverdeadas e numerosos ramos que tornam sua folhagem espessa e cerrada. Os botões verdes parecem pequenos nós até se abrirem em cachos esféricos de pequenas flores brancas ou cor-de-rosa. Esta planta é muito próxima do orégano (*O. vulgare*).

Considerada uma versão mais doce do orégano, a manjerona era usada pelos antigos gregos para tratar a artrite e pelos romanos para cuidar da indigestão. Água perfumada com manjerona era usada para o banho e para a lavagem da roupa. Durante a Idade Média, a manjerona era mais popular que o tomilho na Grã-Bretanha, talvez porque os famosos herboristas John Gerard e Nicholas Culpeper tenham cantado seus louvores em seus livros. A manjerona era espalhada no chão das casas e usada para fumigar os quartos dos doentes. Os colonos europeus não quiseram deixar essa erva para trás e levaram-na consigo, introduzindo-a na América do Norte.

Descrição do óleo e precauções

A destilação a vapor das flores e folhas produz um óleo que varia do amarelo-claro ao âmbar, de baixa viscosidade e vida útil aproximada de 2 a 3 anos. Evite usar o óleo essencial de manjerona durante a gravidez; use-o com moderação; pode causar sonolência.

Misturas aromáticas

Esse óleo tem um cheiro herbáceo e de especiarias, com tom ligeiramente amadeirado. Entre os demais óleos que combinam com ele, podem-se citar os de alecrim, camomila, cedro, eucalipto, laranja, lavanda, limão-siciliano e tomilho.

Grupo aromático	**Nota aromática**	**Força inicial**	**Signos solares**
Herbáceo	Coração	Média	Áries, Gêmeos, Libra, Virgem

Preparados medicinais

A manjerona é usada para tratar ansiedade, artrite, asma, bronquite, bursite, ciática, cólicas menstruais, constipação, dor de cabeça, dores e desconfortos musculares, enxaqueca, estresse, frieiras, hematomas, indigestão, insônia, lombalgia, náusea, resfriado, tensão pré-menstrual (TPM), torções e distensões e tosse.

As propriedades antibacterianas e antivirais da manjerona auxiliam em casos de tosse e resfriado, pois suavizam as mucosas inflamadas. Use-a em uma inalação de vapor ou em um banho quente para ajudar a eliminar a congestão. Como alternativa, use 2 gotas de cada um dos óleos de manjerona, tomilho e lavanda em 1 colher (sopa) de óleo carreador para fazer uma compressa quente para o peito.

Para um óleo de massagem eficaz que alivie as dores musculares e aumente a flexibilidade articular, combine 5 gotas de manjerona, 4 de alecrim e 3 de agulha de abeto em 30 ml de óleo carreador. As propriedades anti-inflamatórias da manjerona também ajudam a aliviar dores nas articulações temporomandibulares (ATM). Quando esfregada nas têmporas, essa receita é eficaz para aliviar dor de cabeça.

Alívio de manjerona para a ATM

2 colheres (sopa) de óleo carreador ou mistura carreadora
5 gotas de óleo essencial de manjerona
2 gotas de óleo essencial de alecrim
1 gota de óleo essencial de capim-limão

Misture todos os óleos, depois massageie suavemente os músculos da mandíbula.

Ao lidar com sintomas de TPM, difunda manjerona em quantidades iguais com camomila e néroli. Como alternativa, utilize esses óleos para um banho quente, misturando 6 gotas de manjerona a 5 gotas cada uma de camomila e néroli, em 30 ml de óleo carreador. Relaxante e reconfortante, essa mistura de banho também é útil para dormir descansado quando difundida pouco antes de ir para a cama.

Cuidados pessoais e bem-estar

Levemente antisséptica, a manjerona pode ser usada como tônico para a pele normal ou mista. Misture 6 gotas de manjerona, 5 de olíbano e 2 de limão-siciliano em $^1/_4$ de xícara de chá de camomila já frio. A manjerona também dá brilho a uma tez baça. Se o problema for a caspa, misture 5 gotas de manjerona e 2 de cedro e gerânio em 2 colheres (sopa) de óleo carreador. A manjerona é boa para dar maciez aos cabelos. Derreta 1 colher (sopa) de óleo de coco e a mesma quantidade de manteiga de karité. Deixe a mistura esfriar até chegar à temperatura ambiente, acrescente de 6 a 8 gotas de manjerona e mexa. Consulte a Parte Sete para obter detalhes sobre como trabalhar com manteigas.

A manjerona é uma bênção quando se trata de equilibrar o humor e levantar o ânimo, especialmente na recuperação do luto. Também proporciona apoio emocional quando se trata de lidar com as transições da vida. Difunda 2 partes de manjerona e 2 de bergamota com 1 parte de óleo de cedro. Para combater a tensão nervosa e a fadiga, use as mesmas proporções com agulha de abeto e *palmarosa*. A manjerona fomenta sensação de paz e bem-estar.

Ao trabalhar com os chakras, a manjerona ativa os centros de energia do coração e do terceiro olho. Na preparação para a meditação e a oração, a ajuda a aterrar e centrar a energia. Use o óleo de manjerona na magia das velas para atrair felicidade e amor. A manjerona também é eficaz para o trabalho onírico.

Para a casa

No feng shui aromático, a manjerona ajuda a manter o equilíbrio energético. Difunda um pouco ou coloque um frasco de sais de manjerona numa área da casa depois de ter estimulado ou suavizado o fluxo de energia.

Manuka

NOME BOTÂNICO: *Leptospermum scoparium*

Nativa da Nova Zelândia e da Austrália, a *manuka* é um arbusto perene com folhas em forma de agulhas, de cor cinza-prateado. Crescendo ao longo dos ramos entre as folhas, as flores variam do branco ao avermelhado e têm o centro vermelho-escuro. Seu nome botânico deriva das palavras gregas *leptos*, que significa "esbelto", e *sperma*, "semente", referindo-se às sementes estreitas, e da palavra latina *scoparium*, "semelhante a uma vassoura".[58]

Durante séculos, os maoris usaram as folhas da *manuka* para fins medicinais, bem como para preparar um chá refrescante. O Capitão James Cook (1728-1779), explorador britânico, tinha a esperança de que a *manuka* pudesse aliviar o escorbuto e levou amostras de volta à Inglaterra. Em sua segunda viagem à Nova Zelândia, sua tripulação foi mais criativa e usou as folhas para fabricar cerveja.

Descrição do óleo e precauções

As folhas e os ramos da *manuka* são destilados a vapor, produzindo um óleo que vai de transparente a âmbar. Com viscosidade média e textura ligeiramente oleosa, o óleo de *manuka* tem vida útil aproximada de 2 a 3 anos. Esse óleo essencial é considerado seguro de maneira geral.

Misturas aromáticas

O óleo de *manuka* tem aroma herbáceo e amadeirado, com tom doce semelhante ao mel. Entre os demais óleos que combinam com ele, podem-se citar os de camomila, cipreste,

---

58 Coombes, Allen J. *Dictionary of Plant Names*. Portland, OR: Timber Press, 1985. p. 116.

eucalipto, gerânio, *grapefruit*, hortelã-pimenta, lavanda, limão-siciliano, manjericão, *petit-grain*, pinho, sândalo, tangerina e *tea tree*.

Grupo aromático	Nota aromática	Força inicial	Signos solares
Herbáceo	Coração	Média	Capricórnio, Peixes, Sagitário

Preparados medicinais

O óleo de *manuka* é usado para tratar acne, ansiedade, catapora, coqueluche, cortes e arranhões, dermatofitose, dor de cabeça, dores e desconfortos musculares, enxaqueca, estresse, febre do feno, gripe, herpes labial, infecção vaginal, micose, pé de atleta, picadas e ferroadas de insetos, resfriado, sinusite, tosse, verrugas.

Como outros óleos essenciais da Oceania, o de *manuka* ajuda a aliviar a congestão nasal e do peito decorrente de resfriado. Use-o sozinho numa inalação de vapor ou combine 4 gotas de *manuka* e eucalipto-cheiroso em 1 litro de água. *Manuka* é um expectorante que ajuda a desobstruir as vias respiratórias.

Para massagear e espantar as dores musculares relacionadas ao resfriado e à gripe, misture 4 gotas de *manuka* e eucalipto-comum em 1 colher (sopa) de óleo carreador. Para alívio da febre do feno, use *manuka* em partes iguais com camomila e melissa em um difusor ou inalador.

Com propriedades antibacterianas e antissépticas, o óleo de *manuka* é uma boa opção para um unguento de primeiros socorros com a finalidade de combater infecções. Use-o em quantidades iguais com lavanda para realçar o aroma e o poder curativo. Em caso de picadas e ferroadas de insetos, misture 3 gotas de *manuka* em 1 colher (chá) de óleo carreador para aplicar no local. É especialmente eficaz para tratar picadas de aranhas e carrapatos.

Cuidados pessoais e bem-estar

Perfeito para peles oleosas, as propriedades antibacterianas e anti-inflamatórias do óleo de *manuka* são particularmente úteis para surtos de espinhas. Faça um esfoliante facial com 1 colher (chá) de farinha de aveia fina, 2 a 3 gotas de óleo carreador e 1 ou 2 gotas de óleo de *manuka*. Massageie suavemente no rosto e depois lave com água morna. A *manuka* acalma a comichão da caspa e ajuda a combater o odor dos pés e do corpo quando usada no banho.

Esse óleo também ajuda a controlar a raiva e a estabilizar a agitação emocional. Faça uma difusão com 3 partes de camomila, 2 de *manuka* e 2 de pinho para levantar os ânimos e equilibrar as emoções. Misture-o com tangerina e gerânio para acalmar os nervos e apoiar a clareza mental. Em quantidades iguais com sândalo, ajuda a fomentar a sensação de bem-estar.

Para o trabalho energético, o óleo de *manuka* ativa os chakras do sacro, do plexo solar e do coração. Use-o para limpar o espaço de meditação e para aterrar a energia. Também pode ajudar no envio de orações de cura. Na magia das velas, use *manuka* para remover qualquer tipo de negatividade e atrair abundância.

Para a casa

Com suas propriedades antibacterianas, antissépticas e antifúngicas, o óleo de *manuka* funciona bem na limpeza das superfícies do banheiro, da cozinha e da lavanderia. Quando o trabalho em casa, no jardim ou na oficina resultar em mãos sujas, use *manuka* para esfregá-las e limpá-las.

Esfoliante de **manuka** *par as mãos*

$^1/_4$ de xícara (chá) de sal grosso
$^1/_4$ de xícara de açúcar cristal ou demerara
3 colheres (sopa) de óleo de coco
10 gotas de óleo essencial de *manuka*
6 gotas de óleo essencial de limão-siciliano
5 gotas de óleo essencial de hortelã-pimenta

Misture os ingredientes secos numa tigela de vidro ou cerâmica. Derreta o óleo de coco (se necessário) e adicione os óleos essenciais. Misture todos os ingredientes. Guarde a mistura num frasco de tampa hermética.

Adiciona-se açúcar à receita do esfoliante para suavizar a abrasividade do sal. Se você tem pele sensível, não use o sal.

O óleo de *manuka* é conhecido por repelir insetos. Para aumentar sua eficácia e realçar o aroma, combine *manuka* em quantidades iguais com eucalipto-cheiroso e lavanda. No feng shui aromático, use *manuka* para abrandar e acalmar a energia em casa.

Melissa

Nome botânico: *Melissa officinalis*
Também conhecida como: Erva-cidreira

Alcançando até 90 cm de altura, esta erva arbustiva tem folhas verdes brilhantes com cheiro claro de limão-siciliano. Pequenas flores, de brancas a amareladas, crescem em cachos ao longo dos caules. *Melissa* é a palavra grega que significa "abelha", e essa erva atrai e acalma esses insetos, razão pela qual os apicultores a cultivam perto das colmeias há mais de dois mil anos.[59]

A melissa era uma erva medicinal importante durante a Idade Média, usada para uma vasta gama de doenças. Embora os herboristas Culpeper e Gerard tenham falado sobre seu poder, sua popularidade não foi levada para o Novo Mundo. Sua redescoberta teve de esperar pelo ressurgimento da medicina fitoterápica durante o final do século XX. A melissa é amplamente utilizada em produtos comerciais de cuidados da pele.

Descrição do óleo e precauções

O óleo essencial de melissa, que vai do amarelo-claro ao amarelo-vivo, é produzido por destilação a vapor das folhas e flores. Tem baixa viscosidade e vida útil aproximada de 2 a 3 anos. Esse óleo essencial pode causar irritação ou sensibilização da pele.

Misturas aromáticas

Como seria de esperar, o aroma da melissa é semelhante ao do limão, mas também fresco e herbáceo. Entre os demais óleos que combinam com o de melissa, podem-se citar os de camomila, gerânio, hortelã-comum, hortelã-pimenta, lavanda, néroli, *petitgrain* e rosa.

---

59 Castleman, Michael. *The New Healing Herbs: The Essential Guide to More than 130 of Nature's Most Potent Herbal Remedies*. 4. ed. Emmaus, PA: Rodale Press, 2010. p. 305.

Grupo aromático	Nota aromática	Força inicial	Signo solar
Cítrico	Coração	Forte	Câncer

Preparados medicinais

A melissa é usada para tratar ansiedade, asma, bronquite, cólicas menstruais, depressão, dor de cabeça, eczema, enxaqueca, estresse, febre, febre do feno, indigestão, inflamação, insônia, náusea, picadas de insetos, queimaduras de sol, tensão pré-menstrual (TPM), tosse e transtorno afetivo sazonal (TAS).

Para ajudar a aliviar a tosse, inclusive a bronquite, combine melissa e hortelã-pimenta em quantidades iguais para uma inalação de vapor que ajuda a limpar as vias respiratórias. Para esfregar no peito, combine 3 gotas de melissa e de gengibre e 2 gotas de eucalipto-comum em 1 colher (sopa) de óleo de jojoba.

Atenue a inflamação e a coceira do eczema misturando 1 gota de melissa em 1 colher (chá) de óleo carreador e aplicando a mistura na área afetada. Esse remédio também pode ser usado para aliviar o inchaço provocado pelas picadas e ferroadas de insetos. Tem eficácia especial em picadas de vespa. Para aumentar a potência, misture melissa com lavanda e bergamota e tenha esse preparado sempre à mão.

Óleo suavizante de melissa

2 gotas de óleo essencial de bergamota
5 gotas de óleo essencial de melissa
5 gotas de óleo essencial de lavanda
2 colheres (sopa) de óleo de caroço de damasco

Misture os óleos essenciais e combine-os com o óleo carreador. Guarde o que sobrar num frasco de tampa hermética.

Como alternativa para lidar com o eczema, use melissa com sal marinho ou sal de Epsom na banheira, para um banho de cura. Para um banho calmante, antes de dormir, combine melissa e sálvia esclareia para relaxar e possibilitar uma boa noite de sono.

A difusão de óleo de melissa é eficaz para reduzir a ansiedade e aliviar as dores de cabeça. Para ajudar no alívio dos sintomas da TPM, use-o em quantidades iguais com cardamomo ou coentro. Para TAS, difunda 2 partes de melissa e 1 parte de laranja e ilangue-ilangue cada.

Cuidados pessoais e bem-estar

O óleo de melissa pode ser usado para todos os tipos de pele. Suas propriedades antioxidantes auxiliam a tez madura e as antibacterianas socorrem a pele oleosa e o ocasional surto de espinhas. Com diluição extra, pode ser usado em peles sensíveis. É um bom tônico: combine 15 gotas de melissa em $^1/_4$ de xícara de chá de camomila num frasco, depois agite bem e aplique na pele com uma bola de algodão.

A melissa ajuda a acalmar os nervos e é especialmente útil para ajudar a lidar com mudanças repentinas na vida. Combine 4 gotas de melissa, 3 de *vetiver* e 2 de camomila-romana em 1 colher (sopa) de óleo carreador para massagear as têmporas. A melissa sozinha promove a própria concentração e clareza mental. Para lidar com a dor, difunda 2 partes de melissa e laranja e 1 parte de olíbano. Essa combinação de óleos também fomenta sensação de paz.

No trabalho energético, o óleo de melissa estimula os chakras do sacro e do coração. Use-o também como apoio geral à meditação e às práticas espirituais. Na magia das velas, a melissa ajuda a fomentar a felicidade, atrair o amor e alcançar o sucesso. Além disso, dá apoio ao trabalho onírico e ao de vidas passadas.

Para a casa

Para impedir a entrada de insetos em casa, faça velas de melissa ou use o óleo num difusor de vareta perto de uma janela aberta. Na varanda, adicione algumas gotas a uma vela de citronela para realçar o cheiro e aumentar a eficácia. Para feng shui, use sais ou velas de melissa para manter o equilíbrio depois de acalmar ou estimular a energia.

Mirra

NOME BOTÂNICO: *Commiphora myrrha* sin. *C. molmol*

Gomas e resinas aromáticas eram bens preciosas no mundo antigo. Com o olíbano, a mirra é uma das mais famosas. A palavra *mirra* é derivada do árabe *murr* ou do hebraico *mor*, os quais significam "amargo" e se referem a seu sabor amargo e pungente.[60] O nome científico do gênero, *Commiphora*, significa "que produz goma".[61]

Os egípcios podem ter sido os primeiros a coletar a mirra e usavam-na na perfumaria, na medicina e nos ritos. Durante milhares de anos, ela foi usada na medicina do Oriente Médio e, como outras resinas, era considerada uma panaceia. Comercializada para o Oriente, foi incorporada à medicina ayurvédica da Índia. Em 600 d.C., tinha sido introduzida na China.[62] Desde tempos antigos até a Idade Média, os médicos cantavam seus louvores.

Natural do nordeste da África e da Península Arábica, a mirra é extraída de uma pequena árvore de casca cinza-esbranquiçada e ramos espinhosos. Suas flores são pequenas, com cor creme a amarelada, e suas folhas ovais aveludadas têm três folíolos. A resina amarelo-clara que sai das fissuras na casca endurece na forma de gotas castanho-avermelhadas. A mirra ainda é muito apreciado como incenso e perfume.

Descrição do óleo e precauções

A destilação a vapor da resina produz um óleo amarelo-claro a âmbar, de viscosidade média e com prazo de validade aproximado de 4 a 6 anos. Evite usar esse óleo essencial durante a gravidez.

Misturas aromáticas

O óleo essencial de mirra tem cheiro amargo e de especiarias. Entre os demais óleos que combinam com ele, podem-se citar os de alecrim, camomila, cipreste, cravo-da-índia, ilangue-ilangue, limão-siciliano, olíbano, *palmarosa*, sândalo e *vetiver*.

---

60 Foster, Steven e Johnson, Rebecca L. *National Geographic Desk Reference to Nature's Medicine*. Washington, DC: National Geographic Society, 2008. p. 256.

61 Quattrocchi, Umberto. *CRC World Dictionary of Plant Names: Common Names, Scientific Names, Eponyms, Synonyms, and Etymology*. Boca Raton, FL: CRC Press, 2016. p. 596. v. 1.

62 Foster, Steven e Johnson, Rebecca L. *National Geographic Desk Reference to Nature's Medicine*, op. cit.

Grupo aromático	Nota aromática	Força inicial	Signos solares
Resinoso	Base	Forte a muito forte	Aquário, Capricórnio, Escorpião, Peixes

Preparados medicinais

A mirra é usada para tratar artrite, asma, bolhas na pele, bronquite, dor de garganta, erupções cutâneas, estrias, calos e calosidades, cortes e arranhões, eczema, furúnculos, hemorroidas, indigestão, infecção vaginal, laringite, micose, pé de atleta, pele rachada, queimadura de hera venenosa, resfriado e tosse.

Suas propriedades antifúngicas ajudam a combater a dermatofitose e vários outros tipos de infecções fúngicas. O óleo de mirra pode ser usado sozinho – diluído, claro – ou pode-se fazer uma combinação de 3 gotas de cada um dos óleos de mirra, *manuka* e gerânio em 1 colher (sopa) de óleo carreador. Para ajudar a reduzir as estrias, use 4 gotas de mirra e outras 4 de elemi em 1 colher (sopa) de óleo de coco. Para furúnculos e bolhas na pele, faça uma compressa com quantidades iguais de mirra e bergamota. Combine mirra e lavanda num unguento para usar como primeiros socorros para cortes e arranhões.

Antes de comprar um produto comercial para assaduras provocadas por fraldas, considere fazer o seu próprio. Afinal, quer mesmo pôr algo feito com petróleo no bumbum do seu bebê?

Gel de mirra para assaduras

4 colheres (sopa) de gel de *aloe vera*
8 gotas de óleo essencial de mirra
8 gotas de óleo essencial de lavanda

Misture bem os ingredientes. Armazene num frasco de tampa hermética.

Cuidados pessoais e bem-estar

A mirra é ideal para hidratar a pele seca ou madura e combater as rugas. Para um hidratante básico, combine 3 colheres (sopa) de óleo de jojoba e 1 colher (sopa) de óleo de rosa-mosqueta, 8 gotas de mirra, 4 de elemi e 4 de olíbano. Para cabelos secos, use 2 colheres (sopa) de óleo de coco e 4 gotas de mirra para massageá-los os cabelos antes de lavá-los. Para combater a caspa, massageie primeiro o couro cabeludo com a mistura.

A mirra ajuda a equilibrar as emoções, a aliviar os humores e a fomentar a sensação de paz e bem-estar. Difunda 3 partes de mirra, 2 de cipreste e 1 parte de limão-siciliano. Para apoio ao lidar com grandes mudanças ou luto, combine mirra em partes iguais com melissa. Para clareza mental e foco, use o óleo essencial de mirra com alecrim.

Ao trabalhar com os chakras, a mirra ativa os centros de energia da raiz, da garganta, do terceiro olho e da coroa. É especialmente potente para aterrar e centrar a energia para a meditação e ao enviar orações de cura. É uma potência para a purificação de altares e áreas utilizadas para práticas espirituais. Use algumas gotas de óleo essencial de mirra numa vela para expressar gratidão ou pedir ajuda aos anjos. Na magia das velas, a mirra atrai abundância e sucesso. Também apoia o trabalho de vidas passadas.

Para a casa

Melhore ainda mais o aroma do lustra-móveis de limão-siciliano adicionando 15 a 20 gotas de mirra a um frasco de 480 ml. No feng shui aromático, use mirra para equilibrar a energia.

Néroli

*ver **Os Óleos de Laranja***

Niaouli

Nome botânico: *Melaleuca quinquenervia* sin. *M. viridiflora* var. *angustifolia*

Nativo da Nova Caledônia e da costa leste da Austrália, o *niaouli* é primo da *tea tree*, do eucalipto e do cajepute. Geralmente alcança de 9 a 15 metros de altura, mas pode, às vezes, atingir até 24 metros. Sua casca esbranquiçada se solta, assumindo a aparência de um pergaminho. As folhas verde-escuras, aveludadas, têm veios paralelos, e as flores brancas-creme assemelham-se a escovas de garrafa.

Durante séculos, as folhas de *niaouli* foram utilizadas na medicina tradicional para tratar uma série de doenças. Depois de observar os nativos do local, os botânicos que navegavam com o Capitão Cook recolheram amostras e levaram-nas para a Inglaterra. O óleo de *niaouli* era originalmente chamado de *gomenol*, derivando seu nome da província de Gomen, na Nova Caledônia, noroeste da Austrália, onde era destilado e exportado.

Devido à notável semelhança com a *Melaleuca viridiflora*, o *niaouli* foi, a princípio, classificado como variedade daquela árvore. Durante algum tempo, o óleo essencial de *niaouli* foi chamado de *óleo MQV* em razão do nome botânico errôneo *M. quinquenervia viridiflora*.

Descrição do óleo e precauções

Esse óleo é produzido por destilação a vapor das folhas e dos galhos jovens. Tem pouca viscosidade fina e pode ser incolor, amarelo-claro ou esverdeado. Tem vida útil aproximada de 12 a 18 meses. Em geral, o óleo de *niaouli* é considerado seguro.

Misturas aromáticas

Esse óleo essencial tem aroma herbáceo e terroso, que lembra o do eucalipto. Entre os demais óleos que combinam com ele, podem-se citar os de alecrim, bagas de zimbro, bergamota, cravo-da-índia, eucalipto, funcho, hortelã-comum, hortelã-pimenta, lavanda, limão-siciliano e pinho.

Grupo aromático	**Nota aromática**	**Força inicial**	**Signos solares**
Herbáceo	Coração	Médio	Escorpião, Leão, Virgem

Preparados medicinais

O óleo essencial de *niaouli* é usado para tratar acne, artrite, asma, bronquite, cicatrizes, circulação, coqueluche, cortes e arranhões, dor de cabeça, dor de garganta, dores e desconfortos musculares, febre, furúnculos, gripe, picadas e ferroadas de insetos, queimaduras, resfriado, sinusite e tosse.

Ao preparar um *kit* de primeiros socorros para as férias, é bom incluir nele uma lavagem antisséptica para desinfetar ferimentos. Além disso, mantenha-o à mão em casa para tratar arranhões no quintal. O óleo de *niaouli* limpa enquanto combate as bactérias, e suas propriedades analgésicas ajudam a aliviar a dor. Também pode ajudar a reduzir as cicatrizes. A receita seguinte pode ser usada como *spray* ou aplicada com gaze sobre a ferida.

Lavagem de* niaouli *para primeiros socorros
1 colher (chá) de óleo carreador
15 gotas de óleo essencial de *niaouli*
8 gotas de óleo essencial de *tea tree*
7 gotas de óleo essencial de *immortelle*
4 colheres (sopa) de água
4 colheres (sopa) de vinagre branco destilado

Misture o óleo carreador e os óleos essenciais num frasco e depois adicione a água e o vinagre. Agite bem antes de usar.

As propriedades antiespasmódicas do óleo de *niaouli* ajudam a acalmar a tosse. Ele também funciona como expectorante, dissolvendo a congestão do peito. Use-o para tomar uma ducha curativa, com vapor. Coloque 20 gotas de *niaouli*, 10 de pinho e 10 de hissopo sobre uma toalha, dobre-a ao meio duas vezes e coloque-a no chão do chuveiro, debaixo da corrente de água.

Para aliviar a sinusite, faça uma inalação a vapor com 4 gotas de *niaouli* e 2 dos óleos de cedro-da-virgínia e eucalipto. *Niaouli* difundido alivia o resfriado e a gripe. Para tratar a dor de garganta, use-o em partes iguais com camomila-romana.

Cuidados pessoais e bem-estar
Como seus primos derivados das árvores do gênero *Melaleuca*, o óleo de *niaouli* funciona bem para peles e cabelos oleosos, ajudando a equilibrar a produção de oleosidade. Para fazer um tônico para pele, misture num frasco $^1/_4$ de xícara de chá de camomila em temperatura ambiente com 6 gotas de *niaouli* e 4 gotas de bergamota e lavanda cada uma. Agite bem antes de aplicar com uma bola de algodão. Para surtos de espinhas, misture 2 colheres

(chá) de camomila em temperatura ambiente, 2 colheres (chá) de hamamélis e 12 gotas de *niaouli* para aplicação tópica.

O óleo de *niaouli* ajuda a espantar a fadiga mental e a concentrar a mente. Para equilibrar as emoções, difunda 3 partes de *niaouli*, 2 de *petitgrain* e 1 parte de alecrim. No trabalho energético, o *niaouli* ativa os chakras da raiz, do sacro, do plexo solar, do coração e da garganta. Seu aroma apoia a meditação e as práticas espirituais, sobretudo para o envio de orações de cura. Na magia das velas, use-o quando estiver em busca de justiça ou quando precisar banir a energia negativa.

Para a casa

O óleo de *niaouli* ajuda a repelir insetos. Adicione algumas gotas a uma vela de citronela para jantar ao ar livre ou difunda-o em casa, em quantidades iguais, com capim-limão e lavanda. Use uma vela de *niaouli* ou sais de feng shui aromático onde quer que seja preciso intensificar o fluxo de energia.

Olíbano

Nome botânico: *Boswellia carteri*
Também conhecido como: Incenso

Originária da região do Mar Vermelho, esta pequena árvore tem folhagem densa e flores rosa-claras. O nome inglês *frankincense* tem origem em duas palavras francesas do século X: *frank*, que significa "genuíno", e *encens*, "incenso", numa referência ao fato de tratar-se de um incenso de alta qualidade.[63] O nome latino *olibanum* vem do árabe *al-lubān*, que significa "leite", aludindo à aparência da resina antes de endurecer com a exposição ao ar.[64]

Acredita-se que o olíbano aprofunda a experiência espiritual, por isso era queimado de forma habitual em templos da China e da Índia. Também foi usado na medicina. Além desses propósitos, os egípcios o valorizavam para uso em cosméticos e cuidados com a pele. A árvore era tão apreciada que a Rainha Hatshepsut (reinou c. 1479-1458 a.C.) transportou várias para o Egito, onde as plantou em seus jardins.

---

63 Barnhart, Robert K.(org.). *The Barnhart Concise Dictionary of Etymology*. Nova York: HarperCollins, 1995. p. 298.
64 Rodd, Tony e Stackhouse, Jennifer. *Trees: A Visual Guide*. Berkeley, CA: University of California Press, 2008. p. 134.

Descrição do óleo e precauções

A oleorresina é destilada a vapor, produzindo um óleo amarelo-claro ou esverdeado, com baixa viscosidade e vida útil aproximada de 12 a 18 meses. Evite usar esse óleo essencial durante a gravidez.

Misturas aromáticas

O olíbano tem aroma rico, resinoso e amadeirado. Entre os demais óleos que combinam com ele, podem-se citar os de bergamota, cipreste, gerânio, *grapefruit*, ilangue-ilangue, laranja, lavanda, limão-siciliano, mirra, *palmarosa*, pimenta-do-reino, sândalo e *vetiver*.

Grupo aromático	Nota aromática	Força inicial	Signos solares
Resinoso	Base	Média a forte	Aquário, Áries, Leão, Sagitário

Preparados medicinais

O óleo essencial de olíbano é usado para tratar ansiedade, asma, bronquite, cicatrizes, cortes e arranhões, estresse, estrias, furúnculos, gripe, hemorroidas, inflamação, laringite, queimadura de hera venenosa, resfriado, tensão pré-menstrual (TPM) e tosse.

As propriedades antissépticas do olíbano ajudam na cura de pequenos cortes e arranhões. Para tratar furúnculo, use 2 gotas de olíbano e 3 de lavanda em 1 litro de água morna para fazer uma compressa. Para diminuir a tosse e o resfriado, combine quantidades iguais de olíbano e hortelã-pimenta para inalação a vapor.

Como anti-inflamatório, o olíbano ajuda a aliviar o desconforto das hemorroidas. Misture 2 colheres (chá) de óleo carreador com 2 gotas cada uma de olíbano, cipreste e gerânio. Aplique algumas gotas no local com um tecido umedecido. Suas propriedades anti-inflamatórias também ajudam a aliviar o prurido da queimadura de hera venenosa. Misture 4 gotas de olíbano em ½ colher (chá) de óleo carreador e misture tudo em 60 ml de água, num frasco pulverizador. Agite bem antes de cada uso. Como alternativa, podem ser usadas quantidades iguais de olíbano e *immortelle*.

Cuidados pessoais e bem-estar

Há milênios o olíbano é famoso pelo uso nos cuidados da pele. Em particular, rejuvenesce a pele seca e ajuda a tonificar a tez madura. Sua utilização numa máscara facial ajuda a limpar os poros e a manter a umidade da pele.

Máscara facial refrescante de olíbano

2 colheres (sopa) de argila de caulim branco ou farinha de aveia
1 colher (sopa) de iogurte ou mel (ou apenas o suficiente para fazer uma pasta)
3 gotas de óleo essencial de olíbano
2 gotas de óleo essencial de elemi
2 gotas de óleo essencial de semente de cenoura

Coloque a argila de caulim ou a farinha de aveia numa tigela. Junte um pouco de iogurte ou mel aos óleos essenciais e, em seguida, misture bem com os ingredientes secos. Aplique a pasta em todo o rosto, logo abaixo da linha do cabelo e ao redor dos lábios e dos olhos. Assim que começar a secar, lave bem com água morna. A seguir, passe um hidratante.

Para normalizar olhos inchados, use quantidades iguais dos óleos de olíbano e camomila-romana para fazer uma compressa fria. Para telangiectasias (vasinhos), misture 1 gota de gerânio e 1 de olíbano em 1 colher (chá) de óleo carreador e faça uma massagem suave.

O olíbano é ideal para equilibrar o humor, elevar o ânimo e acalmar a agitação emocional, especialmente durante as transições. Difunda-o por si só ou combine 3 partes de olíbano, 2 de óleo de cedro e 1 parte de tangerina. O olíbano também ajuda a reduzir a tensão nervosa e promove a clareza mental.

Na meditação, o óleo de olíbano é conhecido por aprofundar a respiração, o que acalma as emoções e concentra a energia. Use-o para ativar qualquer chakra individualmente ou para alinhar todos eles. Coloque 1 gota de óleo de olíbano, 1 de lavanda e 1 de bergamota na cera derretida de uma vela de 7 dias para meditação e apoio espiritual. Use o olíbano sozinho para consagrar um espaço sagrado ou expressar gratidão. Ele pode ser muito útil quando se pede a ajuda dos anjos ou se reza por cura.

Na magia das velas, use o olíbano para afastar a negatividade, fomentar a felicidade ou trazer o amor para a vida. Também é útil quando se luta pelo sucesso ou se busca justiça. O olíbano dá apoio ao trabalho onírico e ao de vidas passadas.

Para a casa

No feng shui aromático, coloque sais de olíbano ou uma vela onde for preciso equilibrar a energia. Seu uso tem eficácia particular depois de acalmar ou estimular o fluxo de energia.

Palmarosa

NOME BOTÂNICO: *Cymbopogon martini* sin. *C. martini* var. *motia*, *C. martini* var. *martini*, *Andropogon martini*

Prima do capim-limão e da citronela, a *palmarosa* é uma gramínea silvestre natural da Índia e do Paquistão, agora cultivada em algumas regiões. Atingindo entre 1,80 e 2,70 metros de altura, tem folhas longas e delgadas e caules tufados e eretos, com flores nas pontas. Vários nomes seus em inglês trazem as palavras *indiana* e *turca*, pois datam de uma época em que a rota comercial dessa planta ia de Mumbai, na Índia, até Istambul, na Turquia. A palavra *gerânio* também passou a fazer parte do seu nome (em inglês) por causa da semelhança do aroma. O nome científico *martini* é muitas vezes soletrado com dois *i*'s no final. Durante séculos, a *palmarosa* tem sido utilizada para fins culinários e medicinais. Em razão do perfume, que lembra o de rosas, é usada como substituta do *otto* (óleo) de rosa e como ingrediente das imitações que adulteram o perfume dessa flor.

Descrição do óleo e precauções

A destilação das folhas a vapor ou com água produz um óleo cuja cor vai do amarelo-claro ao verde-oliva, de baixa viscosidade e vida útil aproximada de 2 a 3 anos. O óleo de *palmarosa* é considerado seguro de modo geral; existe um risco, embora baixo, de causar sensibilização da pele.

Misturas aromáticas

O óleo de *palmarosa* tem aroma doce e floral, semelhante ao de rosas. Entre os demais óleos que combinam com ele, podem-se citar os de alecrim, bergamota, capim-limão, cedro, gerânio, ilangue-ilangue, laranja, lavanda, limão-siciliano, néroli e sândalo.

Grupo aromático	Nota aromática	Força inicial	Signos solares
Floral	Coração	Forte	Câncer, Peixes

Preparados medicinais

O óleo de *palmarosa* é usado para tratar acne, ansiedade, cicatrizes, dermatite, desconforto da menopausa, eczema, erupções cutâneas, estresse, estrias, febre, hematomas, infecção vaginal, pé de atleta, pele rachada e tensão pré-menstrual (TPM).

Além de ser popular para fazer perfumes, esse óleo é um dos favoritos para cuidar de problemas de pele. O seguinte unguento pode ser usado para tratar dermatite, eczemas e erupções cutâneas em geral. As quantidades da receita preveem diluição de 1%, geralmente considerada segura para uso no rosto. Para uso corporal, a quantidade de óleos essenciais pode ser duplicada.

Pomada de palmarosa *para a pele*

7,5 g de cera de abelha
3 colheres (sopa) de óleo carreador ou mistura carreadora
6 gotas de óleo essencial de *palmarosa*
4 gotas de óleo essencial de semente de cenoura
3 gotas de óleo essencial de gerânio

Coloque a cera de abelha e o óleo carreador num pote, dentro de uma panela com água. Aqueça em fogo brando, mexendo até a cera derreter. Deixe a mistura esfriar à temperatura ambiente antes de acrescentar os óleos essenciais. Ajuste a consistência, se necessário. Deixe a mistura esfriar por completo antes de usar ou armazenar.

Para lidar com o estresse, combine 4 gotas de *palmarosa*, 2 de *grapefruit* e 2 de alecrim em 1 colher (sopa) de óleo carreador. Use a mistura para massagear as têmporas ou ponha a mesma combinação de óleos essenciais num difusor. Para ajudar a aliviar os sintomas da TPM, difunda 2 partes de *palmarosa* com 1 parte de bergamota e 1 de sálvia esclareia.

Cuidados pessoais e bem-estar

O óleo de *palmarosa* é hidratante e nutritivo, o que o torna especialmente útil para a pele seca ou danificada. Para tez seca ou madura, hidratar com 8 gotas de *palmarosa* e 5 de cada um dos óleos de camomila-alemã e semente de cenoura em 4 colheres (sopa) de óleo carreador. Para combater as rugas, use 5 gotas de cada um dos óleos de *palmarosa*, lavanda, olíbano e limão-siciliano em 4 colheres (sopa) de óleo carreador de borragem ou onagra.

As propriedades adstringentes e bactericidas da *palmarosa* também a tornam útil para a pele oleosa. Use o óleo de *palmarosa* com hortelã-pimenta e laranja para fazer um adstringente. Para surtos de acne ou espinhas, combine-o com camomila e mirra. Para manter a oleosidade da pele em equilíbrio, faça um tônico com *palmarosa*, camomila-alemã e funcho.

Para ajudar a estabilizar os nervos e lidar com a tensão ou a exaustão, descanse com uma compressa sobre os olhos ou na testa. Prepare-a com 4 gotas de *palmarosa*, 3 de limão-siciliano e 1 gota de cardamomo em 1 colher (sopa) de óleo carreador, misturando a combinação dos óleos em 1 litro de água fria. Para aliviar a fadiga mental ou limpar a mente, combine *palmarosa* com uma quantidade igual de óleo de cedro num inalador. Difunda quantidades iguais de *palmarosa*, bergamota e gerânio para criar uma atmosfera calma e pacífica que fomente a sensação de bem-estar.

Para o trabalho energético, use *palmarosa* para ativar os chakras do coração, da garganta e da coroa. O óleo de *palmarosa* apoia a meditação e as práticas espirituais. Use-o para limpar um altar ou um espaço sagrado e para aterrar e centrar a energia. Adicione 1 ou 2 gotas à cera derretida numa vela de 7 dias quando enviar orações de cura. Para a magia das velas, o óleo de *palmarosa* remove a energia negativa e tudo o que já não tem lugar em sua vida. Use-o também para atrair o amor.

Para a casa

As propriedades antissépticas e bactericidas do óleo de *palmarosa* são ideais para refrescar e desodorizar qualquer ambiente em que isso seja necessário. Use-o com lavanda, limão-siciliano ou eucalipto para um limpador de superfícies de cozinha ou banheiro. Para o lar ou os cuidados pessoais, ele é eficaz para repelir pernilongos. No feng shui aromático, use *palmarosa* onde for preciso moderar e retardar o fluxo de energia.

Patchouli

Nome botânico: *Pogostemon cablin* sin. *P. patchouli*
Também conhecido como: Oriza

Atingindo altura de 60 cm a 90 cm, o *patchouli* é uma erva de folhagem densa, com caules peludos e folhas perfumadas de cor verde-viva. Suas flores brancas têm um toque de roxo e crescem na base dos caules das folhas. O nome do gênero botânico vem das palavras hindustânis que significam "folha" e "verde".[65]

Natural da Ásia tropical, o *patchouli* tem sido utilizado na medicina de toda a Ásia e do Oriente Médio. Viajantes árabes enchiam almofadas com as folhas da planta para proteção contra doenças e para promover a longevidade. O *patchouli* também é considerado afrodisíaco. Ganhou notoriedade na Europa, no início do século XIX, por causa dos sachês de folhas que eram introduzidos em carregamentos de xales feitos à mão para proteger os viajantes dos insetos durante a vinda à Índia. Essa fragrância se tornou, assim, a marca registrada das autênticas sedas indianas e, mais de um século depois, o aroma da contracultura dos anos 1960 e 1970.

Descrição do óleo e precauções

O óleo produzido da destilação a vapor das folhas tem cor que varia de âmbar a laranja-escuro. Apresenta viscosidade de média a espessa e prazo de validade aproximado de 4 a 6 anos. O óleo de *patchouli* é considerado, em geral, seguro.

---

65 Foster, Steven e Johnson, Rebecca L. *National Geographic Desk Reference to Nature's Medicine*. Washington, DC: National Geographic Society, 2008. p. 282.

Misturas aromáticas

O óleo de *patchouli* tem aroma herbáceo e rico, terroso, que se torna mais forte e profundo à medida que envelhece. O óleo fresco pode ter cheiro ligeiramente desagradável antes de ter tido tempo de amadurecer. Entre os demais óleos que combinam com ele, podem-se citar os de bergamota, camomila, cedro, cravo-da-índia, gerânio, lavanda, louro, mirra, néroli, *palmarosa*, rosa, sálvia esclareia, sândalo, tangerina e *vetiver*.

Grupo aromático	Nota aromática	Força inicial	Signos solares
Amadeirado	Base	Forte	Aquário, Capricórnio, Escorpião, Touro, Virgem

Preparados medicinais

O óleo de *patchouli* é usado para tratar acne, ansiedade, cicatrizes, cólicas menstruais, cortes e arranhões, depressão, dermatite, desconforto da menopausa, dor de cabeça, eczema, estresse, estrias, febre, furúnculos, pé de atleta, pele rachada e picadas e ferroadas de insetos.

Devido às propriedades antissépticas, o *patchouli* pode ser usado em cortes e feridas purulentas para prevenir infecções. Também ajuda a reduzir cicatrizes e marcas deixadas por acne grave ou furúnculos. Para um óleo de massagem que ajude a aliviar as cólicas menstruais, combine 3 gotas de cada um dos óleos de *patchouli*, camomila e tomilho em 1 colher (sopa) de óleo carreador.

O óleo de *patchouli* é bom para espantar o estresse e relaxar na banheira. Se você prefere banho de chuveiro, faça uma massagem pré-ducha combinando 8 gotas de alecrim, 6 de capim-limão e 4 de *patchouli* em 2 colheres (sopa) de óleo carreador. Senão, difunda 3 partes de sálvia esclareia, 2 de *petitgrain* e 1 parte de *patchouli*.

Cuidados pessoais e bem-estar

O óleo de *patchouli* ajuda a manter a elasticidade da pele madura. Para um hidratante rejuvenescedor, use *patchouli*, elemi e lavanda numa mistura de óleos carreadores de jojoba e rosa-mosqueta. Para olhos inchados, faça uma compressa fria com *patchouli* e semente de cenoura. Com propriedades adstringentes, o *patchouli* ajuda a equilibrar a oleosidade e funciona bem para peles e cabelos oleosos. Também ajuda a lidar com a caspa. Use *patchouli* para fazer uma refrescante colônia para ser usada após o banho, que ajuda a manter o odor corporal sob controle.

***Colônia/*spray *de* patchouli**

180 ml de água
1 colher (sopa) de hamamélis
1 colher (chá) de óleo carreador
1 colher (chá) de óleos essenciais de bergamota, *patchouli* e lavanda

Coloque a água e a hamamélis num frasco de *spray*. Combine os óleos essenciais em proporções que atraiam a você, depois misture-os no óleo carreador. Adicione os óleos ao frasco e agite bem antes de cada utilização.

O cheiro do *patchouli* tem efeito calmante que nos ajuda a lidar com distúrbios emocionais, especialmente quando mudanças inesperadas ocorrem na vida ou temos de lidar com o sofrimento. Coloque 1 gota de *patchouli* e óleo carreador na palma de uma das mãos e 1 gota de lavanda na outra. Esfregue as mãos e depois cubra o nariz para inalar o aroma. Para se recuperar do esgotamento nervoso e promover a clareza mental, use a combinação de *patchouli* e hortelã-pimenta.

Instilando uma sensação de paz e bem-estar, o óleo de *patchouli* é particularmente útil para aterrar e centrar a energia para a meditação ou a oração. O *patchouli* pode ser usado para ativar apenas um chakra ou todos eles. Na magia das velas, use-o para remover a negatividade ou para tirar algo de sua vida, sobretudo quando estiver procurando justiça. Use-o também para atrair felicidade e amor.

Para a casa

Famoso como repelente de insetos, o *patchouli* pode ser difundido com lavanda e hortelã-comum para manter os pernilongos a distância. Para afastar as traças, pingue cerca de 15 gotas de *patchouli* em 1 xícara de lascas de cedro. Ele também é eficaz para interromper as trilhas das formigas. Para refrescar e desodorizar áreas ao redor da casa, use um pouco de *patchouli* num difusor ou *spray* aromatizador para ambientes. No feng shui aromático, use-o onde for preciso moderar, acalmar e equilibrar o fluxo de energia.

Petitgrain

NOME BOTÂNICO: *Citrus aurantium* sin. *C. aurantium* var. *Amara*

Derivado do termo francês que significa "pequenos grãos", o nome *petitgrain* vem de uma época em que pequenas laranjas verdes, também chamadas *orangettes*, eram usadas para fazer óleo.[66] A referência mais antiga ao óleo de *petitgrain* foi feita em 1694 pelo farmacêutico francês Pierre Pomet (1658-1699) em sua *Histoire Générale des Drogues* [*História Completa dos Medicamentos*].[67] Embora o óleo essencial de *petitgrain* também seja produzido de limões-sicilianos verdes, tangerinas, laranjas-doces e outras frutas cítricas, o *petitgrain* da laranja-amarga é considerado o melhor. É amplamente utilizado em perfumes, incluindo a clássica Eau de Cologne.

Descrição do óleo e precauções

As folhas e os ramos da laranjeira-amarga são destilados a vapor para criar um óleo que varia do amarelo muito claro ao quase âmbar. Tem baixa viscosidade e vida útil aproximada de 2 a 3 anos. Não existem precauções conhecidas para esse óleo; não é fototóxico.

Misturas aromáticas

O *petitgrain* tem aroma floral amadeirado, herbáceo e ligeiramente cítrico. Entre os óleos que combinam bem com ele, incluem-se os de alecrim, bagas de zimbro, bergamota, cedro, cravo-da-índia, folha de canela, gerânio, limão-siciliano, *palmarosa*, sálvia esclareia, sândalo e valeriana.

O petitgrain sur fleurs, também conhecido como néroli de *petitgrain*, é uma destilação de folhas, galhos e flores. O cheiro é um interessante meio-termo entre o néroli e o *petitgrain*. É usado principalmente em perfumaria.

---

66 *Webster's Third New International Dictionary of the English Language, Unabridged*, p. 1.690.

67 Butler, Hilda (org.). *Poucher's Perfumes, Cosmetics and Soaps.* 10ª ed. Dordrecht, Holanda: Springer Science+Business Media, 2000. p. 165.

Grupo aromático	Notas aromáticas	Força inicial	Signos solares
Especiarias	Coração a cabeça	Média	Áries, Leão

Preparados medicinais

O óleo de *petitgrain* é usado para tratar acne, ansiedade, depressão, dor de cabeça, estresse, indigestão, insônia e transtorno afetivo sazonal (TAS).

Para aliviar a dor de cabeça, especialmente quando causada por tensão ocular, faça uma compressa fresca com 4 gotas de *petitgrain*, e 2 de manjericão e 2 de melissa. Combine os óleos essenciais em 1 colher (sopa) de óleo carreador e adicione tudo a $^1/_4$ de litro de água. Mergulhe uma toalha de rosto na água e depois descanse-a sobre os olhos. Como alternativa, para massagear as têmporas, misture 2 gotas de *petitgrain*, 1 gota de camomila e 1 de hortelã-comum em 1 colher (sopa) de óleo carreador.

Para acalmar ataques de pânico, use um inalador com 6 gotas de *petitgrain*, 4 de camomila-romana e 2 de cedro-da-virgínia. Para a ansiedade geral, difunda esses óleos numa proporção de 3:2:1, respectivamente.

Quando lidamos com ansiedade e estresse, ter uma boa noite de sono pode parecer um sonho impossível diante da hiperatividade da mente, que nos mantém acordados. Uma almofadinha de sonho colocada nas proximidades pode ajudar a promover um sono reparador. Faça sua própria almofada ou use um saquinho de musselina pronto.

Almofadinha doces sonhos de petitgrain

2 colheres (sopa) de botões de flores de lavanda secos
2 colheres (chá) de flores secas de camomila
1 saco de musselina de 7 cm × 10 cm
20 gotas de óleo essencial de *petitgrain*
5 gotas de óleo essencial de *vetiver*

Usando um funil, despeje algumas das flores secas no saco. Pingue os óleos essenciais sobre uma bola de algodão e coloque-a no saco. Use o funil novamente para adicionar o máximo possível de flores restantes. Amarre ou costure o saquinho e guarde-o em saco plástico por uma semana, para que o próprio saquinho e a bola de algodão tenham tempo de absorver os odores. Quando não estiver em uso, mantenha o travesseiro no saco plástico para ajudar a conservar o aroma.

Cuidados pessoais e bem-estar

Tal como acontece com outros óleos cítricos, as propriedades antissépticas do *petitgrain* funcionam bem para pele mista e oleosa. Combine-o em quantidades iguais com bagas de zimbro e lavanda para um tônico ou hidratante de pele. Para surtos de espinhas, combine 1 colher (sopa) de jojoba com 2 gotas de *petitgrain*, 1 gota de gerânio e 1 de bergamota.

Para condicionar cabelos oleosos, combine 2 colheres (sopa) de óleo de coco, 4 gotas de *petitgrain*, 3 de cipreste e 2 de limão-siciliano. O óleo de *petitgrain* também funciona como desodorante e ajuda a lidar com a transpiração excessiva.

Auxiliando o equilíbrio emocional, o óleo de *petitgrain* acalma a raiva, reduz a tensão nervosa e fomenta a sensação de bem-estar. Difunda-o em quantidades iguais com bagas de zimbro e laranja para promover a clareza mental ou se recuperar do esgotamento nervoso.

No trabalho energético, o *petitgrain* ativa os chakras do plexo solar, da garganta e do terceiro olho. É útil para aterrar e centrar a energia antes da meditação ou oração. Na magia das velas, atrai a boa sorte.

Para a casa

Petitgrain pode ser difundido onde seja preciso refrescar e desodorizar um quarto. Como alternativa, use-o num *spray* aromatizador para ambientes ou num pó para tapetes. No feng shui aromático, ajuda a manter a energia em equilíbrio.

Pimenta-do-Reino

Nome botânico: *Piper nigrum*

Nativa do sudoeste da Índia, essa trepadeira lenhosa pode alcançar mais de 3 metros de comprimento. Tem pequenas flores brancas e folhas verde-escuras, em forma de coração. Suas bagas vermelhas se tornam negras quando amadurecem e, depois de secas, assumem a aparência familiar dos grãos de pimenta-do-reino. Embora hoje a pimenta-do-reino possa ser considerada extremamente comum, no passado era vista como a rainha das especiarias. Teve uso medicinal na China, na Índia e no Egito por milhares de anos. Embora fosse muito apreciada na culinária pelos antigos gregos e romanos, médicos escreveram sobre seu uso em preparados medicinais. Era considerada afrodisíaca.

Importante no comércio internacional, a pimenta-do-reino se tornou o tempero mais usado em toda a Europa. Com isso, comerciantes ingleses e holandeses começaram a competir para encontrar uma rota marítima para o Oriente, a fim de poder evitar os intermediários das rotas terrestres. Em 1180, comerciantes especializados chamados *pepperers* formaram uma guilda em Londres.[68] Na Idade Média, a pimenta-do-reino era tão valiosa que dotes de casamento e impostos eram pagos com ela.

Descrição do óleo e precauções

O fruto verde seco é destilado a vapor e produz um óleo que vai de transparente a verde-amarelado claro. Tem pouca viscosidade e prazo de validade de 2 a 3 anos, ou um pouquinho mais. Esse óleo essencial pode causar irritação na pele; evite-o durante a gravidez e a amamentação; não é compatível com tratamentos homeopáticos; use-o com moderação; use-o em alta diluição (bem diluído); não aplique em crianças com menos de 6 anos.

Misturas aromáticas

O óleo de pimenta-do-reino tem aroma picante, de especiarias, e ligeiramente amadeirado. Ao contrário da pimenta-do-reino em pó, não provoca espirros. Entre os demais óleos que combinam com ele, podem-se citar os de coentro, cravo-da-índia, funcho, *grapefruit*, ilangue-ilangue, lavanda, limão-galego, limão-siciliano, olíbano e sálvia esclareia.

Grupo aromático	Notas aromáticas	Força inicial	Signo solar
Especiarias	Coração a base	Forte	Áries

68 Weiss, E. A. *Spice Crops*. Nova York: CABI Publishing, 2002. p. 156.

Preparados medicinais

Esse óleo essencial é usado para tratar ansiedade, artrite, circulação, constipação, desmaios, dores e desconfortos musculares, estresse, febre, frieiras, gripe, indigestão, náusea, resfriado, torções e distensões e tendinite.

As propriedades analgésicas da pimenta-do-reino a tornam ideal para músculos doloridos e dor nas articulações decorrente da artrite. Misture 2 gotas de cada um dos óleos de bagas de zimbro, coentro e pimenta-do-reino em 30 ml de óleo carreador para fazer uma massagem suavizante. Como anti-inflamatório, o óleo de pimenta-do-reino ajuda a curar torções e distensões. Pelo fato de estimular a circulação, a massagem feita com ele pode esquentar pés e mãos frios.

Mistura de pimenta-do-reino para esquentar os pés

1 colher (chá) de óleo carreador
1 gota de óleo essencial de pimenta-do-reino

Misture muito bem os óleos antes de aplicar. Guarde a sobra num frasco de tampa hermética.

Para um bom escalda-pés, misture 3 gotas de óleo de pimenta-do-reino com 1 colher (sopa) de óleo carreador e acrescente a mistura a uma bacia de água confortavelmente quente. As propriedades antimicrobianas e antissépticas desse óleo ajudam em caso de resfriado e gripe. Use 2 gotas de pimenta-do-reino, 1 gota de néroli e 1 de pinho em 1 litro de água para fazer uma inalação de vapor que alivie os sintomas. Para lidar com ansiedade e estresse, difunda 2 partes de óleo de *palmarosa*, 1 parte de pimenta-do-reino e 1 de ilangue-ilangue.

Cuidados pessoais e bem-estar

Assim como a pimenta-do-reino ajuda a aliviar a ansiedade e o estresse, também ajuda com problemas emocionais, por exemplo, lidar com as mudanças e diminuir a raiva. Difunda 1 parte de óleo de pimenta-do-reino, 2 partes de limão-siciliano e 2 partes de cedro para apoio emocional. A pimenta-do-reino estimula e limpa a mente e ajuda na concentração. Pelo fato de causar irritação, esse óleo não é usado nos cuidados da pele e dos cabelos.

No trabalho com energia, use o óleo de pimenta-do-reino para ativar os chakras do plexo solar e do terceiro olho. Por ajudar a aterrar e centrar a energia, é útil na preparação para a meditação ou oração. No trabalho espiritual, é eficaz para consagrar um altar ou santuário e enviar orações de cura. Na magia das velas, ajuda a remover a energia negativa, promover a justiça e alcançar o sucesso. O óleo de pimenta-do-reino também é útil no trabalho onírico.

Para a casa

Em casa, o óleo essencial de pimenta-do-reino é eficaz para estimular a energia. Use-o nos sais de feng shui caso a energia pareça estagnada ou bloqueada.

Pinho

Nome botânico: *Pinus sylvestris*
Também conhecido como: Pinheiro-silvestre, pinho-de-riga

O pinheiro-silvestre chega a 9 a 18 metros de altura em parques e quintais, mas pode alcançar 30 metros na natureza. Crescendo em pares, as agulhas verde-azuladas têm cerca de 7,5 cm de comprimento. Os cones cinzentos ou castanho-claros também têm aproximadamente 7,5 cm de comprimento e crescem pendurados nos ramos da árvore. O nome da espécie é latino e significa "do bosque ou da floresta".[69]

O pinheiro-silvestre é nativo da Europa, e várias partes da árvore têm sido utilizadas na medicina. Foi introduzido na América do Norte durante a época colonial.

Além da madeira em si, o pinheiro-silvestre produz terebintina, alcatrão e breu. Feito da resina, o breu de pinho tem importância especial para os violinistas e outros músicos, que "enceram" seus arcos com ele. No passado, após a remoção da resina, as fibras das agulhas eram desbastadas e usadas para fazer enchimento de colchões e almofadas. A "lã

---

69 Neal, Bill. *Gardener's Latin: Discovering the Origins, Lore & Meanings of Botanical Names*. Chapel Hill, NC: Algonquin Books of Chapel Hill, 1992. p. 120.

de pinho" também era usada para fazer cobertores e, de quebra, ainda repelia pulgas e piolhos.

Descrição do óleo e precauções

As agulhas e os galhos finos são destilados a vapor, criando um óleo incolor ou amarelo-claro, de viscosidade média e textura ligeiramente oleosa. O óleo de pinho tem prazo de validade aproximado de 9 a 12 meses. Evite usá-lo se tiver problemas de alergia; evite durante a gravidez; evite o uso em quem sofre de hipertensão arterial; pode causar irritação da pele; não use em crianças com menos de 6 anos. Por outro lado, o óleo de pinheiro-silvestre é considerado, entre os óleos derivados de pinheiros, o mais seguro para fins terapêuticos.

Misturas aromáticas

O óleo de pinho tem aroma fresco e amadeirado, com leve toque de terebintina. É chamado também de *óleo de agulha de pinho*. Entre os demais óleos que combinam bem com ele, incluem-se os de alecrim, bagas de zimbro, cedro, eucalipto, lavanda, limão-siciliano, louro e *niaouli*.

Grupo aromático	Notas aromáticas	Força inicial	Signos solares
Amadeirado	Coração a cabeça	Forte	Aquário, Áries, Câncer, Capricórnio, Escorpião, Peixes

Preparados medicinais

O óleo de pinho é utilizado para tratar artrite, asma, bronquite, ciática, circulação, constipação, cortes e arranhões, dor de garganta, dores e desconfortos musculares, escabiose (sarna), estresse, gota, gripe, laringite, piolhos, ressaca, sinusite, tendinite, torções e distensões e tosse.

As propriedades antissépticas e antibacterianas do pinho fazem dele uma boa opção durante a estação do resfriado e da gripe. Para alívio quando estiver fora de casa, use 6 gotas de pinho, 4 de eucalipto-comum e 2 de louro num inalador, para ajudar a limpar os seios nasais. O pinho combina bem com o eucalipto para esfregar no peito e aliviar a congestão. Para um expectorante, use quantidades iguais de pinho e limão-siciliano numa inalação de vapor. Para melhorar a laringite, faça uma inalação de vapor com pinho e bergamota ou olíbano.

Quando o problema é artrite, os óleos de pinho e agulha de abeto fazem uma bela combinação, quente e amadeirada. Quando os músculos doridos precisam de algo mais, um linimento pode ser a resposta. Embora o álcool seja, muitas vezes, recomendado como base dos linimentos, resseca a pele e, para algumas pessoas, pode ser mais irritante do que, em regra, se pretende que um linimento seja. A hamamélis é uma boa base, pois contém apenas uma pequena quantidade de álcool.

Linimento muscular amadeirado de pinho

1 colher (chá) de óleo carreador
10 gotas de óleo essencial de pinho
6 gotas de óleo essencial de agulha de abeto
$^1/_4$ de xícara (chá) de hamamélis

Misture o óleo carreador e os óleos essenciais numa garrafa. Adicione a hamamélis e agite bem antes de usar.

Para combater os piolhos, use 3 gotas de pinho, lavanda e capim-limão em 2 colheres (sopa) de óleo carreador. Massageie o couro cabeludo e passe o óleo entre os cabelos. Deixe uma toalha enrolada em torno da cabeça por cerca de 1 hora, depois lave os cabelos e enxágue-os bem. Não se esqueça de lavar a toalha em água quente. Para lidar com a escabiose (sarna), use 6 gotas de cada um dos mesmos óleos essenciais acima. Combine-os em 30 mL de óleo carreador e depois adicione-os à água da banheira.

Cuidados pessoais e bem-estar

Embora o pinho seja raramente utilizado para os cuidados da pele e dos cabelos, suas propriedades bactericidas são úteis quando se tem de lidar com a transpiração excessiva. Adicione pinho, com suas outras fragrâncias favoritas, a uma receita de desodorante. Para melhorar o odor dos pés, adicione de 6 a 8 gotas de pinho a 1 colher (sopa) de óleo carreador e faça um escalda-pés com água quente.

O cheiro revitalizante do pinho ajuda a lidar com a tensão nervosa e a exaustão. Use-o para se recuperar da fadiga mental ou quando precisar de clareza mental. Fomentando sensação de paz e bem-estar, ele ajuda a equilibrar os altos e baixos emocionais. Para relaxar, difunda 2 partes de lavanda com 1 parte de pinho.

No trabalho energético, o pinho ativa os chakras do coração, da garganta e do terceiro olho. Use-o para aterrar e centrar a energia antes da meditação e da oração. Na magia das velas, ajuda a banir a negatividade, apoia a justiça e atrai a prosperidade.

Para a casa

O pinho é usado em tantos produtos comerciais porque é um bom destruidor de bactérias. Use-o com limão-siciliano e tomilho para limpar as superfícies da cozinha. Como aromatizador de ambientes, elimina os odores. Como repelente de insetos, é especialmente bom para afastar as traças. No feng shui aromático, use pinho onde for preciso pôr a energia em movimento.

Ravintsara

Nome botânico: *Cinnamomum camphora* sin. *C. camphora* QT 1,8 cineol

Também conhecida como: Ravensara, canforeira

Os componentes químicos do óleo essencial produzido da *C. camphora* variam de acordo com o local onde a árvore é cultivada. Embora seja mais famosa por produzir cânfora, quando cultivada em Madagascar ela tem pouca ou nenhuma cânfora. Em vez disso, seu óleo essencial é rico no componente chamado *cineol*, muito curativo e não agressivo como a cânfora.

Quando as plantas têm diferentes perfis químicos (quimiotipos), o óleo produzido delas é anotado com as letras *QT*. O quimiotipo da *ravintsara* é *1,8 cineol*. O *1,8* é uma parte técnica do nome que se refere à molécula na qual o átomo de oxigênio se liga ao primeiro e oitavo átomos de carbono.

Nativa do Japão e da China, essa árvore foi introduzida em Madagascar em meados do século XIX, onde se assemelhava muito a uma espécie nativa usada na medicina durante séculos. O nome *ravintsara* é derivado da palavra malgaxe que significa "folha boa", referindo-se ao poder curativo de suas folhas.[70] E assim começou a confusão entre duas árvores que pareciam semelhantes e tinham folhas usadas para a cura. O desacordo sobre os nomes também contribui para a confusão.

O nome *ravintsara* foi latinizado para *ravensara*. A árvore nativa de Madagascar tem os nomes botânicos *Agathophyllum aromatica* e *Ravensara aromatica*. A certa altura, uma subespécie foi chamada de *R. anisata*, referindo-se à fragrância semelhante à do anis ou do alcaçuz, mas mais tarde descobriu-se que era idêntica à própria *R. aromatica*. Segundo outras fontes, a árvore nativa era a *R. anisata* e a recém-chegada (a canforeira) era *R. aromatica*. Estudiosos e especialistas não concordam sobre qual é o óleo essencial vendido sob os nomes *ravensara*, *A. aromatica* ou *R. aromatica*.

Os óleos essenciais produzidos da casca e das folhas de *C. camphora* (geralmente a variedade *C. camphora* var. linalol) na China são conhecidos como *madeira de ho* ou *óleo de ho*. Embora a *ravintsara* seja, às vezes, chamada de *óleo de folha de ho*, esse nome é incorreto.

Descrição do óleo e precauções

A destilação a vapor das folhas produz um óleo transparente, com baixa viscosidade e vida útil aproximada de 2 a 3 anos, ou pouco mais. Evite usar *ravintsara* durante a gravidez; não use em crianças com menos de 6 anos; pode causar irritação da pele.

Misturas aromáticas

Esse óleo essencial tem aroma amadeirado semelhante ao do eucalipto, com ligeiro toque de especiarias ou pimenta-do-reino. Entre os demais óleos que combinam com ele, podem-se citar os de cajepute, camomila, hortelã-comum, hortelã-pimenta, ilangue-ilangue, *immortelle*, lavanda, limão-siciliano, manjericão e sândalo.

Grupo aromático	**Nota aromática**	**Força inicial**	**Signos solares**
Amadeirado	Cabeça	Média	Escorpião, Gêmeos, Libra, Touro

70 Halpern, Georges M. *The Healing Trail: Essential Oils of Madagascar*. North Bergen, NJ: Basic Health Publications, 2003. p. 51.

Preparados medicinais

A *ravintsara* é usada para tratar artrite, asma, bronquite, catapora, coqueluche, dores e desconfortos musculares, estresse, febre do feno, fungos nas unhas, gripe, herpes labial, herpes-zóster, insônia, laringite, resfriado, sinusite e tosse.

Suas propriedades antivirais ajudam a curar o herpes-zóster e a aliviar a dor das erupções por ele provocadas. Também alivia a coceira da catapora e ajuda a acelerar a cicatrização das feridas do herpes labial.

Gel de ravintsara *para herpes-zóster*

2 colheres (sopa) de gel de *aloe vera*
5 gotas de óleo essencial de *ravintsara*
4 gotas de óleo essencial de gerânio
1 gota de óleo essencial de cravo-da-índia

Combine os óleos essenciais e o gel de *aloe vera*. Misture bem. Guarde o que sobrar num frasco de tampa hermética.

Trabalhando como expectorante e abrindo as vias respiratórias, o óleo de *ravintsara* é especialmente eficaz para as doenças respiratórias. Experimente um banho com bastante vapor para a tosse e a bronquite. Pingue 20 gotas de *ravintsara* e 20 de hortelã-pimenta numa toalha, dobre-a ao meio duas vezes e coloque-a no chão do boxe, sob a corrente de água. Para a coqueluche, use um inalador com 7 gotas de *ravintsara* e 6 de sálvia esclareia.

O método dos vapores fáceis (do Capítulo 8) ajuda a lidar com a asma. Ferva 1 xícara de água, adicione 1 gota de *ravintsara* e, em seguida, passe suavemente o vapor sob o nariz. Para aliviar a laringite, faça inalação comum de vapor com 4 gotas de *ravintsara* e 3 gotas de eucalipto-cheiroso. Quando a gripe atacar, difunda quantidades iguais de *ravintsara* e laranja para limpar e refrescar o ar do quarto em que fica a pessoa doente.

Cuidados pessoais e bem-estar

As propriedades antibacterianas do óleo de *ravintsara* ajudam a combater o odor corporal. Misture-o com o de lavanda para fazer um pó desodorante para o corpo. Difunda *ravintsara* para diminuir a tensão ou o esgotamento nervosos. Sua fragrância acalma os nervos e fomenta a sensação de bem-estar. Combine-o com hortelã-pimenta para espantar a fadiga mental ou focalizar a mente. Também é útil quando se lida com o luto.

A *ravintsara* ativa a energia dos chakras do sacro, do plexo solar, do coração e da garganta.

Aterra e revigora a energia e é particularmente favorável à meditação e às práticas espirituais. Use-o também para preparar os espaços sagrados e na magia das velas para afastar a negatividade e atrair a felicidade.

Para a casa

Difunda *ravintsara* para remover os odores e as bactérias que os causam. Combine-o com limão-siciliano para obter um aroma fresco e limpo. É também um repelente eficaz contra moscas, traças e lepismas, entre outros insetos. No feng shui aromático, use *ravintsara* para manter a energia em equilíbrio.

Rosa

Nome botânico: *Rosa damascena*

Também conhecida como: *Otto* ou *attar* de rosa, rosa damascena

No decorrer dos séculos, a rosa tem simbolizado autoconfiança, amor, felicidade, paixão e muito mais. Sua fragrância é reconhecida em todo o mundo e foi mencionada ao longo da história. Ligadas ao romance e ao fascínio, as rosas eram símbolos de espiritualidade e misticismo.

Apesar do nome, a rosa damascena não é originária da Síria, a terra das rosas, mas pensa-se que tenha vindo da Ásia. A roseira é um arbusto que alcança de 90 cm a 1,8 metro de altura. Tem flores isoladas cor-de-rosa e muitos espinhos. Esse tipo de rosa foi encontrado em tumbas egípcias e acredita-se que tenha sido introduzido no Egito durante o reinado de Ramsés, o Grande (1279-1213 a.C.). No mito indiano, Lakshmi, esposa de Vishnu, foi encontrada em uma rosa, daí veio o costume de o noivo dar óleo de rosas à noiva no dia do casamento.

Há séculos o óleo de rosa é conhecido como *otto* de rosa, rosa *otto* e *attar* de rosa. Quando se compra óleo de rosas, é comum encontrá-lo listado sob esses nomes. As pétalas de rosa podem ser destiladas a vapor, mas esse método tem baixo rendimento, tornando-o caro. Como o absoluto de rosa é, muitas vezes, destilado para fazer um óleo, é aconselhável utilizar um fornecedor que ofereça informações específicas sobre os métodos de extração de cada óleo. O hidrossol de água de rosas é a água floral mais famosa.

Descrição do óleo e precauções

Um óleo amarelo-claro ou verde-oliva é produzido pela destilação das pétalas a vapor ou água. Tem pouca viscosidade e vida útil aproximada de 2 a 3 anos. Evite o uso de óleo essencial de rosas durante a gravidez.

Misturas aromáticas

O cheiro desse óleo é rico, doce e floral, com apenas leve toque de especiarias. Entre os demais óleos que combinam com ele, podem-se citar os de bergamota, camomila, cravo-da-índia, gerânio, lavanda, mirra, *patchouli* e sálvia esclareia.

Grupo aromático	Nota aromática	Força inicial	Signos solares
Floral	Cabeça	Muito forte	Câncer, Libra, Sagitário

Preparados medicinais

O óleo de rosas é usado para tratar ansiedade, asma, cicatrizes, circulação, cólicas menstruais, depressão, dermatite, dor de cabeça, desconforto da menopausa, eczema, estresse, estrias, febre do feno, hematomas, inflamação, insônia, náusea, pele rachada, psoríase e tensão pré-menstrual (TPM).

Essa bela flor não é mero símbolo do amor romântico; também é excelente para tratar problemas de pele e cuidados gerais. Para um banho que acalme os desconfortos da dermatite, eczema ou psoríase, misture 8 gotas de camomila, 4 de semente de cenoura e 3 de óleo de rosa em 1 grama de óleo carreador, antes de misturar tudo na água da banheira.

Para curar hematomas, misture 1 gota de óleo de rosa e 1 de lavanda com 1 colher (chá) de óleo carreador. Aplique suavemente sobre a pele. Essa combinação também funciona bem para estrias e cicatrizes. As propriedades anti-inflamatórias da rosa ajudam, ainda, a suavizar a pele rachada.

Para ajudar a lidar com a depressão, difunda 2 partes de rosa com 3 de sálvia esclareia e 3 de bergamota. Para o estresse, difunda com tangerina e olíbano. Antes de dormir, use rosa com *petitgrain* e camomila para promover um sono reparador.

Cuidados pessoais e bem-estar

Embora a rosa seja apropriada para todos os tipos de pele, é especialmente boa para peles secas, maduras e sensíveis. Além de hidratar, ajuda a restaurar a elasticidade e a refinar a textura da pele. Também ajuda a reduzir as telangiectasias (vasinhos) e a reparar os danos causados pelo sol. Como a pele ao redor dos olhos é bastante delicada, é importante tratá-la com muito cuidado. O excesso de maquiagem nessa área pode fazer mal, e a resposta é fazer o próprio demaquilante com óleos ricos e nutritivos. Aplique com a ponta dos dedos e limpe suavemente com uma almofada de algodão.

Demaquilante de rosa para os olhos

2 colheres (sopa) de óleo carreador de coco
1 colher (sopa) de óleo carreador de rosa-mosqueta
8 gotas de óleo essencial de rosa
6 gotas de óleo essencial de *palmarosa*
5 gotas de óleo essencial de gerânio

Derreta o óleo de coco, se necessário, e deixe-o esfriar à temperatura ambiente. Adicione os óleos essenciais e o óleo carreador de rosa-mosqueta e misture bem. Guarde num frasco de tampa hermética.

A fragrância da rosa cria uma atmosfera reconfortante que ajuda a reduzir a tensão nervosa e proporciona apoio quando se lida com o luto. Para fomentar sensação de paz e bem-estar, difunda 2 partes de rosa e 2 de tangerina com 1 parte de óleo de cedro. A rosa também funciona bem em combinação com camomila e hortelã-pimenta.

No trabalho energético, use a rosa para ativar qualquer chakra individualmente ou equilibrar todos eles. Esse óleo é especialmente eficaz para preparar um altar ou espaço de meditação. Apoia práticas espirituais, amplifica orações de cura e auxilia a chamar ajuda angélica. No trabalho com velas, use a rosa para atrair felicidade, amor e sorte. Também é útil para o trabalho onírico.

Para a casa

No feng shui aromático, coloque 1 ou 2 gotas de óleo de rosa na cera derretida de uma vela de 7 dias onde for necessário equilibrar a energia depois de tê-la estimulado ou acalmado. Um *spray* aromatizador funciona igualmente bem.

Sálvia Esclareia

VER *OS ÓLEOS DE SÁLVIA*

Os Óleos de Sálvia

É fácil confundir as centenas de espécies de sálvias que existem. A sálvia esclareia (*Salvia sclarea*) e a sálvia espanhola (*Salvia lavandulifolia*) estão inclusas neste livro. O óleo essencial da sálvia ou sálvia-comum (*Salvia officinalis*), também chamada de sálvia dalmaciana, não está incluído. Devido ao alto teor do composto químico tujona, ele é tóxico quando ingerido e deve ser usado com extremo cuidado. A sálvia espanhola é um bom substituto, porque tem propriedades semelhantes e não possui tujona. Também não é agressiva como a sálvia-comum.

A sálvia-branca (*Salvia apiana*), usada como erva sagrada pelos indígenas norte-americanos, está disponível como óleo, mas seu óleo essencial não é fácil de encontrar e, quando encontrado, nem sempre é confiável. O óleo essencial de sálvia-azul é produzido de plantas comumente chamadas de *sálvia-branca* (*Artemisia douglasiana* e *A. tridentata*), mas elas não são sálvias verdadeiras e não devem ser confundidas com *S. apiana*.

Sálvia Esclareia

Nome botânico: *Salvia sclarea*
Também conhecida como: Alegria-dos-jardins

Com 60 cm a 90 cm de altura, a sálvia esclareia tem folhas largas, oblongas, serrilhadas e enrugadas. Espirais de pequenas flores brancas e lilás ou cor-de-rosa crescem sobre os espigões folhosos. O nome da espécie da sálvia esclareia deriva da palavra latina *clarus*, que significa "claro".[71] Isto se deve ao fato de ela ter sido usada durante séculos para tratar problemas oculares. Na Alemanha, às vezes ela substituía o lúpulo na fabricação de certos tipos de cerveja. Normalmente, a sálvia esclareia era chamada de *sálvia-moscatel*, porque era adicionada ao vinho barato para lhe dar aroma mais intenso e semelhante ao vinho das uvas moscatel.

Descrição do óleo e precauções

As folhas e flores da sálvia esclareia são destiladas a vapor, produzindo um óleo incolor a verde-amarelado claro, de viscosidade baixa a média e prazo de validade aproximado de 2 a 3 anos. Evite usar esse óleo essencial durante a gravidez e a amamentação; evite-o ao tomar sedativos ou barbitúricos.

Misturas aromáticas

O óleo de sálvia esclareia tem aroma herbáceo, mas também doce e acastanhado. Entre os demais óleos que combinam com ele, podem-se citar os de bagas de zimbro, cardamomo, cedro, coentro, gerânio, laranja, lavanda e olíbano.

Grupo aromático	Notas aromáticas	Força inicial	Signos solares
Herbáceo	Coração a base	Forte	Aquário, Escorpião, Libra

Preparados medicinais

O óleo de sálvia esclareia é usado para tratar acne, ansiedade, asma, cólicas menstruais, coqueluche, depressão, desconforto da menopausa, dor de cabeça, dor de garganta, dores

71 Coombes, Allen J. *Dictionary of Plant Names*. Portland, OR: Timber Press, 1985. p. 176.

e desconfortos musculares, enxaqueca, erupções cutâneas, estresse, furúnculos, insônia, laringite, tensão pré-menstrual (TPM) e tosse.

Embora tanto o óleo de sálvia esclareia quanto o de sálvia espanhola possam ser usados para tratar dor de cabeça, a sálvia esclareia é a melhor opção, porque acalma os nervos. Ajuda a aliviar tensões, tumultos emocionais e estresse, qualquer um dos quais seja a causa da dor de cabeça. A combinação de sálvia esclareia com lavanda e melissa cria um aroma extrassuave. Difunda a mistura a seguir, ou dilua os respectivos óleos essenciais, numa proporção de 1% com óleo carreador, para esfregar nas têmporas. Misture-o com diluição de 2% para passar nos pulsos.

Mistura de sálvia esclareia para difundir e aliviar a dor de cabeça

3 partes de óleo essencial de sálvia esclareia
2 partes de óleo essencial de lavanda
1 parte de óleo essencial de melissa

Combine os óleos e coloque-os no difusor.

O óleo de sálvia esclareia também ajuda a aliviar as enxaquecas. Difunda-o em qualquer combinação com camomila-romana, lavanda, manjerona e hortelã-comum ou misture-o com óleo carreador para friccionar no pulso. Para aliviar os sintomas da TPM, a sálvia esclareia funciona bem com os óleos de alcaravia ou funcho. Para acalmar as cólicas pré-menstruais, combine 8 gotas de sálvia esclareia e 8 de *palmarosa* em 2 colheres (sopa) de óleo carreador e faça uma massagem. Compressa quente com esses óleos também funciona. Para ajudar na tensão e na depressão pós-parto, difunda 3 partes de sálvia esclareia, 2 de rosa ou néroli e 1 parte de bergamota.

Para ajudar a atenuar as ondas de calor da menopausa, faça uma compressa fresca misturando 4 gotas de sálvia esclareia e 4 de hortelã-comum em 1 colher (sopa) de óleo carreador, adicionada a 1 litro de água fria. Para suores noturnos, adicione 3 gotas de sálvia esclareia e hortelã-comum a 1 colher (sopa) de óleo carreador para massagear a parte de trás do pescoço e os pés. Para combater a fadiga da menopausa, coloque 1 gota de sálvia esclareia e 1 de hortelã-comum sobre um tecido e inale.

As propriedades antiespasmódicas da sálvia esclareia acalmam a tosse e aliviam os espasmos brônquicos. Pingue 8 gotas de sálvia esclareia com 4 de agulha de abeto num inalador para usar conforme necessário.

Cuidados pessoais e bem-estar

Rico em antioxidantes, o óleo de sálvia esclareia faz muito bem à pele madura, contraindo os poros, melhorando a textura da pele e reduzindo o aparecimento de rugas. É especialmente útil para a pele delicada ao redor dos olhos. Suas propriedades antibacterianas ajudam a pele oleosa, combatendo a acne, bem como o ocasional surto de espinhas. Faça um adstringente com $^1/_4$ de xícara (chá) de camomila, 1 colher (sopa) de hamamélis e 6 gotas cada de bergamota, hortelã-comum e sálvia esclareia.

Benéfico para cabelos secos, normais e oleosos, esse óleo é bom para fazer um condicionador. Combine 1 ½ colher (sopa) de óleo de coco, 1 colher (sopa) de manteiga de cacau, 6 gotas de sálvia esclareia e 3 gotas cada de gerânio e louro. Esse condicionador de cabelo também é bom para pontas duplas. A sálvia esclareia ajuda a aliviar a caspa e é um bom ingrediente desodorante para combater bactérias causadoras de odores.

O óleo de sálvia esclareia é particularmente útil para manter o equilíbrio emocional e lidar com as transições da vida. Difunda 3 partes de sálvia esclareia, 2 de ilangue-ilangue e 1 parte de cedro para aliviar os humores e fomentar sensação de paz. Para aliviar a tensão nervosa, combine sálvia esclareia com hissopo ou tangerina e cipreste. A sálvia esclareia com capim-limão e pimenta-do-reino promove a clareza mental.

No trabalho energético, use a sálvia esclareia para ativar os chakras do sacro, da garganta e do terceiro olho. Use-a quando for se preparar para a meditação e as práticas espirituais, para aprofundar sua experiência. Na magia das velas, atrai a felicidade e ajuda no trabalho onírico.

Para a casa

As propriedades antibacterianas do óleo de sálvia esclareia fazem dele uma boa escolha para desodorizar a casa. Combine-o com lavanda e néroli para refrescar e perfumar a roupa de cama. No feng shui aromático, use esse óleo de sálvia esclareia para abrandar a energia de movimento rápido e equilibrá-la.

Sálvia Espanhola

NOME BOTÂNICO: *Salvia lavandulifolia* sin. *S. hispanorum*

O nome científico do gênero desta planta vem da palavra latina *salvare*, que significa "ser salvo" ou "estar seguro".[72] Como a prima sálvia-comum, a sálvia espanhola é um arbusto perene, mas suas folhas acinzentadas são mais estreitas e ela tem pequenas flores azul-violeta. A planta inteira é aromática, com fragrância semelhante à alfazema-brava (*L. latifolia*), que cheira mais a cânfora que a lavanda verdadeira. O nome *lavandulifolia*, da espécie botânica, significa "com uma folha parecida com a da lavanda".

Nativa das regiões montanhosas da Espanha e do sul da França, essa sálvia era considerada uma panaceia na Espanha, onde também se acreditava que contribuía para a longevidade. Durante a Idade Média, era usada como proteção contra a peste. É o tipo de sálvia mais utilizado na culinária espanhola.

Descrição do óleo e precauções

A destilação a vapor das folhas produz um óleo amarelo-claro, com baixa viscosidade e vida útil aproximada de 2 a 3 anos. Evite usar esse óleo essencial durante a gravidez e a amamentação; use-o com moderação.

Misturas aromáticas

A sálvia espanhola tem aroma herbáceo fresco, canforado, que lembra um pouco o de pinho. Entre os óleos que combinam bem com ele, incluem-se os de alecrim, bagas de zimbro, bergamota, cedro, citronela, eucalipto, lavanda, limão-siciliano e sálvia esclareia.

Grupo aromático	Nota aromática	Força inicial	Signos solares
Herbáceo	Coração	Forte	Aquário, Peixes, Sagitário, Touro

72 Foster, Steven e Johnson, Rebecca L. *National Geographic Desk Reference to Nature's Medicine*. Washington, DC: National Geographic Society, 2008. p. 318.

Preparados medicinais

A sálvia espanhola é usada para tratar acne, artrite, asma, circulação, cólicas menstruais, cortes e arranhões, dermatite, desconforto da menopausa, dor de cabeça, dores e desconfortos musculares, eczema, estresse, febre, furúnculos, gripe, indigestão, inflamação, laringite, resfriado, tosse e varizes.

Tanto o óleo de sálvia esclareia como o de sálvia espanhola são eficazes para aliviar dores e desconfortos musculares. No entanto, as propriedades anti-inflamatórias da sálvia espanhola aquecem o corpo e aliviam a dor da artrite.

Óleo de sálvia espanhola para massagem e alívio profundo

2 colheres (sopa) de óleo carreador ou mistura carreadora
6 gotas de óleo essencial de sálvia espanhola
4 gotas de óleo essencial de alecrim
2 gotas de óleo essencial de coentro

Combine os óleos e misture bem. Guarde o que sobrar num frasco de tampa hermética.

Faça um óleo de massagem semelhante usando sálvia, cipreste e limão-siciliano para ajudar na circulação e aliviar o desconforto das varizes. A sálvia alivia a indigestão quando massageada suavemente no estômago e nas áreas abdominais.

Durante a estação do resfriado e da gripe, a sálvia ajuda a aliviar a congestão torácica e nasal. Use 4 gotas de sálvia, 3 de eucalipto-comum e 1 gota de tomilho numa inalação de vapor para limpar as vias respiratórias. Em um difusor, a sálvia espanhola ajuda a limpar o ar do quarto de um doente. Use quantidades iguais de sálvia e pinho num difusor ou inalação de vapor para aliviar a laringite.

Aproveite as propriedades antissépticas da sálvia num óleo de primeiros socorros para tratar cortes e arranhões. Combine 1 colher (chá) de óleo carreador de jojoba e 1 gota cada de sálvia, *manuka* e laranja. Para aliviar um furúnculo doloroso, faça uma compressa quente com 6 gotas de sálvia.

Cuidados pessoais e bem-estar

A sálvia espanhola é um tônico para manter o couro cabeludo saudável. Use 4 gotas em 1 colher (sopa) de óleo carreador para uma massagem no couro cabeludo. Para lidar com a caspa, use 2 gotas de óleo de sálvia e 2 de limão-siciliano ou limão-galego. Para estimular o crescimento dos cabelos, combine sálvia com manjericão ou cipreste. Se a transpiração excessiva for um problema, use sálvia no banho ou faça um desodorante com capim-limão e *petitgrain* para combater o odor corporal. Ela também é eficaz contra o odor dos pés.

A sálvia espanhola ajuda a equilibrar as emoções, mesmo quando a vida nos passa a perna. Difunda 2 partes de sálvia, 1 parte de elemi e 1 de limão-galego. Para clareza mental e foco, use-a em quantidades iguais com sálvia esclareia. Para ajudar a lidar com a tensão e o esgotamento nervosos, combine 7 gotas de sálvia, 4 de *palmarosa* e 3 de *grapefruit* num inalador.

No trabalho energético, o óleo de sálvia ativa os chakras da garganta e da coroa. Seu aroma tem o efeito de aterrar a energia e é útil de modo particular antes da meditação. A sálvia espanhola é muito boa para as práticas espirituais e orações de cura e para expressar gratidão. Na magia das velas, use-a para remover a negatividade e atrair a abundância.

Para a casa

Difunda sálvia espanhola ou faça um *spray* para refrescar e desodorizar o ambiente. Ela também funciona num pó para limpeza de tapetes. Misture-a com bagas de zimbro e um pouco de cedro para refrescar armários. No feng shui aromático, use sálvia onde quer que seja preciso moderar a energia de movimento rápido.

Sândalo

NOME BOTÂNICO: *Santalum spicatum* sin. *S. cygnorum*

Embora o nome *sândalo* tenha sido aplicado a inúmeras árvores de várias famílias botânicas, as árvores do gênero *Santalum* são consideradas o verdadeiro sândalo. Destes, o sândalo propriamente dito é *S. album*, ou sândalo indiano. Infelizmente, sua popularidade e seu uso excessivo estão levando-o à extinção, sendo a espécie considerada vulnerável pela União Internacional para a Conservação da Natureza (UICN). Não se desespere, porque o governo australiano tem regulamentado a colheita das árvores de sândalo para garantir a sustentabilidade, e o sândalo australiano (*S. spicatum*) está começando a ter seus méritos reconhecidos.

Essa árvore vai de 3 a 6 metros de altura e, como outros sândalos, tem raízes semiparasitárias. Seu nome de espécie vem da palavra latina *spica*, que significa "espiga", numa referência às folhas estreitas e pontiagudas.[73] Durante o século XIX, a madeira aromática do sândalo australiano era extraída para fazer incenso, comercializado, sobretudo, no mercado chinês.

Descrição do óleo e precauções

As raízes e o cerne são destilados a vapor, produzindo um óleo que varia de quase transparente a castanho-claro. Tem viscosidade média a espessa e prazo de validade aproximado de 4 a 6 anos. Esse óleo essencial pode causar irritação da pele ou reação cutânea alérgica.

Misturas aromáticas

O aroma desse sândalo é amadeirado, um pouco balsâmico e ligeiramente doce. Embora seja mais sutil que o sândalo indiano, funciona bem como fixador de perfume. Entre os óleos que combinam bem com ele, incluem-se os de *amyris*, bergamota, cravo-da-índia, gerânio, lavanda, mirra, *patchouli*, pimenta-do-reino, rosa e *vetiver*.

Grupo aromático	Nota aromática	Força inicial	Signos solares
Amadeirado	Base	Médio	Aquário, Câncer, Leão, Peixes, Virgem

Preparados medicinais

O perfil químico do sândalo australiano é diferente do seu homólogo indiano. Embora não tenha havido estudo aprofundado desse óleo essencial para determinar por completo seu valor terapêutico, algumas de suas propriedades são conhecidas e ele é usado para tra-

73 Boland, D. J.; Brooker, M. I. H.; Chippendale, G. M., et al. *Forest Trees of Australia*. 5ª ed. Collingwood, Victoria, Austrália: CSIRO Publishing, 2006. p. 658.

tar acne, bronquite, cortes e arranhões, erupções cutâneas, estresse, furúnculos, insônia, sinusite e tosse.

O sândalo australiano tem sido considerado eficaz contra a bactéria *Staphylococcus aureus*, que causa infecções respiratórias e erupções cutâneas, em especial o impetigo. Devido às propriedades bactericidas, o sândalo é excelente como tratamento de primeiros socorros. O unguento a seguir pode ser usado para tratar furúnculos e erupções cutâneas.

Unguento de sândalo para primeiros socorros

3,75 g de cera de abelha
2 colheres (sopa) de óleo carreador de gergelim
10 gotas de óleo essencial de sândalo
8 gotas de óleo essencial de lavanda

Coloque a cera de abelha e o óleo carreador num pote, dentro de uma panela com água. Aqueça em fogo brando, mexendo até a cera derreter. Deixe a mistura esfriar à temperatura ambiente antes de adicionar os óleos essenciais. Ajuste a consistência, se necessário. Deixe a mistura esfriar por completo antes de usar ou armazenar.

Para ajudar a aliviar a sinusite, use de 3 a 4 gotas de cada um dos óleos de sândalo e gengibre numa inalação de vapor. As propriedades expectorantes do sândalo também aliviam a tosse. Difundi-lo no quarto de um doente mata as bactérias transportadas pelo ar.

Cuidados pessoais e bem-estar

Tire proveito das propriedades adstringentes do sândalo para controlar a oleosidade da pele e combater os surtos de espinhas. Num frasco, combine $^{1}/_{4}$ de xícara da sua água floral ou chá de ervas favorito, 1 colher (sopa) de hamamélis, 8 gotas de óleo de sândalo e 8 de bergamota. Agite bem e use uma bola de algodão para aplicar. O sândalo ajuda a combater o odor do corpo e dos pés quando usado no banho. Pode ser um bom acréscimo a outros perfumes num desodorante.

O sândalo ajuda a equilibrar as emoções. Promove sensação de paz e bem-estar e é particularmente útil quando se lida com o luto e a perda. No trabalho energético, pode ser usado para ativar chakras individuais ou para equilibrar todos eles.

Com seu histórico de uso como incenso, o aroma do sândalo aterra a energia e apoia a meditação e as práticas espirituais. Use-o para consagrar um altar ou espaço sagrado. Ele pode impulsionar orações de cura e ajudar no contato com anjos. Para a magia das velas, use o sândalo para banir qualquer forma de negatividade. Ele também atrai a felicidade, a sorte e o amor. Fornece apoio energético na busca de justiça e para alcançar objetivos. Por fim, auxilia o trabalho onírico.

Para a casa

As propriedades bactericidas do sândalo tornam-no valioso para a limpeza. Para um superlimpador de superfícies, use 2 copos de água, 2 colheres (sopa) de sabão de Castela e 7 gotas cada dos óleos de sândalo e limão-siciliano. Combine todos os ingredientes num frasco pulverizador, pulverize nas superfícies e limpe com um pano húmido. Sândalo difundido com os óleos de cravo-da-índia e lavanda pode refrescar e limpar o ar onde quer que os odores sejam um problema. O sândalo também funciona bem na desodorização de tapetes. Coloque uma vela de sândalo ou sais de feng shui onde for preciso moderar e acalmar o fluxo de energia.

Semente de Anis

Nome botânico: *Pimpinella anisum* sin. *Anisum officinalis*
Também conhecida como: Erva-doce, anis-verde

O anis, ou erva-doce, é uma erva que parece uma versão pequena e espigada das folhas de cenoura silvestre. Tem folhas finas e abundantes e umbelas com delicadas flores brancas ou amareladas. Valorizada desde tempos antigos, a semente de anis é cultivada no Egito há cerca de quatro mil anos.[74] O nome anis vem do latim *anisun*, derivado do nome árabe

74 Chevallier, Andrew. *The Encyclopedia of Medicinal Plants: A Practical Reference Guide to Over 550 Key Herbs and Their Medicinal Uses*. Nova York: Dorling Kindersley Publishing, 1996. p. 247.

da planta, *anysum*.[75] Os antigos gregos e romanos usavam o anis em bolos comidos depois das refeições, para facilitar a digestão. O filósofo grego Teofrasto (c. 372-c. 288 a.C.) observou que, quando se deixavam sementes de anis ao lado da cama, à noite, a pessoa tinha bons sonhos.

Como no passado, o anis ainda é usado para dar sabor a diversos licores, entre os quais o Bénédictine, o Chartreuse, o ouzo e, como não podia deixar de ser, o licor de anis. Não deve ser confundido com o óleo essencial de anis-estrelado, produzido da fruta da árvore do anis-estrelado, de origem chinesa (*Illicium verum*).

Descrição do óleo e precauções

A destilação a vapor das sementes de anis produz um óleo amarelo-claro e pouco viscoso, com prazo de validade de 2 a 3 anos. Evite o óleo de semente de anis durante a gravidez e a amamentação; evite-o caso sofra de câncer ou de doença hepática; ele pode causar irritação ou dermatite; evite o uso sobre pele alérgica ou inflamada; não use em crianças com menos de 6 anos; use-o com moderação.

Misturas aromáticas

O óleo de semente de anis tem aroma de especiarias, doce e semelhante ao alcaçuz. Entre os demais óleos que combinam com ele, podem-se mencionar os de alcaravia, cardamomo, coentro, *petitgrain*, rosa e tangerina.

Grupo aromático	Nota aromática	Força inicial	Signos solares
Especiarias	Cabeça	Forte	Aquário, Gêmeos, Leão, Peixes, Sagitário

Preparados medicinais

O óleo de semente de anis é usado para tratar ansiedade, artrite, bronquite, cólicas menstruais, coqueluche, desconfortos da menopausa, dores e desconfortos musculares, gripe, estresse, indigestão, náusea, resfriado, ressaca, tosse e vertigem.

---

75 Cumo, Christopher (org.). *Encyclopedia of Cultivated Plants: From Acacia to Zinnia.* Santa Barbara, CA: ABC-CLIO, 2013. p. 27. v. 3.

A semente de anis é um descongestionante que traz alívio e conforto para problemas respiratórios relacionados ao resfriado, à gripe e à tosse. Pingue algumas gotas em 1 colher (chá) de óleo carreador para fazer, com rapidez e facilidade, um bom preparado para esfregar no peito. As propriedades expectorantes do óleo de semente de anis o tornam eficaz para bronquite e coqueluche. Quando usado em inalação de vapor, abre as vias nasais e bronquiais. Basta pingar de 6 a 7 gotas em 1 litro de água fervente tirada do fogo. Na banheira ou no chuveiro, o óleo de semente de anis esquenta e alivia os sintomas do resfriado e da gripe.

Cápsulas aromáticas de semente de anis que derretem no chuveiro

½ xícara de manteiga de cacau, ralada ou em lascas
4 colheres (sopa) de óleo carreador de girassol
20 gotas de óleo essencial de semente de anis
20 gotas de óleo essencial de limão-siciliano
12 gotas de óleo essencial de pinho

Ferva uma panela com água e tire do fogo. Coloque a manteiga de cacau e o óleo de girassol num pote dentro da água. Mexa até a manteiga derreter. Deixe a mistura chegar à temperatura ambiente e acrescente os óleos essenciais. Despeje a mistura em forminhas de brigadeiro ou em formas para bombom. Deixe na geladeira por 5 ou 6 horas, depois tire. Para usar, coloque uma cápsula no chão do boxe.

Para reduzir o estresse e promover um sono reparador, misture óleos de lavanda, melissa e semente de anis em partes iguais e difunda no quarto antes de dormir. Ou pingue algumas gotas desses óleos nos lençóis.

Cuidados pessoais e bem-estar

O óleo de semente de anis é suave e reconfortante e ajuda a equilibrar as emoções e lidar com as mudanças. Seu aroma animador promove sensação geral de bem-estar. Use a semente de anis ao trabalhar com os chakras do sacro, do coração ou do terceiro olho. Espiritualmente, esse óleo pode ser usado para consagrar um altar ou espaço sagrado. Também ajuda na meditação. Ao trabalhar com a magia das velas, use semente de anis para eliminar a energia negativa, atrair amor ou sorte e promover a felicidade. O óleo de semente de anis também é muito útil para o trabalho onírico.

Para a casa

As propriedades antibacterianas do óleo de semente de anis fazem dele a escolha ideal para um desodorizante e aromatizador de ambientes. Misture-o com laranja ou pinho para obter um aroma limpo e refrescante que tem outras vantagens além de deixar o ambiente cheiroso. No feng shui aromático, use semente de anis para estimular a energia, sobretudo numa área da casa onde o fluxo esteja impedido ou bloqueado.

Semente de Cenoura

NOME BOTÂNICO: *Daucus carota*

TAMBÉM CONHECIDA COMO: Cenoura silvestre.

Introduzida na América do Norte vinda da Europa, a cenoura silvestre é uma visão familiar nos campos, nas valas e em áreas abertas. Com 30 cm a 1,20 metro de altura, tem folhas pequenas e numerosas e grandes cachos de flores que consistem em inúmeras florzinhas brancas. Cada flor tem no centro um florete roxo-avermelhado escuro. Segundo uma lenda inglesa, a flor central representa uma gota de sangue da Rainha Ana (1665-1714), porque ela picou o dedo enquanto fazia rendas. Em inglês, a planta também é chamada *bird's nest* (ninho de pássaro), pois os cachos de flores tendem a se curvar para cima, formando um cesto.

Muito menor que a cenoura cultivada hoje, a raiz da cenoura silvestre era um alimento comum na Grécia e na Roma antigas. Nativa da Ásia, a cenoura silvestre é usada na Medicina Tradicional Chinesa. Quando a planta foi introduzida na Grã-Bretanha durante o século XVI, as flores e as folhas tornaram-se acessórios populares para o cabelo. O nome da espécie é derivado da palavra grega *karoton*, que significa "cenoura", e *Daucus* é o nome latino para a planta.[76]

---

76 Coombes, Allen J. *Dictionary of Plant Names*. Portland, OR: Timber Press, 1985. p. 70.

Descrição do óleo e precauções

A destilação a vapor das sementes produz um óleo cuja cor vai de amarelo a âmbar, com viscosidade baixa a média. Tem vida útil aproximada de 2 a 3 anos, ou um pouco mais. Evite o óleo essencial de semente de cenoura durante a gravidez e a amamentação.

Misturas aromáticas

O óleo de semente de cenoura tem aroma terroso, herbáceo, com leve toque de especiarias. Entre os demais óleos que combinam com ele, podem-se citar os de bergamota, cedro, folha de canela, gengibre, gerânio, limão-galego, limão-siciliano e tangerina.

Grupo aromático	Nota aromática	Força inicial	Signo solar
Herbáceo	Coração	Média a forte	Virgem

Preparados medicinais

Esse óleo essencial é usado para tratar artrite, calos, cortes e arranhões, dermatite, eczema, edema, erupções cutâneas, gota, indigestão, psoríase, queimaduras, queimaduras de sol e tensão pré-menstrual (TPM).

O ponto forte da semente de cenoura é a capacidade de curar problemas de pele, sobretudo eczema, dermatite e psoríase. Misture de 6 a 10 gotas de óleo de semente de cenoura com 2 colheres (sopa) de óleo carreador de jojoba e aplique várias vezes ao dia para aliviar essas e outras erupções que provocam coceira. Para queimaduras, acrescente 2 gotas de óleo de semente de cenoura e 1 gota de óleo de lavanda ou *tea tree* a 1 colher (sopa) de óleo carreador. A combinação de cenoura e *tea tree* funciona bem para primeiros socorros em cortes e arranhões. Para lidar com gota, artrite ou dores nas articulações em geral, misture 5 gotas de semente de cenoura, 5 de alecrim e 3 de bagas de zimbro em 30 mL de óleo carreador para fazer uma massagem que aquece o corpo.

Cuidados pessoais e bem-estar

O óleo de semente de cenoura é excelente para o cuidado da pele, especialmente da madura, porque restaura a elasticidade e ajuda a reduzir as rugas. Combinado com néroli e olíbano, é particularmente eficaz para revitalizar a tez. Funciona bem com gerânio para os cuidados com a pele. Para aliviar comichão no couro cabeludo, acrescente de 2 a 3 gotas de óleo de semente de cenoura a 1 colher (chá) de azeite de oliva e massageie-o suavemente. Deixe agir por cerca de 10 minutos antes de lavar. O óleo de semente de cenoura também é bom para cabelos normais.

Quando vamos preparar os pés para usar sandálias no verão, em geral temos de lidar com calosidades. Para se livrar dessa pele dura, comece com um escalda-pés. Acrescente de 1 a 6 gotas de óleo de semente de cenoura a 1 colher (chá) de óleo carreador e encha uma bacia com água quente. Quando a água esfriar, molhe uma pedra-pome e esfregue suavemente a área calejada. Em seguida, massageie a área com o preparado a seguir.

Tratamento de semente de cenoura para calos

1½ colher (sopa) de manteiga de cacau, ralada ou em lascas
1 colher (sopa) de óleo de coco
10 gotas de óleo essencial de semente de cenoura
8 gotas de óleo essencial de limão-siciliano

Ferva um pouco de água numa panela e retire-a do fogo. Coloque a manteiga e o óleo carreador num frasco dentro da água e mexa até a manteiga derreter. Retire o frasco da água, deixe a mistura chegar à temperatura ambiente e depois repita o processo. Quando esfriar novamente, acrescente os óleos essenciais e misture bem. Guarde tudo na geladeira por 5 ou 6 horas. Deixe a mistura chegar à temperatura ambiente antes de usar ou armazenar.

O aroma calmante da semente de cenoura ajuda a levantar os ânimos e a lidar com mudanças inesperadas. Para apoio emocional, difunda 2 partes de óleo de semente de cenoura, 2 de *palmarosa* e 1 parte de laranja. No trabalho energético, a semente de cenoura ativa o chakras da raiz e do sacro. O óleo de semente de cenoura ajuda nas orações de cura e na magia das velas para atrair abundância.

Para a casa

Para conservar uma energia harmoniosa em casa, use o óleo de semente de cenoura em um difusor de vareta ou em sais de feng shui. Esse óleo é particularmente eficaz para o equilíbrio depois de acalmar uma energia demasiado rápida.

Tangerina

Nome botânico: *Citrus reticulata*, sin. *C. nobilis*
Também conhecida como: Mexerica, mimosa, bergamota, mandarina

Embora tenham sido plantadas pela primeira vez na Europa, no início do século XIX, as tangerinas são cultivadas na China há mais de quatro mil anos.[77] É possível que a palavra *mandarina*, um dos nomes da fruta, derive do nome dos funcionários públicos chamados *mandarins*, que usavam túnicas amarelas. O nome científico da espécie vem do latim *reticulatus*, que significa "em forma de rede", numa referência à parte branca da fruta, por baixo da casca, com fios que formam uma espécie de rede.[78] Essa pequena árvore espinhosa tem ramos finos e folhas ovais brilhantes. Suas flores brancas são muito perfumadas.

Os termos *tangerina* e *mandarina* costumam ser utilizados de forma intercambiável porque os frutos são quase indistinguíveis para o leigo, além de compartilharem o mesmo nome botânico. No entanto, mandarina é o nome dado a uma classe de laranjas-doces fáceis de descascar. A tangerina é considerada um subgrupo da mandarina, ou um tipo de mandarina com pele mais escura, de cor laranja-avermelhada.

Descrição do óleo e precauções

A casca é prensada a frio, produzindo um óleo de cor laranja-esverdeada com baixa viscosidade. Tem vida útil aproximada de 9 a 12 meses. Embora o óleo essencial de tangerina seja considerado seguro de maneira geral, pode ser fototóxico para pessoas com pele sensível.

Misturas aromáticas

O óleo essencial de tangerina tem aroma doce, frutado e quase floral. Entre os demais óleos que combinam com ele, podem-se citar os de bergamota, cravo-da-índia, elemi, ilangue-ilangue, lavanda, néroli, olíbano, sálvia esclareia e semente de anis.

---

77 Khan, Iqrar Ahmad (org.).*Citrus Genetics, Breeding and Biotechnology*. Cambridge, MA: CABI, 2007. p. 26.

78 Neal, Bill. *Gardener's Latin: Discovering the Origins, Lore & Meanings of Botanical Names*. Chapel Hill, NC: Algonquin Books of Chapel Hill, 1992. p. 105.

Grupo aromático	Nota aromática	Força inicial	Signo solar
Cítrico	Cabeça	Média	Aquário

Preparados medicinais

O óleo de tangerina é usado para tratar acne, cicatrizes, constipação, estresse, estrias, indigestão, insônia, náusea e ressaca.

Para combater a náusea, especialmente os enjoos matinais, coloque 10 gotas de óleo de tangerina e 5 gotas de hortelã-pimenta num inalador para levar consigo. Essa combinação também é útil para acabar com a ressaca. Para diminuir o aparecimento de cicatrizes e estrias, misture 3 gotas de cada um dos óleos de tangerina, *immortelle* e lavanda com 1 colher (sopa) de óleo carreador de rosa-mosqueta. Para lidar com o estresse, difunda 2 partes de óleo de tangerina e 1 parte de cardamomo. Para insônia, difunda-o com sândalo.

Cuidados pessoais e bem-estar

O óleo de tangerina funciona bem como tônico para a pele madura e ajuda a combater as rugas. Combine $^1/_4$ de xícara de chá de ervas (já frio), 8 gotas de óleo de tangerina, 3 de olíbano e 3 de lavanda. Agite bem e aplique com uma bola de algodão. As propriedades adstringentes do óleo de tangerina ajudam em caso de pele oleosa e combatem o ocasional surto de espinhas. Para ajudar a lidar com a caspa, adicione 4 gotas de óleo de tangerina a 1 colher (sopa) de óleo carreador para massagem no couro cabeludo.

Embora a tangerina não seja usada para grande variedade de doenças físicas, é excelente quando se trata da mente e das emoções. Em casos de fadiga mental e tensão nervosa, difunda 3 partes de tangerina, 2 de óleo de cedro e 2 de óleo de *palmarosa*. Para promover sensação de bem-estar, use 3 partes de tangerina, 2 de lavanda e 1 parte de gengibre. Nada como um banho de banheira para acalmar a agitação emocional e levantar o ânimo, sobretudo se você usar um par de cápsulas efervescentes para banho.

Cápsulas efervescentes e revigorantes de óleo de tangerina

1 xícara de bicarbonato de sódio
½ xícara (chá) de ácido cítrico

1 colher (chá) de ervas secas e/ou pétalas de flores (opcional)
½ colher (chá) de manteiga de cacau
6 gotas de óleo essencial de tangerina
2 gotas de óleo essencial de olíbano
2 gotas de óleo essencial de ilangue-ilangue
1 a 2 gotas de óleo carreador (se necessário)

Combine os ingredientes secos e reserve. Ferva um pouco de água numa panela e retire-a do fogo. Coloque a manteiga de cacau num frasco dentro da água e mexa até derreter. Deixe-o esfriar e depois acrescente os óleos essenciais, mexendo. Acrescente aos poucos os ingredientes secos até que a mistura tenha consistência de areia úmida. Adicione 1 ou 2 gotas de óleo carreador se a mistura estiver muito seca. Fazendo pressão, coloque-a em formas decorativas para doces e espere um dia. Um instrumento para fazer bolinhas de melão também pode ser usado para moldar as cápsulas efervescentes. Deixe as bolas assentarem por um dia num pedaço de papel-manteiga. Guarde-as num frasco de tampa hermética.

Ao trabalhar com os chakras, use o óleo de tangerina para ativar o centro do plexo solar, do coração e da garganta. O óleo de tangerina proporciona apoio suave à meditação e às práticas espirituais. Para a magia das velas, use-o para atrair a abundância, fomentar a felicidade ou alcançar uma meta.

Para a casa

Para um delicioso aromatizador de ambiente, difunda 3 partes de óleo de tangerina e 2 de camomila e gerânio cada. O óleo de tangerina funciona bem num sachê sozinho ou em quantidades iguais com lavanda, para deixar dentro do armário. Misture 15 gotas de cada óleo com 1 xícara de bicarbonato de sódio. No feng shui aromático, use o óleo de tangerina onde for preciso acalmar a energia de movimento rápido.

Tea Tree

Nome botânico: *Melaleuca alternifolia*
Também conhecido coma: Árvore-do-chá, melaleuca

Chegando a cerca de 6 metros de altura, a *tea tree* ou árvore-do-chá é uma árvore perene com casca fina, folhagem em forma de agulha e espigas de flores roxas ou branco-amareladas. Natural de Nova Gales do Sul, na Austrália, é cultivada em outras áreas desse país. O nome do gênero botânico vem das palavras gregas *melas*, que significa "preto", e *leukos*, "branco", referindo-se, portanto, às tonalidades contrastantes de suas folhas e casca.[79] O nome da espécie significa que as folhas crescem em lados alternados ao longo dos ramos.

Durante séculos, o povo aborígine da Austrália usou essa árvore para uma série de remédios. O capitão britânico e explorador James Cook chamou-a *tea tree* quando o viu fazer uma poção com as folhas. Considerado o antisséptico natural mais forte, o óleo de *tea tree* era um item-padrão nos *kits* do exército australiano durante a Segunda Guerra Mundial. Quando seu uso se difundiu para as fileiras de outros exércitos, ficou conhecido como a "maravilha da Austrália".

Descrição do óleo e precauções

As folhas e os galhos finos são destilados a vapor ou na água, produzindo um óleo verde-amarelado claro ou incolor, de baixa viscosidade e vida útil aproximada de 12 a 18 meses. O óleo de *tea tree* pode causar sensibilização.

Misturas aromáticas

Esse óleo essencial tem aroma com leve toque de especiarias e de cânfora. Entre os óleos que combinam bem com *tea tree,* incluem-se os de alecrim, bagas de zimbro, cipreste, cravo-da-índia, gerânio, *immortelle*, lavanda, limão-siciliano, manjerona, pimenta-do-reino, pinho, *ravintsara* e sálvia esclareia.

---

79 Foster, Steven e Johnson, Rebecca L. *National Geographic Desk Reference to Nature's Medicine*. Washington, DC: National Geographic Society, 2008. p. 354.

Grupo aromático	Notas aromáticas	Força inicial	Signos solares
Herbáceo	Coração a cabeça	Média	Capricórnio, Peixes, Sagitário

Preparados medicinais

O óleo de *tea tree* é usado para tratar acne, asma, bolhas na pele, bronquite, catapora, coqueluche, cortes e arranhões, dermatofitose, erupções cutâneas, febre, fungos nas unhas, furúnculos, gripe, herpes labial, herpes-zóster, infecção vaginal, inflamação, pé de atleta, picadas e ferroadas de insetos, queimadura de hera venenosa, queimaduras, piolhos, resfriado, sinusite, tosse e verrugas.

Eficaz contra bactérias, fungos e vírus, esse óleo é praticamente um *kit* de primeiros socorros em forma líquida e ajuda o corpo a reagir às infecções. Limpe um ferimento com 2 ou 3 gotas de *tea tree* diluídas em 1 colher (chá) de hamamélis. A mesma mistura pode ser usada para diminuir o ardor de uma picada de abelha ou de outro inseto.

Para picadas dolorosas de vespa, misture 2 gotas de *tea tree* e 1 gota de manjericão em 1 colher (chá) de hamamélis. Para o inchaço e prurido das picadas de carrapatos e para prevenir infecções, aplique 1 gota de óleo de *tea tree* puro. Além disso, talvez seja bom contatar um médico. Para manter os pernilongos a distância, misture ½ colher (chá) de óleo de lavanda e $^1/_4$ de colher (chá) de cada um dos óleos de *tea tree* e cedro em 1 colher (chá) de óleo carreador. Adicione a mistura a um frasco pulverizador com 180 ml de água e 1 colher (sopa) de hamamélis. Aplique na pele exposta antes de sair de casa.

Como seus primos cajepute e *niaouli*, o óleo de *tea tree* é eficaz para atenuar os males respiratórios. É também um antisséptico que pode ser difundido para refrescar o quarto de um doente e ajudar a reduzir a propagação da infecção. Difunda o óleo de *tea tree* sozinho ou use 2 partes de *tea tree* e 1 parte cada de óleo de pinho e tomilho. Duas gotas de *tea tree* em 1 colher (chá) de óleo carreador são uma mistura rápida e fácil para esfregar no peito. As propriedades expectorantes desse óleo tornam-no eficaz contra bronquite e coqueluche.

Cuidados pessoais e bem-estar

Para os cuidados da pele, o óleo de *tea tree* ajuda a tonificar e equilibrar a oleosidade e a controlar os surtos de espinhas. Usado como vapor facial, desobstrui e limpa os poros.

Esse óleo ajuda a controlar a caspa e pode ser usado em um desodorante para neutralizar o odor corporal.

Para apoiar o equilíbrio emocional e fomentar a clareza mental, difunda 1 parte cada de *tea tree*, ciprestre e sálvia esclareia. No trabalho energético, *tea tree* ativa os chakras do sacro, do plexo solar e do coração. Use *tea tree* para limpar a energia em torno de um altar de meditação e, na magia das velas, para afastar a negatividade.

Para a casa

As propriedades antivirais, antibacterianas e fungicidas do óleo de *tea tree* podem aumentar a eficácia dos produtos de limpeza caseiros e, ao mesmo tempo, refrescar e desodorizar. O óleo de *tea tree* elimina o mofo e o bolor. A receita a seguir pode ser usada como limpador de banheira, de azulejos ou para máquinas de lavar louça. Evite usá-lo em mármore, pois pode causar danos. Teste primeiro numa pequena área de ladrilho.

***Removedor de mofo de* tea tree**

1 xícara de água
1 xícara de vinagre
½ colher (chá) de óleo essencial de *tea tree*

Combine os ingredientes em um frasco de *spray*. Agite bem e pulverize. Deixe agir por 1 minuto, depois limpe com um pano.

Para repelir insetos, especialmente aranhas, traças, moscas e lepismas, use a receita acima, mas duplique a quantidade de *tea tree* para 1 colher (chá). Pulverize a mistura no local por onde os insetos entram em casa. No feng shui aromático, use *tea tree* em áreas onde quer manter a energia em equilíbrio.

Tomilho

Nome botânico: *Thymus vulgaris* QT linalool
Também conhecido como: Poejo e timo

Com cerca de 30 cm de altura, esta erva mediterrânea de folhagem densa tem folhas ovais e pequenas flores de cor-de-rosa a lilás ou roxo-azulado que crescem em cachos. Seu nome de gênero vem da palavra grega *thymos*, que significa "coragem e força".[80] Os gregos e romanos usavam essa erva não só na cozinha, mas também como antisséptico curativo. O tomilho era um ingrediente utilizado em diversos remédios e foi usado para fumigar as casas para afastar doenças infecciosas. Embora fontes digam coisas diferentes, acredita-se, em geral, que os romanos o tenham levado para a Grã-Bretanha e o restante da Europa. Em todo caso, não demorou muito para que o tomilho se tornasse universalmente presente nos jardins e armários de medicamentos.

Descrição do óleo e precauções

A destilação a vapor das folhas e flores produz um óleo que varia entre o transparente e o amarelo-claro. Tem viscosidade média e textura ligeiramente oleosa. Sua vida útil é de aproximadamente 2 a 3 anos. Evite usar o óleo essencial de tomilho durante a gravidez; evite-o se tiver hipertensão arterial.

Sobre os óleos de tomilho

É importante saber um pouco sobre os óleos essenciais de tomilho. A primeira destilação do tomilho produz um óleo chamado *tomilho vermelho*, pois sua cor pode ser avermelhada, marrom-avermelhada ou laranja-avermelhada. Uma segunda destilação do material vegetal resulta no *tomilho branco*, que é transparente ou amarelo-claro.

Como acontece com vários outros óleos essenciais, os constituintes químicos do óleo de tomilho variam muito, dependendo do local onde a planta é cultivada. Os tipos são designados com as letras *QT*, que significam quimiotipo. O tomilho tem seis ou sete quimiotipos, cada um deles com propriedades terapêuticas diferentes. O tipo incluído neste

80 Peter, K. V. (org.). *Handbook of Herbs and Spices*. 2ª ed. Filadélfia, PA: Woodhead Publishing, 2004. p. 297. v. 2..

livro, o QT linalol, é mais suave que os outros e pode ser usado por pessoas sensíveis aos quimiotipos mais fortes.

Misturas aromáticas

Esse óleo essencial tem aroma herbáceo e ligeiramente doce. Entre os outros óleos que combinam bem com tomilho, incluem-se os de alecrim, *amyris*, bergamota, cravo-da-índia, *grapefruit*, hortelã-comum, lavanda, néroli e pinho.

Grupo aromático	**Notas aromáticas**	**Força inicial**	**Signos solares**
Herbáceo	Coração a cabeça	Forte	Gêmeos, Libra, Touro

Preparados medicinais

O tomilho é usado para tratar acne, artrite, asma, bronquite, celulite, ciática, circulação, cólicas menstruais, cortes e arranhões, dermatite, desconforto da menopausa, dor de cabeça, dor de garganta, dor de ouvido, dores e desconfortos musculares, eczema, escabiose (sarna), estresse, gripe, gota, hematomas, inflamação, insônia, laringite, picadas e ferroadas de insetos, piolhos, queimaduras, resfriado, ressaca, sinusite, tonsilite, torções e distensões e tosse.

O tomilho é útil para uma série de problemas respiratórios, porque suas propriedades quentes e secas ajudam a limpar a congestão. Durante a época da gripe, use-o num difusor para desinfetar o quarto de um doente. Usado num inalador, pode acalmar a inflamação e aliviar o desconforto da sinusite. Para aumentar a potência, use 5 gotas cada dos óleos de tomilho, *ravintsara* e hortelã-pimenta. Essa combinação funciona bem numa inalação de vapor. O tomilho ajuda a reduzir a inflamação e irritação do eczema, da dermatite e da acne.

Pomada curativa de tomilho

15 g de cera de abelha
3 colheres (sopa) de óleo carreador de amêndoa
2 colheres (sopa) de óleo carreador de borragem
$^1/_4$ de colher (chá) de óleo essencial de tomilho
$^1/_4$ de colher (chá) de óleo essencial de *palmarosa*

Coloque a cera de abelha e o óleo carreador num pote, dentro de uma panela com água. Aqueça em fogo brando, mexendo até a cera derreter. Retire o pote do fogo e deixe esfriar à temperatura ambiente antes de adicionar os óleos essenciais. Ajuste a consistência, se necessário. Deixe a mistura esfriar antes de usar ou armazenar.

Para aliviar dor de cabeça tensional, faça uma compressa com 8 gotas de tomilho em 1 colher (sopa) de óleo carreador misturadas em 1 litro de água fria. Coloque a compressa na testa e nas têmporas ou na parte de trás do pescoço. Para aliviar dor de cabeça de ressaca, coloque algumas gotas de tomilho sobre um lenço e inale.

Cuidados pessoais e bem-estar

Usado como adstringente para peles oleosas, o tomilho ajuda a controlar os surtos de espinhas. Suas propriedades antibacterianas tornam-no ideal para ser utilizado num desodorante. Combine de 4 a 5 gotas de tomilho em 1 colher (sopa) de óleo carreador para tratamento de limpeza do couro cabeludo, que também auxilia no crescimento dos cabelos.

Ao lidar com o sofrimento, use o tomilho para levantar e equilibrar as emoções. No trabalho energético, ele ativa os chakras da raiz, da garganta e do terceiro olho. Ajuda a aterrar e centrar a energia para a meditação e funciona bem para consagrar um altar. Difunda-o para apoiar as orações de cura. Na magia das velas, use o tomilho para atrair felicidade, amor e sorte.

Para a casa

Use tomilho num limpador de superfícies para remover as bactérias. Combine-o com bergamota ou limão-siciliano para obter um perfume extralimpo que refresca e desodoriza qualquer lugar da casa. O óleo de tomilho ajuda a repelir insetos. No feng shui aromático, use tomilho onde quer que precise fazer a energia fluir.

Vetiver

Nome botânico: *Vetiveria zizanioides* sin. *Andropogon muricatus*
Também conhecido como: Khus, capim-de-cheiro, falso *patchouli*

Nativo do sul da Índia e da Indonésia, o *vetiver* é uma gramínea tropical alta, com caules eretos e folhas estreitas. O nome botânico da espécie significa que se assemelha ao arroz silvestre.[81] Com sua densa rede de longas raízes que se espalham pelo chão, o *vetiver* tem sido usado na Índia para proteger o solo da erosão. No passado, as fibras dessa gramínea longa eram tecidas para fazer esteiras, cestas e toldos. Umedecidos para realçar o cheiro do *vetiver*, as telas e os toldos de proteção contra o sol também mantinham os insetos longe. Ventiladores manuais tecidos com base nessa erva serviam ao mesmo tempo para refrescar e difundir uma deliciosa fragrância calmante. Essa prática foi rapidamente adotada pelas mulheres no sul dos Estados Unidos, quando o *vetiver* foi importado para a América do Norte no século XIX.

Descrição do óleo e precauções

As raízes são destiladas a vapor, produzindo um óleo âmbar, oliva ou castanho-escuro, de viscosidade espessa e vida útil aproximada de 4 a 6 anos. O óleo de *vetiver* é, em geral, considerado seguro.

Misturas aromáticas

Esse óleo essencial tem rico aroma amadeirado e um pouco defumado, com notas doces que se aprofundam com o tempo. Entre os óleos que combinam bem com o de *vetiver*, incluem-se os de angélica (raiz), cardamomo, cipreste, gerânio, ilangue-ilangue, laranja, lavanda, néroli, *patchouli*, rosa, sálvia esclareia e sândalo.

Grupo aromático	Nota aromática	Força inicial	Signos solares
Amadeirado	Base	Muito forte	Capricórnio, Libra, Touro

Preparados medicinais

O óleo de *vetiver* é usado para tratar acne, ansiedade, artrite, circulação, cortes e arranhões, depressão, desconforto da menopausa, dores e desconfortos musculares, estresse, inflamação, insônia, tendinite, tensão pré-menstrual (TPM) e torções e distensões.

As propriedades anti-inflamatórias e antiespasmódicas do *vetiver* ajudam a aquecer músculos rígidos e a aliviar a dor da artrite. Crie um óleo de massagem calmante combi-

81 Neal, Bill. *Gardener's Latin: Discovering the Origins, Lore & Meanings of Botanical Names*. Chapel Hill, NC: Algonquin Books of Chapel Hill, 1992. p. 135.

nando 5 gotas de *vetiver*, 7 de lavanda e 3 de bagas de zimbro em 2 colheres (sopa) de óleo carreador. Considerado afrodisíaco, o *vetiver* pode ser misturado com ilangue-ilangue e laranja para uma massagem sensual a ser partilhada.

Para torções e distensões, faça uma compressa fresca com 3 gotas de *vetiver*, 2 de camomila e 2 de louro em 1 colher (sopa) de óleo carreador. Sedativo, o *vetiver* promove um sono tranquilo. Cerca de uma hora antes de dormir, difunda 1 parte de *vetiver* com 2 de lavanda e néroli cada. Como alternativa, misture 1 gota de cada um desses óleos em 1 colher (chá) de óleo carreador para massagear os pulsos e a parte de trás do pescoço.

Cuidados pessoais e bem-estar

As propriedades adstringentes do óleo de *vetiver* são ideais para peles oleosas e mistas. Misture 1/4 de xícara (chá) de hortelã-pimenta, 1 colher (sopa) de hamamélis, 7 gotas de *vetiver*, 3 de melissa e 3 de *petitgrain*. O *vetiver* protege e rejuvenesce a pele seca e madura e homogeneíza o tom da pele. Para um hidratante rápido e fácil, misture 4 gotas de *vetiver*, *palmarosa* e olíbano com 4 colheres (sopa) de óleo de coco.

Antes de sair de casa, convoque as propriedades do *vetiver* que repelem insetos. Misture 4 gotas de *vetiver* em ½ colher (chá) de óleo carreador e combine tudo com 60 mL de água num frasco pulverizador. Agite bem e pulverize sobre a pele exposta. Misture *vetiver* com seus aromas favoritos para fazer um desodorante.

Considerado o óleo da tranquilidade no Sri Lanka e na Índia, o *vetiver* é bem conhecido por ser calmante e relaxante. Ao sentir-se inquieto, difunda 2 partes de *vetiver* com 1 parte cada de alecrim e tangerina. O *vetiver* ajuda a libertar emoções tóxicas e a promover a estabilidade. Também acalma o esgotamento e a tensão nervosos. Use a seguinte mistura num difusor para relaxamento geral ou para aterrar e centrar a energia antes da meditação e das práticas espirituais.

***Difusão amadeirada e pacífica de* vetiver**

3 partes de óleo essencial de *vetiver*
2 partes de óleo essencial de cipreste
1 parte de óleo essencial de *patchouli*

Combine os óleos antes de colocá-los no difusor.

No trabalho energético, use *vetiver* para ativar os chakras da raiz, do plexo solar, do coração, da garganta, do terceiro olho e da coroa. Coloque 1 ou 2 gotas na cera derretida de uma vela de 7 dias durante a meditação para cultivar o equilíbrio espiritual. Use *vetiver* na magia das velas para atrair abundância, sorte e amor. É também uma ajuda para o trabalho onírico.

Para a casa

Chamado de *raiz das traças* na Índia, o *vetiver* é especialmente eficaz para repelir traças, razão pela qual era comum colocarem-se pedaços da raiz entre as roupas de cama. Aumente a potência e realce o aroma das velas de citronela pingando algumas gotas de *vetiver* na cera derretida. Dentro de casa, coloque difusores de vareta perto de janelas abertas para desencorajar a entrada de insetos. No feng shui aromático, use *vetiver* onde quer que seja preciso abrandar e acalmar o fluxo de energia.

Parte Sete

Óleos Carreadores e Outros Ingredientes

Com pouquíssimas exceções, os óleos essenciais nunca devem ser usados no corpo sem serem diluídos, pois podem causar irritação ou outros problemas. Os óleos carreadores também são chamados *óleos base* porque servem de base para os óleos essenciais. A maioria dos óleos carreadores tem aroma suave, não tão forte quanto o dos óleos aromáticos, o qual, portanto, não interfere na fragrância dos óleos essenciais. Os óleos carreadores não são, porém, meras bases; têm propriedades curativas e terapêuticas que funcionam em harmonia com os óleos essenciais. Nesta parte do livro, vamos explorar doze dos óleos carreadores mais utilizados. Cada perfil inclui os nomes comuns, os nomes botânicos e outros nomes do óleo; informações históricas e contextuais; e uma descrição do óleo, de suas propriedades curativas e de sua vida útil aproximada.

Os dois óleos adicionais cujo perfil consta desta parte do livro são óleos infundidos, ou seja, criados por imersão de material vegetal num óleo carreador. No caso dos óleos de calêndula e hipérico, os óleos são criados de flores. Além das propriedades desses dois óleos, incluem-se detalhes sobre os vários métodos de fabrico de óleos infundidos e indicações para fazer seu próprio óleo.

Uma vez que os óleos carreadores não são as únicas substâncias utilizadas com óleos essenciais, incluem-se informações sobre outros ingredientes comuns. Fornecem-se uma descrição das propriedades do gel de *aloe vera* e instruções sobre como colher seu próprio gel, além de informações sobre a cera de abelha, a manteiga de cacau, a manteiga de karité e vários outros ingredientes que, na minha opinião, merecem mais que uma simples menção. Por fim, se você gosta de usar águas florais, tente fazer a sua própria com as instruções deste capítulo.

Perfis dos Óleos Carreadores

Os óleos carreadores são produzidos das partes gordurosas das plantas. Absorvem com facilidade os óleos essenciais, que se diluem à medida que se dispersam pelo óleo carreador. Ao passo que a maioria dos óleos carreadores são produzidos de sementes, grãos ou frutos secos, alguns, como os de abacate e de oliva, provêm de frutos. Se você ou qualquer pessoa que for usar suas misturas ou remédios tem alergia a sementes oleaginosas, evite usar óleos carreadores produzidos destas. Como os óleos carreadores provêm da matéria gorda vegetal, podem ficar rançosos se não forem armazenados de forma adequada. Tal como os óleos essenciais, devem ser guardados em frascos escuros e herméticos, longe do sol e da luz artificial.

Abacate

Nome botânico: *Persea americana*

Natural do México e da América Central, o abacateiro é cultivado há milhares de anos. Dados arqueológicos indicam que seu fruto já era utilizado no México entre 8000 e 7000 a.C.[82] Exploradores espanhóis do século XVI encontraram abacates nos mercados do Peru e os transportaram para o Caribe e a Europa. No século XVII, o abacate já havia

82 Nandwani, Dilip (org.). *Sustainable Horticultural Systems: Issues, Technology and Innovation*. Nova York: Primavera, 2014. p. 156.

chegado às Ilhas Britânicas. Após a Segunda Guerra Mundial, passou a ser cultivado na região do Mediterrâneo.

A palavra *abacate* foi uma tentativa dos exploradores espanhóis de pronunciar o nome asteca da fruta, que significava "testículo", referindo-se à sua aparência.[83]

Do fruto do abacateiro é produzido um óleo espesso, de cor verde-oliva, com cheiro doce, acastanhado e ligeiramente herbáceo. O óleo de abacate é rico em ácidos graxos essenciais, proteínas, minerais e vitaminas, sobretudo as vitaminas A e E. Penetrante, hidrata e nutre a pele. Esse óleo é ideal para peles secas, maduras e danificadas pelo sol. Suas propriedades anti-inflamatórias suavizam a dermatite e o eczema. Devido à textura pesada, em geral funciona melhor quando misturado com um óleo carreador mais leve. O óleo de abacate nutre os cabelos secos, ajuda a combater a caspa e promove o crescimento dos cabelos. Tem prazo de validade de 6 a 12 meses.

Amêndoa, Doce

Nome botânico: *Prunus dulcis* sin. *P. amygdalus* var. *dulcis*

A amêndoa começou a ser cultivada na Ásia Central e no Sudoeste Asiático, mas alguns botânicos acreditam que a amendoeira em si era um híbrido natural de espécies silvestres da Ásia Ocidental. Essas árvores adaptáveis eram capazes de crescer em solos pobres, e, por volta de 1700 a.C., já eram cultivadas no Oriente Médio.[84] Embora caras, as amêndoas eram um ingrediente popular da culinária europeia na Idade Média. Preparado de várias maneiras para vários pratos, o *marzipan* doce é um deleite que ainda encanta.

A palavra *dulcis* no nome botânico da amendoeira significa "doce".[85] Este óleo carreador não deve ser confundido com o óleo da amêndoa-amarga (*P. amygdalus*), usado como aromatizante alimentar e em cosméticos.

Produzido do cerne da amêndoa, o óleo de amêndoa é amarelo bem claro, com aroma ligeiramente adocicado e de castanhas. Rico em minerais, vitaminas e proteínas, o óleo de

---

83 *Ibid.*

84 Rosengarten, Frederic, Jr. *The Book of Edible Nuts*. Mineola, NY: Dover Publications, 2004. p. 4.

85 Harrison, Lorraine. *Latin for Gardeners: Over 3,000 Plant Names Explained and Explored*. Chicago, IL: The University of Chicago Press, 2012. p. 145.

amêndoa doce é leve e versátil, amacia e nutre a pele e ajuda a reter a umidade. Pode ser usado para todos os tipos de pele e é especialmente bom para peles secas ou sensíveis. Ajuda a curar irritações e eczemas e, por ser absorvido devagar, funciona bem para massagem. Faz bem para cabelos secos ou oleosos e estimula o crescimento capilar. É suave o bastante para ser usado em crianças. Seu prazo de validade aproximado é de 12 meses.

Avelã

Nome botânico: *Corylus avellana*

Nativa da Europa, a avelã é um ingrediente culinário importante há milhares de anos. Teve alguns usos medicinais na Inglaterra, onde era usada para fazer cercas-vivas. Tanto o nome do gênero botânico, derivado de uma palavra grega, quanto o nome vulgar inglês, *hazelnut*, de origem anglo-saxã, se referem à forma da casca, que envolve a noz e se assemelha a um capuz ou uma boina.[86] A aveleira foi importada para as Américas no século XVII.

O óleo de avelã é obtido da amêndoa e tem aroma ligeiramente doce e acastanhado. De cor amarelo-clara, tem textura fina e é facilmente absorvido pela pele. Contém uma gama de vitaminas e minerais, ácidos graxos essenciais e proteínas. É apropriado para todos os tipos de pele e, por ser um pouco adstringente, ajuda a equilibrar a pele oleosa. Além disso, protege a pele das inflamações. Funciona bem para dar maciez aos cabelos e tem vida útil aproximada de 12 meses.

Borragem

Nome botânico: *Borago officinalis*
Também conhecido como: Borrage

A borragem é uma planta de jardim arbustiva, famosa pelos cachos de flores em forma de estrelas azuis que produzem um mel perfumado. Os gregos a usavam para aromatizar o vinho e uma série de fins medicinais. Plínio a chamou de *Euphrosinum*, porque se dizia que traz felicidade, embora ele talvez tenha emitido essa opinião quando estava embriaga-

86 Rosengarten, Frederic, Jr. *The Book of Edible Nuts*. Mineola, NY: Dover Publications, 2004. p. 95.

do.[87] De acordo com o folclore, a borragem aumentava a coragem. Nos tempos medievais, era usada como bebida restauradora para levantar o ânimo e diminuir a febre. Ainda é utilizada na medicina fitoterápica para febre e problemas de pele, sendo também um antidepressivo suave.

Obtido das sementes, o óleo de borragem é amarelo-claro, com aroma leve e adocicado. Costuma ser misturado com óleos de textura mais leve. Rico em ácidos graxos essenciais, minerais e vitaminas, pode ser utilizado em todos os tipos de pele e é benéfico, em especial, para as peles secas ou maduras. É ligeiramente adstringente, ajudando a equilibrar a pele oleosa. Apreciado para os cuidados da pele, hidrata e melhora a elasticidade desta. Além disso, ajuda a reduzir cicatrizes e estrias e suaviza a inflamação e a irritação causadas por dermatite, eczema e psoríase. Embora penetrante, pode deixar uma ligeira sensação oleosa na pele. O óleo de borragem tem prazo de validade aproximado de 6 meses.

Coco

Nome botânico: *Cocos nucifera*

O coqueiro é utilizado em todo o mundo, há milhares de anos, para fins culinários e medicinais. Foi chamado de *árvore da vida* por causa de seus muitos usos, sobretudo por fornecer alimentos e água potável em pequenas ilhas.[88] O óleo de coco era utilizado para iluminação. Ainda desempenha papel fundamental nas medicinas tradicionais, como a chinesa e a ayurvédica, e é objeto de pesquisas científicas contínuas.

A polpa branca dentro da noz é seca e prensada para extrair-se o óleo. Há dois tipos de óleo de coco no mercado: refinado e não refinado, ou virgem. O refinado é inodoro e incolor e tem propriedades curativas reduzidas.

---

87 Bonar, Ann. *The MacMillan Treasury of Herbs: A Complete Guide to the Cultivation and Use of Wild and Domesticated Herbs*. Nova York: MacMillan, 1985. p. 50.

88 Small, Ernest. *Top 100 Food Plants: The World's Most Important Culinary Crops*. Ottawa, Canadá: NCR Research Press, 2009. p. 186.

O óleo de coco virgem é amarelo-claro ou amarelo-esbranquiçado, tem aroma característico de coco e é sólido abaixo de 21 °C. Funciona bem quando combinado com um óleo mais leve. Esse óleo é rico em ácidos graxos essenciais, minerais e vitaminas e apropriado para todos os tipos de pele. É especialmente bom para tez seca ou madura e pele danificada pelo sol. As propriedades anti-inflamatórias do coco ajudam a curar eczema, psoríase e dermatite e a reduzir cicatrizes. O coco também é nutritivo para os cabelos. Funciona bem em cabelos secos e normais e ajuda no crescimento capilar. É um óleo altamente estável e tem vida útil indefinida.

Damasco

Nome botânico: *Prunus armeniaca*
Também conhecido como: Abricó, apricô

Natural da China e do Japão, o damasco era um produto comercial valioso nos tempos antigos, especialmente na Índia, onde é popular há milhares de anos. Os frutos, a casca da árvore e as sementes ainda são utilizados na medicina chinesa. O damasco, às vezes, tem a casca penugenta, como seu primo, o pêssego. Foi introduzido na Europa pelos romanos que regressavam do Oriente Médio. O nome vulgar "abricó" deriva do árabe *al-birqûq*, que significa "madura cedo".[89] Durante a Idade Média, o damasco era importado através da Armênia e ficou conhecido como ameixa-armênia. Importado desde cedo para a América do Norte, já era cultivado nas missões espanholas na Califórnia, no final do século XVIII. *P. armeniaca* é o tipo de damasco cujo cultivo é mais comum.

O óleo é produzido da amêndoa do damasco e tem aroma fraco de castanhas. Sua cor varia de amarelo claríssimo a amarelo-claro. Apresenta textura leve e é absorvido com facilidade, pois amacia a pele. Rico em minerais e vitaminas, pode ser usado em todos os tipos de pele e é especialmente bom para peles secas, maduras e sensíveis. Com propriedades anti-inflamatórias, alivia a pele irritada e as coceiras. Também funciona em cabelos secos e oleosos. Sua vida útil aproximada é de 6 a 12 meses.

89 Toussaint-Samat, Maguelonne. *A History of Food*. Traduzido do francês por Anthea Bell. Malden, MA: John Wiley & Sons, 2009. p. 583.

Gergelim

Nome botânico: *Sesamum indicum*
Também conhecido como: Sésamo

O gergelim estará para sempre ligado à frase mágica de Ali Babá "Abre-te sésamo", inspirada talvez na forma como as vagens das sementes se abrem de repente, fazendo um barulho de fechadura de mola. É considerado a planta oleaginosa mais antiga, e os primeiros indícios de seu uso datam de aproximadamente 3000 a.C. no Vale do Indo, atual Paquistão.[90] Acredita-se que a domesticação e o cultivo da planta começaram naquela região e depois se alastraram pelo Oriente Próximo e pelo Mediterrâneo. A referência escrita mais antiga ao gergelim data de 256 a.C., no Egito, e regista o uso medicinal do óleo.[91] Dando testemunho da Antiguidade do uso das sementes, a antiga língua sânscrita usa a mesma palavra para *óleo* e *gergelim*. Na Índia e na Babilônia, o óleo de gergelim era apresentado como oferenda em cerimônias religiosas. O gergelim continua popular para cozinhar e dar sabor aos alimentos.

Um óleo amarelo-claro é obtido das sementes. Tem aroma doce e acastanhado e viscosidade média a grossa. Demora para ser absorvido, deixando uma película oleosa na pele e sendo, portanto, bom para massagens. O gergelim é rico em minerais e vitaminas, sobretudo a vitamina E. Hidrata e protege a pele, cicatriza feridas e repara danos. Com propriedades anti-inflamatórias, o óleo de gergelim alivia a coceira e ajuda a controlar a caspa. Tem vida útil aproximada de 6 a 12 meses.

Girassol

Nome botânico: *Helianthus annuus*

Com nome de gênero botânico que honra o deus grego Hélio, o deus do Sol, as grandes flores do girassol, com suas pétalas amarelas, acompanham a viagem diária do Sol pelo céu.

90 Kiple, Kenneth F. e Ornelas, Kriemhild Coneè (orgs.) *The Cambridge World History of Food*. Nova York: Cambridge University Press, 2001. p. 413. v. 1 e 2.
91 *Idem.*

Embora haja cerca de oitenta espécies de girassóis, *H. annuus* é a variedade quintessencial: pode alcançar mais de 3 metros de altura, e a flor pode medir de 10 cm a 25 cm de largura. Natural das pradarias norte-americanas, o girassol era usado pelos indígenas para ampla gama de preparados medicinais, alimentos de uso diário, corantes e adornos. Também era considerada uma planta cerimonial, sobretudo para danças de guerra. Quando os colonos europeus chegaram, já era cultivado por tribos assentadas em grande parte da América do Norte.

O óleo de girassol é obtido das sementes. É amarelo-claro a dourado e tem aroma que lembra o de castanhas. O óleo não refinado é rico em ácidos graxos essenciais, minerais e vitaminas. É particularmente rico em vitaminas A, D e E. O óleo de girassol tem textura leve e é facilmente absorvido. Hidratante e suavizante, é apropriado para todos os tipos de pele; cura e repara os danos causados pelo sol e reduz cicatrizes e rugas. Com propriedades anti-inflamatórias, alivia a acne e o eczema. O óleo de girassol tem vida útil aproximada de 6 a 12 meses.

Jojoba

Nome botânico: *Simmondsia chinensis*

Encontrada em altitudes elevadas, a jojoba é um arbusto do deserto capaz de viver mais de 100 anos. Suas cápsulas de frutas contêm de uma a três sementes, também chamadas de *castanhas* e *feijões*. Os indígenas norte-americanos usavam as sementes como alimento e o óleo para fins culinários e medicinais. A tribo Coahuila, do México, fazia uma bebida com sementes de jojoba, a qual os colonos europeus adaptaram como substituto para o café. Embora a jojoba tenha sido importada para a Espanha no século XVIII, houve pouco interesse comercial na planta até a década de 1930, quando se descobriu que o óleo era uma cera líquida e boa alternativa ao caro óleo de baleia.

O óleo de jojoba tem cor dourada clara, aroma suave, acastanhado e ligeiramente adocicado e textura leve. É líquido à temperatura ambiente, mas se solidifica a 10 °C. Muito penetrante, é bom em especial para a pele, em razão da semelhança com o óleo natural do corpo, o sebo. Rico em proteínas e minerais, o óleo de jojoba é apropriado para hidratar, melhorar a elasticidade e desobstruir os poros de todos os tipos de pele. Também ajuda a reduzir o aparecimento de rugas. É um anti-inflamatório que acalma a pele irritada e auxilia o couro cabeludo seco, além de combater a caspa. Funciona bem em cabelos normais e oleosos. O óleo de jojoba é altamente estável e tem vida útil indefinida.

Oliva

Nome botânico: *Olea europaea*

Resistente e de crescimento lento, a oliveira foi, por excelência, a árvore frutífera das civilizações antigas. Domesticada entre 4000 e 3000 a.C. no Oriente Próximo, era valiosa fonte de alimento e óleo.[92] Gregos e romanos usavam esse óleo de várias maneiras, para preparar, cozinhar e conservar os alimentos. Também era usado em perfumes, sabonetes, medicamentos e lâmpadas, para iluminação. Associada à deusa Atena, a oliveira passou a simbolizar a paz, a segurança e a sabedoria. Na Espanha, o azeite era usado para fazer o sabão de Castela, que se tornou o objeto de luxo mais cobiçado no século VIII. Durante a Idade Média, no norte da Europa, o azeite de oliva era uma mercadoria cara, utilizada principalmente pelos ricos.

O azeite de oliva é extraído da fruta e, como era de esperar, tem cheiro de azeitona. Tem cor esverdeada escura e textura bastante oleosa. Como o óleo é grosso, normalmente é misturado com um mais leve. Para obter o máximo em cura e beleza, use azeite de oliva extravirgem prensado a frio. O azeite de oliva é rico em minerais, vitaminas, proteínas e ácidos graxos essenciais. É mais indicado para pele seca ou madura, pois nutre a cútis e a ajuda a reter a umidade. Suaviza a pele irritada e ajuda a reduzir cicatrizes e estrias. Usado como condicionador, ajuda a reparar cabelos danificados e a combater a caspa. O azeite de oliva tem prazo de validade de até 2 anos.

92 Alcock, Joan P. *Food in the Ancient World*. Westport, CT: Greenwood Press, 2006. p. 87.

Onagra

Nome botânico: *Oenothera biennis*

Também conhecida como: Canárias, erva-dos-burros, zécora, estrela-da-tarde, prímula-da-noite

Esta flor silvestre das pradarias da América do Norte tem roseta de folhas grandes na base e caule ereto que pode atingir de 1 a 1,5 metro de altura. Embora não seja uma prímula verdadeira, foi assim chamada (principalmente em inglês) por causa da semelhança com essa flor menor, nativa da Inglaterra. Abrindo-se apenas à noite, as flores amarelas e perfumadas da onagra produzem cachos de cápsulas de sementes oblongas. As flores têm leve fosforescência e emitem uma luz tênue, visível nas noites escuras. Os indígenas norte-americanos usavam as raízes para um chá medicinal e várias outras partes da planta para outros remédios. Colonos ingleses usavam as folhas, com aroma de limão-siciliano, como erva culinária, antes de as usarem como remédio no século XVIII.

Das sementes é extraído um óleo amarelo-claro a dourado, com textura fina e aroma doce e ligeiramente acastanhado. O óleo de onagra é repleto de vitaminas, minerais e ácidos graxos essenciais. É bem absorvido à medida que hidrata a pele e ajuda a reter a umidade. Tem utilidade especial para pele rachada e ajuda a rejuvenescer uma tez madura. Também auxilia a curar eczema e psoríase. O óleo de onagra tem prazo de validade aproximado de 6 meses.

Rosa-Mosqueta

Nomes botânicos: *Rosa rubiginosa*, *R. moschata*, *R. canina*

Conhecidas respectivamente como: Rosa-mosqueta; rosa-silvestre, roseira-brava ou rosa-almiscarada; rosa-canina ou rosa-de-cão

O óleo de rosa-mosqueta é obtido do fruto de três tipos de rosas. O fruto de rosa tem longa história de uso medicinal e espécimes foram encontrados em sítios pré-históricos, onde podem ter sido usados como alimento e/ou medicamento. A rosa-mosqueta propriamente dita (*R. rubiginosa*), imortalizada por Shakespeare em *Sonho de uma Noite de Verão* como o nome de *sweet briar rose*, é uma rosa de jardim europeia que se naturalizou na

América do Norte. A rosa-canina (*R. canina*) é uma rosa silvestre encontrada ao longo de estradas rurais e pastos. Por dar bem também em litorais arenosos, mereceu ainda o nome de *beach rose* (rosa-da-praia). Apreciada pelo rico aroma, a rosa-almiscarada (*R. moschata*) é cultivada há muitos séculos. Embora suas origens sejam obscuras, pensa-se que tenha vindo da região dos Himalaias.

O óleo de rosa-mosqueta é obtido das sementes do fruto. Varia de um tom rosado ao vermelho-dourado, tem aroma ligeiramente terroso e textura leve e é absorvido com facilidade pela pele. É rico em vitaminas, ácidos graxos essenciais e ácidos graxos ômega-3 e ômega-6, que combatem o envelhecimento. Apropriado para todos os tipos de pele, é especialmente nutritivo para peles secas ou maduras. O óleo de rosa-mosqueta reduz rugas, telangiectasias (vasinhos), cicatrizes e estrias. Para a pele com tendência à acne, ajuda a equilibrar os óleos. Suas propriedades anti-inflamatórias suavizam o eczema e a psoríase. O óleo de rosa-mosqueta tem vida útil aproximada de 6 a 12 meses.

Óleos infundidos

Alguns óleos carreadores populares são óleos infundidos com material de outras plantas. Os óleos infundidos são utilizados, em geral, para cozinhar; os de alecrim e alho são particularmente populares. Os óleos infundidos de que falamos aqui são o de calêndula e hipérico. O óleo base no qual se faz a infusão é, em regra, o de girassol. Se você fizer o seu próprio, qualquer óleo base pode ser usado. A textura, o aroma e o prazo de validade são ditados pelo óleo base no qual as flores são infundidas.

Calêndula

Nome botânico: *Calendula officinalis*

Também conhecida como: Bem-me-quer, mal-me-quer

A calêndula não deve ser confundida com as populares flores de jardim *Tagetes patula* e *T. erecta*. Nativa do sul da Europa, a flor de calêndula tem sido valorizada pelas aplicações medicinais e culinárias. Enquanto os antigos egípcios a usavam para a cura, os gregos e persas preferiam-na para aromatizar e colorir os alimentos. Considerada o açafrão dos pobres, era usada para colorir manteiga e engrossar guisados e sopas durante a Idade

Média. Hoje, a calêndula é comumente usada na medicina fitoterápica por causa das propriedades anti-inflamatórias e antissépticas.

Um óleo infundido com flores de calêndula pode variar do verde-claro a um rico amarelo-ouro, com aroma terroso. É especialmente bom para a pele rachada, ajudando a suavizá-la e amaciá-la. O óleo de calêndula pode ainda ser usado em primeiros socorros para tratar cortes, queimaduras e queimaduras de sol. Também ajuda a reduzir o aparecimento de cicatrizes e telangiectasias (vasinhos).

Hipérico

Nome botânico: *Hypericum perforatum*
Também conhecido como: Erva-de-são-joão

Embora considerado por alguns uma erva daninha, o hipérico tem longa história na medicina popular. Era famoso entre os antigos gregos e romanos por curar e manter a boa saúde. Tem sido usado para uma série de males, inclusive para tratar feridas. O hipérico também foi usado para criar corantes vermelhos e amarelos.

As flores dessa planta, em forma de estrela amarela brilhante, crescem em cachos. Embora seu nome em inglês (*St. John's wort*) tenha relação com São João Batista, uma vez que a planta (no hemisfério Norte) floresce em torno do dia 24 de junho, quando se comemora a festa do santo, a planta em si já era usada nas celebrações pagãs do solstício de verão. A palavra *wort* vem do inglês antigo *wyrt*, que significa "planta" ou "erva".[93]

O óleo infundido com hipérico tem rica cor vermelha e aroma terroso. Pode ser usado em primeiros socorros para tratar cortes, queimaduras e queimaduras de sol, e alivia o eczema e a psoríase. Suas propriedades anti-inflamatórias ajudam a aliviar as dores no corpo. O óleo infundido com hipérico pode causar sensibilização da pele; evite usá-lo antes de se expor ao sol, pois ele pode aumentar a fotossensibilidade.

93 Durkin, Philip. *The Oxford Guide to Etymology*. Nova York: Oxford University Press, 2009. p. xxxviii.

Como fazer seu próprio óleo infundido

Os óleos infundidos podem ser feitos por métodos frios ou quentes. Fazer um óleo infundido a frio é um processo fácil, porém mais lento. O método de infusão a quente funciona melhor com as partes mais resistentes da planta, como as raízes, os frutos e as sementes. O método frio funciona melhor com folhas e flores, que tendem a ser mais sensíveis ao calor. Como ambos os óleos aqui descritos são feitos com flores, o método a frio é melhor.

O óleo de calêndula pode ser feito com flores frescas ou secas. Use flores frescas para o óleo de hipérico. Para colher as flores, espere até o orvalho secar, mas colha-as antes que o calor da tarde se instale. Corte as flores da planta com suavidade.

Receita de óleo infundido

½ litro de óleo
¼ de xícara da erva seca, triturada
ou ¾ de xícara da erva fresca, picada

Coloque as flores num frasco de vidro e acrescente o óleo devagar. Remexa-as suavemente com uma faca de passar manteiga para liberar quaisquer bolsas de ar. Deixe o frasco aberto por várias horas, para que todo o ar restante saia. Se a maior parte do óleo for absorvida pelas plantas, adicione um pouco mais para cobrir as flores. Depois de tampar o frasco, gire o conteúdo com suavidade. Deixe o frasco à temperatura ambiente durante 4 a 6 semanas. Coe o óleo num frasco de vidro escuro para armazenamento.

As flores deixadas no óleo por mais de 4 a 6 semanas podem mofar. Para fazer um óleo mais forte, coloque flores frescas num frasco de vidro, coe o óleo já infundido para dentro desse frasco e repita o processo de deixá-las de molho. Quando usar flores frescas, verifique se há condensação na garrafa após o armazenamento. O teor de umidade das flores frescas é liberado no óleo e pode favorecer o crescimento de bactérias.

Outros Ingredientes de Uso Comum

Além dos óleos essenciais e carreadores, a familiaridade com outros ingredientes incluídos nas receitas ajudará você a fazer a melhor seleção para preparados medicinais, produtos de cuidados pessoais e preparados para limpar a casa. Esta seção também inclui detalhes básicos sobre como trabalhar com alguns desses ingredientes.

Cera de Abelha

A cera de abelha é uma substância secretada pelas abelhas e utilizada por elas para formar a estrutura do favo de mel. Desde tempos antigos, as pessoas usam-na para os cuidados com a pele. Sólida à temperatura ambiente, a cera de abelha é usada como base para regular a consistência de unguentos, pomadas e bálsamos. Também ajuda a proteger a pele de substâncias alergênicas transportadas pelo ar.

A cera de abelha é utilizada ainda para fazer velas, as quais são consideradas superiores porque melhoram o ar, neutralizando o pó e os odores. Com o tempo, uma vela feita de pura cera de abelha pode se revestir de uma película esbranquiçada, com aspecto quebradiço. Esse é um fenômeno natural chamado *floração* e não afeta a qualidade da vela. Se você não gosta da aparência rústica que dele pode resultar, coloque a vela , por um tempo, no parapeito de uma janela ensolarada, até que a película desapareça.

A cera de abelha é vendida em forma de blocos, barras e *pellets*. Os blocos de cera podem ser ralados como queijo, o que facilita a medição e o derretimento. Os *pellets* são fáceis de usar, mas podem ser caros. Acho econômico comprar cera de abelha em barras de 30 g, o que equivale a 2 colheres de sopa. Para medir quantidades menores, corte a barra ao meio para 15 g ou corte-a em quatro. Para facilitar o corte, coloque a barra de cera de abelha num saco plástico e deixe-a numa tigela de água quente (com a temperatura com que sai do chuveiro ou da torneira elétrica) por 10 a 15 minutos.

Ao comprar cera de abelha, especialmente para os cuidados da pele, procure cera filtrada de qualidade cosmética. A cera não filtrada contém algum pólen, mel e resíduos da colmeia. A filtrada é livre disso. Também tem menos aroma, por essa razão não costuma interferir no cheiro dos óleos essenciais. A filtragem, além disso, facilita e uniformiza a mistura de cera com outras substâncias, como óleos carreadores. Quando usada para velas, a cera de abelha filtrada queima de modo mais uniforme. O termo *puro* ou *100% puro* no rótulo significa que a cera de abelha não foi misturada com nenhum outro tipo de cera.

Ao comprar cera de abelha para uso na pele, certifique-se de que é de grau cosmético ou orgânica.

A cera de abelha é, a princípio, branca, mas pega a cor do pólen e acaba com um tom âmbar-claro, amarelo ou marrom-amarelado. Como o mel, a cor depende do tipo de flores cujo pólen as abelhas colhem. Uma filtragem adicional pode produzir uma cera de abelha mais branca, mas o branqueamento com produtos químicos é utilizado com frequência para dar-lhe aparência pura. Antes de comprar cera de abelha branca, verifique com cuidado como foi feito o branqueamento.

Utilizada em cuidados medicinais ou de beleza, a cera de abelha protege a pele, permitindo-lhe, ao mesmo tempo, respirar. Amacia-a e ajuda a hidratá-la, mantendo a umidade no interior. Dotada de vitaminas A e E, promove a regeneração celular e é especialmente benéfica para peles seca e madura. Ajuda a reduzir o aparecimento de linhas finas e rugas. Com propriedades antibacterianas, pode ser usada em pele oleosa, sobretudo quando se lida com acne ou com um surto ocasional de espinhas. A cera de abelha também é apropriada para peles sensíveis. Além disso, suaviza as hemorroidas, cura a pele rachada e reduz as estrias.

Gel de *Aloe Vera*

Nome botânico: *Aloe vera* sin. *A. barbadensis*, *A. vulgaris*
Também conhecido como: Babosa, aloé, aloés

A *aloe vera* ou aloés é uma planta familiar que se costuma deixar na cozinha para tratar queimaduras em primeiros socorros. É uma planta perene, com folhas suculentas que podem alcançar até 60 cm de comprimento, partindo de uma base central. Contido dentro das folhas, o gel é claro e translúcido e tem aroma ligeiramente herbáceo. Um suco amarelo chamado *aloés amargo* é exsudado na base das folhas quando cortadas. Ao contrário do gel, esse suco pode ter cheiro desagradável. O aloés amargo é encontrado logo abaixo da superfície das folhas. Também chamado *látex*, não deve ser usado na pele nem ingerido.

Às vezes é bem difícil colher o gel da *aloe vera*. Comprá-lo é mais fácil, mas há algumas coisas que se devem saber antes de ir à loja. Após vários processos judiciais movidos por consumidores nos Estados Unidos, um inquérito descobriu que várias marcas comercializadas em massa não continham *aloe vera*. Leia as etiquetas. Primeiro, procure o gel orgânico para evitar pesticidas. Verifique os termos *interior da folha* ou *folha inteira*. O dizer "interior da folha" indica que apenas o gel de *aloe vera* foi utilizado, enquanto o dizer "folha inteira" pode indicar a presença de algum aloés amargo. Verifique também na lista de ingredientes se o produto contém parabenos, fragrâncias (em geral produzidas por processos químicos) e derivados de petróleo.

Alguns produtos podem conter carragenina, substância derivada de algas vermelhas e usada como agente espessante. A carragenina é muito utilizada como alternativa vegana à gelatina. Outro termo que se pode ver no rótulo é *estabilizado*, o que indica o uso de aditivos para evitar o escurecimento do gel e a perda de potência. Entre esses aditivos, muitas vezes se incluem o ácido cítrico (ver mais adiante nesta seção) ou ácido ascórbico (vitamina C), usados como conservantes. Também podem incluir o sorbato de potássio como inibidor de fungos. O sorbato de potássio é um sal de ácido sórbico que se encontra em algumas frutas. No entanto, o ingrediente comercial é, em geral, fabricado por processos químicos.

Todavia, nem tudo vai mal. Alguns fabricantes estão cedendo à demanda dos consumidores por produtos livres de substâncias químicas artificiais e desenvolvendo processos para evitar seu uso Com um pouco de pesquisa, você pode encontrar um produto com o qual se sinta confortável.

O gel de *aloe vera* é claro e translúcido e tem cheiro fresco, de ervas. Bem conhecido por curar queimaduras, é bom para cortes, hemorroidas e escabiose (sarna). Constitui base excelente para um unguento contra assaduras. O gel de *aloe vera* é hidratante e pode ser aplicado na maioria dos tipos de pele, inclusive a oleosa. Também pode ser usado no couro cabeludo, para ajudar a controlar a caspa. Seu prazo de validade aproximado é de 6 meses.

Como Colher o Gel de Aloe Vera

Se quiser colher seu próprio gel de *aloe vera*, precisará de uma folha de pelo menos 30 cm de comprimento para obter uma quantidade suficiente. As folhas, às vezes, são encontradas na seção de frutas, legumes e verduras dos supermercados ou nas feiras livres. Quando obtiver as folhas, corte as partes de baixo e de cima. Apoie-as na vertical por alguns minutos, para deixar escorrer o aloés amargo.

Quando estiver pronto para começar a trabalhar numa folha, coloque-a sobre uma grande tábua de corte. Com uma faca afiada, corte os lados espinhosos. Corte a folha restante em tiras de cerca de 12,5 cm de comprimento por 2,5 cm de largura, o que tornará o trabalho mais manejável. Deslize com cuidado a faca por baixo da pele (ou casca) da folha para removê-la, como se estivesse cortando um filé de peixe. Com isso, o que vai sobrar é um bloco de gel. Corte-o em pedaços menores e use um liquidificador para fazer um purê. Se ele espumar quando estiver sendo batido no liquidificador, espere 1 minuto para a espuma se diluir.

O gel dura cerca de 1 semana na geladeira.

Manteigas

As manteigas de nozes compradas para nossa torrada matinal têm textura suave e cremosa, mas as de cacau e karité são manteigas duras; por outro lado, não são tão duras quanto a cera de abelha. São vendidas em blocos e, às vezes, em frascos, e podem ser raladas com facilidade. Na minha opinião, raspá-las com uma faca é um sistema conveniente para preparar quantidades para medição. Quando for comprar essas manteigas, leia bem o rótulo para ter certeza de que está adquirindo apenas a manteiga. Alguns produtos rotulados como manteiga de cacau ou manteiga de karité podem conter parafina, petróleo, lanolina, óleos perfumados (não óleos essenciais) e corantes artificiais. Os detalhes das qualidades que devem ser procuradas nos produtos adquiridos estão descritos nas seções dedicadas às manteigas individuais.

As manteigas derretem à temperatura mais baixa que a da cera de abelha, mas precisam ser aquecidas duas vezes. Ao fazer um preparado, rale ou raspe a quantidade de manteiga de que você precisa. Misture-a com óleo carreador num frasco de vidro. Coloque um pouco de água para ferver numa panela, retire a panela do fogo e coloque o frasco dentro da água. Mexa até a manteiga derreter. Ponha o frasco de lado e deixe-o esfriar até chegar à temperatura ambiente. Você vai notar que a mistura se precipita; partículas ou pequenos grumos parecem flutuar por todo o óleo.

Ferva a água novamente, retire-a do fogo e coloque o frasco dentro dela. Mexa a mistura até as partículas desaparecerem. Deixe esfriar mais uma vez, até chegar de novo à temperatura ambiente; em seguida, adicione os óleos essenciais. Coloque o frasco na geladeira por 5 ou 6 horas e depois retire-o. Deixe a mistura chegar à temperatura ambiente antes de usá-la ou armazená-la. Pode acontecer de os preparados feitos com manteigas terem aparência manchada. Não há problema; essa é a natureza das manteigas. Pequenas partículas poderão aparecer novamente, mas derretem em contato com a pele.

Manteiga de Cacau

NOME BOTÂNICO: *Theobroma cacao*

Como é evidente, a manteiga de cacau vem do cacaueiro. É feita das sementes/amêndoas do cacau e um ingrediente importante dos chocolates. As sementes descascadas são moídas e se transformam num líquido chamado *massa de cacau*. A massa é prensada para separar a gordura, que é a manteiga de cacau, do cacau em pó. Mais tarde, no processo de manufatura do chocolate, os dois ingredientes são reunidos. Embora seja de cor clara, a manteiga de cacau tem aroma suave de chocolate. É a base do chocolate branco, com leite, açúcar e alguns outros ingredientes.

A manteiga de cacau é utilizada como espessante em diversos produtos comerciais. Derrete à temperatura corporal, mas não tão rápido quanto o óleo de coco.

A manteiga de cacau não refinada é amarelada, tem aroma de chocolate e contém nutrientes valiosos. A manteiga refinada é branqueada e desodorizada por meio de processos químicos para remover a cor e o odor, e, nesse processo, infelizmente se removem também os nutrientes. A manteiga de cacau não refinada pode conter sedimentos naturais que aparecem na superfície do óleo depois que ela é derretida. Os sedimentos podem ser removidos coando-se a manteiga num pano de musselina. Tal como a cera de abelha, pode ocorrer floração na superfície da manteiga de cacau, em razão do teor de gordura. Isso não afeta em nada a qualidade da manteiga.

Por conter vitamina E e outras vitaminas e minerais, a manteiga de cacau é um excelente hidratante. É especialmente boa para peles secas, maduras e sensíveis. Suaviza as queimaduras em geral, inclusive as causadas pela exposição ao sol. Com propriedades curativas, a manteiga de cacau recupera a pele rachada e trata eczema, dermatite e psoríase. Também hidrata o couro cabeludo seco e irritado e é excelente para amaciar os cabelos. Seu prazo de validade é de 2 a 3 anos.

Manteiga de Karité

NOME BOTÂNICO: *Vitellaria paradoxa* sin. *Butyrospermum parkii*

A manteiga de karité é uma gordura natural extraída das sementes da árvore karité, nativa da África Ocidental. Essa árvore de tronco retorcido e folhas aveludadas cresce nas savanas. O nome pelo qual é conhecida em inglês, *shea*, deriva de seu nome senegalês, *shétoulou*, que significa "manteiga arbórea".[94]

Há milhares de anos, a manteiga de karité vem sendo utilizada no dia a dia em razão das propriedades curativas e em vista dos cuidados gerais com a pele. O óleo também era utilizado para iluminação, aquecimento e alimentação. Era um produto comercial valioso no Egito antigo.

A manteiga de karité não refinada tem cor amarelada e aroma de castanhas, com toque defumado. A refinada é branca e inodora e carece das propriedades curativas e nutritivas do produto original. A manteiga não refinada é rica em vitaminas A e E, ácidos graxos essenciais e minerais. Ao mesmo tempo nutre e hidrata, sendo por isso especialmente boa para pele seca ou madura. Cura a pele rachada e ajuda a reduzir ou evitar as estrias. Use-a como base para curar eczema, psoríase e outras inflamações cutâneas. Ela hidrata o couro cabeludo seco, diminuindo a coceira, e é excelente para condicionar os cabelos. A manteiga de karité também ajuda a tirar o ardor das picadas de insetos e é usada há muito tempo como repelente de insetos. Tem vida útil aproximada de 1 a 2 anos.

Ácido Cítrico

O ácido cítrico é um ácido orgânico que ocorre naturalmente nas frutas cítricas e em alguns outros tipos de frutas. É usado como conservante alimentar, como aromatizante

94 Goreja, W. G. *Shea Butter: The Nourishing Properties of Africa's Best-Kept Natural Beauty Secret*. Nova York: Amazing Herbs Press, 2004. p. 5.

para adicionar sabor ácido a alimentos e refrigerantes e como agente de limpeza. Suaviza a água e cria bolhas de gás quando combinado com bicarbonato de sódio e água.

Disponível em pó ou em apresentação líquida, o ácido cítrico pode ser encontrado na seção de conservas dos supermercados ou nas farmácias. A forma em pó é usada para cápsulas efervescentes para banho.

Uma coisa importante a saber é que a maior parte do ácido cítrico encontrada no mercado não é produzida de frutas. É obtida alimentando-se bolor negro (*Aspergillus niger*) com açúcar e, em seguida, processando-se a fermentação resultante por meio de ácido sulfúrico. Nem tudo, porém, está perdido, porque alguns pequenos fabricantes estão produzindo ácido cítrico de frutas não geneticamente modificadas e, às vezes, da cana-de-açúcar.

Água

Com a febre das águas engarrafadas e dos filtros de uso doméstico, não é de admirar que fiquemos confusos com os diferentes tipos de água. Isso também cria um dilema sobre o tipo de água a ser usado em preparados caseiros.

Nos Estados Unidos*, as normas para a água oferecida pelos sistemas de distribuição pública (água de torneira) são determinadas pela Agência de Proteção Ambiental (EPA). Essa água é tratada, desinfetada e testada a intervalos regulares. A água filtrada é basicamente água de torneira com cloro removido (filtrado) e quantidade reduzida de chumbo. A água de nascente, ou água mineral, provém de fonte subterrânea que sobe para a superfície e sofre filtragem natural. As normas que regulam a água mineral en-

* Os estados brasileiros e o Distrito Federal possuem órgãos específicos para a gestão da água. O gerenciamento é realizado por meio da emissão da autorização de uso dos recursos hídricos de domínio dos estados e pela fiscalização dos usos da água. Além disso, os órgãos gestores são responsáveis por planejar e promover ações direcionadas à preservação da quantidade e da qualidade das águas. Esses órgãos fazem parte da estrutura do Sistema Nacional de Gerenciamento de Recursos Hídricos (SINGREH) e atuam de forma integrada e articulada com os demais entes do sistema. Podem ser estruturados de diversas maneiras, como entidades autônomas (por exemplo, agência ou autarquia) e, na maioria, como administrações diretas dos estados (por exemplo, secretarias específicas ou órgãos dessas secretarias). Para consultar a lista completa dos órgãos gestores no Brasil, acesse: https://www.ana.gov.br/gestao-da-agua/sistema-de-gerenciamento-de-recursos-hidricos/orgaos-gestores. (acesso em: ago. 2020).

garrafada são determinadas, nos Estados Unidos, pela Administração de Alimentos e Medicamentos (FDA).

Originária de nascentes ou da torneira, a água purificada é tratada por desionização, destilação ou osmose inversa. A água purificada deve cumprir as normas da FDA, pelas quais quaisquer impurezas remanescentes devem ser reduzidas a nível extremamente baixo. Durante esse processo, os minerais são removidos.

Como o nome sugere, a água destilada passou pelo processo de destilação a vapor. Quando a água se transforma em vapor, minerais, metais e substâncias contaminantes são deixados para trás. É um tipo de água purificada.

Isso nos leva à questão do tipo de água a ser usado em nossos preparados medicinais, receitas de cuidados pessoais e preparados para os cuidados da casa. Minha opinião é a de que o tipo de água que você bebe e usa para cozinhar é aquele a ser utilizado em seus preparados. Afinal, se você se sente seguro colocando essa água *dentro* do seu corpo, deve se sentir seguro colocando-a *fora* dele.

Água Floral

Como mencionado no Capítulo 2, a água floral ou água de flores é um subproduto aromático do processo de destilação dos óleos essenciais, chamado também de *hidrolato* ou *hidrossol*. A água floral pode ser comprada ou feita em casa. Há três métodos para produzi-la: infusão, infusão a frio (também chamada *maceração*) e destilação a vapor. Seja qual for o método escolhido, recolha as flores após o orvalho matinal ter secado e retire as pétalas com suavidade.

Para fazer uma infusão, coloque as pétalas num pote de conserva. Ferva um pouco de água e deixe-a assentar por um momento antes de despejá-la no frasco com pétalas. Use água suficiente para cobrir as pétalas. Tampe o frasco, deixe as pétalas de molho por 3 a 4 horas e depois coe-as. A infusão a frio é mais simples. Coloque as pétalas num frasco para conserva e adicione água suficiente para cobri-las. Tampe o frasco, deixe as pétalas de molho por cerca de 24 horas e coe.

O método de destilação a vapor é um pouco mais complicado, mas é divertido de experimentar. Você vai precisar de uma grande panela de aço inoxidável – um caldeirão também serve – e duas tigelas pequenas de vidro ou cerâmica. Ponha uma tigela de cabeça para baixo no meio do caldeirão para servir de pedestal. Coloque a outra tigela virada para cima sobre a primeira, de modo que funcione como uma bacia de captação. Ponha as pétalas de flores e a água na panela. O nível da água deve apenas chegar ao fundo da tigela superior. Coloque a tampa de cabeça para baixo sobre a panela; com isso, a condensação será direcionada para a bacia de captação. Quando a água começar a ferver, abaixe o fogo. E, para acelerar o processo de condensação, coloque cubos de gelo em cima da tampa de cabeça para baixo.

Para tornar o processo um pouco mais limpo, coloque os cubos de gelo num grande saco plástico. Ponha uma toalha de papel sobre a tampa da panela e o saco de cubos de gelo sobre o papel. Os cubos de gelo terão de ser substituídos algumas vezes. Após 30 ou 40 minutos, apague o fogo e deixe a panela esfriar antes de tirar de dentro dela a tigela de cima. Depois que a tigela esfriar, armazene a água num frasco de tampa hermética.

As águas florais feitas por um dos métodos de infusão se conservam somente por alguns dias, mesmo quando armazenadas na geladeira. Quando feitas pelo método a vapor, podem durar vários meses. Na verdade, mesmo quando guardadas na geladeira, podem estragar, pois quase todo seu conteúdo é água. Se uma água floral ficar turva ou apresentar odor estranho, jogue-a fora.

Hamamélis

Nome botânico: *Hamamelis virginiana*

A marca distintiva desse arbusto são suas flores amarelas, que se abrem no final do outono. Parecidas com fitas enrugadas, essas flores de pétalas finas, em ramos nus, alegram a paisagem monótona. Natural do leste da América do Norte, a hamamélis era usada pelos cherokees, chippewas, iroqueses e outras tribos para tratar uma série de doenças, e não demorou muito para que colonos europeus seguissem seu exemplo. Embora o nome comum em inglês (*witch hazel*) contenha a palavra "bruxa" (*witch*), na realidade ela é derivada de um termo do inglês antigo que significa “dobrar”, em referência aos ramos flexíveis da árvore.[96]

Como o nome indica, o extrato de hamamélis é produzido pelo processo de extração, que envolve o tratamento do material vegetal com um solvente, geralmente álcool. O extrato de hamamélis é feito das folhas e da casca, com alto teor de tanino, e tem, por isso, forte efeito adstringente e secante. Normalmente os extratos são destilados uma ou duas vezes para remover alguns dos taninos.

A hamamélis mais comum nas farmácias e supermercados dos Estados Unidos é produzida por destilação a vapor dos galhos e ramos. Embora seja mais suave e não contenha taninos, conserva as propriedades adstringentes da planta. A hamamélis comercial é, em essência, um hidrolato e, em geral, contém de 14% a 15% de álcool, que atua como conservante. Esse tipo de hamamélis tem prazo de validade de 2 ou 3 anos. A hamamélis também existe em versão sem álcool, e, nesse caso, sua vida útil é de cerca de 6 a 12 meses. As informações a seguir dizem respeito ao destilado de hamamélis.

Bem conhecido pelas propriedades adstringentes e antissépticas, a hamamélis é mais adequada para peles oleosas, com tendência à acne. Quando usada em pele madura, deve ser sempre seguida por um hidratante; pode ser demasiada seca para pele seca. Como anti-inflamatório, a hamamélis acalma a pele irritada, reduz o inchaço ao redor dos olhos e suaviza a inflamação das hemorroidas. Diminui varizes e telangiectasias (vasinhos) e ajuda a reduzir o inchaço das entorses. Além disso, é útil para cortes e arranhões, eczema, hematomas, picadas e ferroadas de insetos e psoríase.

Sal de Epsom

Nome mineral: Sulfato de magnésio

O sal de Epsom é um composto mineral que leva o nome da cidade de Epsom, na Inglaterra, onde suas propriedades curativas teriam sido descobertas no século XVII. É usado para tratar artrite, dores e desconfortos musculares, hematomas, inflamação, psoríase e torções e distensões.

---

96 Small, Ernest e Catling, Paul M. *Canadian Medicinal Crops*. Ottawa, Canadá: National Research Council of Canada, 1999. p. 64.

O sal de Epsom pode ser comprado em mercearias ou farmácias. Nos Estados Unidos, verifique se ele é de grau USP (*United States Pharmacopoeia*), pois este tem controle de qualidade superior e é mais adequado para o uso em cuidados pessoais. O tipo de sal de Epsom vendido em lojas de ferragens é geralmente de grau agrícola ou industrial e não tão puro quanto o USP.

Resumo

Como vimos, a aromaterapia não se limita a perfumar o ar. Ao longo de toda a história, os seres humanos sempre foram fascinados pelos óleos aromáticos e fizeram uso deles para a espiritualidade, a cura e para que seus ambientes tivessem aroma agradável. Seguindo os passos dos antigos, começamos por explorar a criação de perfumes. É certo que a beleza do aroma está no órgão olfativo de quem o cheira, mas as notas aromáticas e os métodos de classificação dos aromas para selecionar os óleos proporcionam excelente ponto de partida para produzirmos misturas exclusivas. Essas misturas podem ser usadas ou adaptadas na confecção de produtos de beleza, permitindo-nos criar um conjunto de fragrâncias.

Aprendemos também como nosso olfato está intimamente ligado à memória e à emoção. O uso dos aromas favorece o bem-estar e melhora as práticas espirituais. A utilização dos óleos aromáticos em conjunto com a energia dos chakras contribui para o bem-estar e a saúde em geral. Uma vez que as velas aromáticas fazem parte de muitas práticas, aprendemos com os óleos essenciais a trazer um pouco de magia para nossa vida.

Indo além da aplicação olfativa, tratamos do uso tópico dos óleos essenciais em preparados curativos para combater infecções, resolver problemas de pele, acalmar músculos doloridos, aliviar dores articulares e muito mais. Além das aplicações na saúde, muitos óleos essenciais nos ajudam a evitar o uso de substâncias químicas nocivas na limpeza da casa e no controle de pragas. Os óleos essenciais também podem ser usados em conjunto com a antiga prática chinesa do feng shui, para modificar a energia danossas casa, favorecendo o bem-estar.

Como vimos, não é necessária uma lista extensa de óleos essenciais para fazer preparados medicinais eficazes, receitas de cuidados pessoais ou produtos de limpeza ou para outros usos domésticos. Como os herboristas antigos que faziam seus remédios usando a cada vez um único ingrediente, podemos desfrutar e aproveitar ao máximo dos óleos essenciais de que gostamos e que temos à mão.

Apêndice

Medidas e Conversões

A seguir, apresentamos algumas tabelas de conversão para ajudar você a medir os ingredientes para seus preparados. Embora esteja incluída aí uma tabela de medida de gotas de óleos essenciais, é importante lembrar que a viscosidade destes varia. A tabela toma por base um óleo de baixa viscosidade, pois a maioria dos óleos é desse tipo. Se estiver trabalhando com um óleo de viscosidade média ou alta, o melhor talvez seja fazer um teste de gotejamento. Num prato, pingue 1 gota de um óleo de baixa viscosidade e 1 do óleo de viscosidade média ou alta, compare o tamanho das gotas e faça os ajustes necessários no número de gotas.

Medida Aproximada de Gotas

Gotas	Colheres (chá)	Mililitros	Onças
20 a 24	¼	1	
40 a 48	½	2	
80 a 100	1	5	1/6

Guia de Proporções de Diluição

Óleo carreador	1 colher (chá) / 5 ml	2 colheres (chá) / 10 ml	1 colher (sopa) / 15 ml	2 colheres (sopa) / 30 ml
Óleo essencial (1%)	1 a 2 gotas	2 a 3 gotas	3 a 5 gotas	6 a 10 gotas
Óleo essencial (2%)	2 a 3 gotas	4 a 7 gotas	6 a 10 gotas	12 a 20 gotas
Óleo essencial (3%)	3 a 5 gotas	6 a 10 gotas	9 a 16 gotas	18 a 32 gotas

Proporção de Diluição em 2 Colheres (chá) / 10 ml de Óleo Carreador

Proporção	0,5%	1%	1,5%	2%	2,5%	3%
Óleo essencial	1 gota	2 gotas	3 gotas	4 gotas	5 gotas	6 gotas

Medidas Equivalentes: Fluido / Volume

Colheres (chá)	Colheres (sopa)	Xícaras	Onças	Mililitros
1	1/3			5
1½	½		¼	7,5
3	1		½	15
	2	1/8	1	30
	3	1/6	1½	45
	4	¼	2	60
1 colher (chá) + 5 (sopa)		1/3	2 1/3	80
	6	3/8	3	90
	8	½	4	120
2 colheres (chá) + 10 (sopa)		2/3	5½	160
	12	¾	6	177
	14	7/8	7	207
	16	1	8	237

Glossários

Glossário Botânico

Capítulo: Aglomerado denso e compacto de florículos.

Cerne: Parte central da madeira de uma árvore.

Cultivar: Variedade de planta desenvolvida e cultivada por seres humanos e não por seleção natural em ambiente silvestre.

Decídua: Árvore ou outra planta lenhosa cujas folhas caem em certo momento do ciclo anual.

Estipe: Caule reto, sem ramificações, do qual sai uma flor.

Florículo: Cada uma das flores que formam um capítulo ou flor composta.

Folha composta: Folha dividida em folíolos.

Folha serrilhada: Folha de lados dentados ou serrilhados.

Goma: Secreção vegetal espessa e solúvel em água. O termo é muitas vezes aplicado às resinas, as quais, no entanto, não são hidrossolúveis.

Grão: Parte interior e mais macia, de uma semente ou de um fruto oleaginoso. Nos cereais, o grão vem envolto na casca.

Oleorresina: Mistura natural de resina e óleo volátil.

Oleorresina gomosa: Mistura natural de goma, resina e óleo volátil.

Perene: Planta com ciclo de vida de mais de dois anos.

Resina: Secreção vegetal sólida ou semissólida e não hidrossolúvel.

Resina gomosa: Mistura natural de goma, resina e pequena quantidade de óleo volátil.

Rizoma: Caule subterrâneo que armazena nutrientes para a planta. Costuma ser visto como um tipo de raiz.

Umbela: Estrutura comum de flores compostas com pedicelos iguais que se irradiam de um eixo central. Embora possa ser redonda como um globo, a umbela, em geral, tem a forma de um guarda-chuva.

Verticilo: Ponto de onde se irradiam folhas, flores ou pétalas que crescem em padrão circular ou espiral.

Glossário Geral

Absoluto: Produto sólido, semissólido ou líquido (viscoso) altamente concentrado, destilado de um concreto.

Absoluto resinoso: Absoluto criado de uma resina por meio de um processo ulterior de extração, com o uso de álcool.

Adstringente: Substância que seca e contrai os tecidos orgânicos.

Água floral: Subproduto da destilação que contém as moléculas hidrossolúveis das plantas aromáticas. Também é chamada *água de flores*, *hidrolato* ou *hidrossol*.

Aromáticas: Plantas que produzem grande quantidade de óleos essenciais e têm fragrância forte.

Balsâmico: Aroma doce, terroso e rico.

Bálsamo: Preparado de consistência muito firme que forma uma camada protetora sobre a pele.

Banho de assento: Método de banho em que a pessoa se senta em água rasa, que chega aos quadris.

Canforáceo: Aroma pungente, limpo e ligeiramente medicinal.

Destilação: Método de extração de óleos essenciais que usa vapor ou água quente para separar os componentes hidrossolúveis e não hidrossolúveis da planta.

Destilação a água: Método de extração em que o material vegetal é completamente mergulhado em água quente.

Difusor: Aparelho usado para dispersar óleos essenciais no ar.

***Enfleurage*:** Método demorado e trabalhoso de extração de óleo essencial de flores por meio de uma substância gordurosa chamada sebo ou banha.

Ervas espalhadas no chão: Ervas que se espalham no chão para refrescar o ar, espantar as pragas e facilitar que se varram os detritos que caem ao chão na vida cotidiana.

Essência floral: Infusão de flores em água, depois misturada com conhaque. Não deve ser confundida nem com tintura nem com óleo essencial.

Extração por CO_2: Método de extração, também chamado de *extração por CO_2 supercrítico*, que usa dióxido de carbono em forma líquida para obter um óleo essencial.

Extração por solventes: Processo que usa substâncias químicas para extrair o óleo essencial de um material vegetal.

Extrato aromático: Produto extraído por meio de solventes que contém tanto ingredientes voláteis quanto não voláteis.

Fixador: Óleo que torna mais lenta a evaporação dos óleos essenciais voláteis.

Fototóxico: A substância fototóxica pode aumentar o risco de queimadura de sol e dano à pele quando esta é exposta à luz solar direta depois da aplicação da substância em questão. O efeito pode durar 12 horas ou mais.

Herbáceo: Aroma de ervas ou relva, chamado às vezes de fragrância *verde*.

Hidrodifusão: Método de destilação e extração de óleos essenciais em que o vapor entra no recipiente sobre o material vegetal.

Hidrolato: Tradicionalmente chamado de *água floral* (sendo a água de rosas um exemplo), o hidrolato contém as moléculas hidrossolúveis de uma planta aromática. Também é chamado *água de flores* ou *hidrossol*.

Hidrossolúvel: Substância que pode ser dissolvida em água.

Infusão: Produto ligeiramente aromático criado mergulhando-se material vegetal em água ou óleo.

Linimento: Preparado para esfregar no corpo com efeito anti-irritante, para combater a dor e a rigidez.

Lipofilia: Propriedade dos óleos essenciais pela qual eles são prontamente absorvidos pelos óleos graxos e pelas ceras em geral. Essa propriedade permite que esses óleos se dispersem nos óleos carreadores.

Maceração: Extração de substâncias medicinais das plantas mergulhando-as em água fria. Também chamada de *infusão a frio*.

Óleo carreador: Extrato vegetal gorduroso usado para diluir os óleos essenciais. Também é chamado de *óleo base* ou *óleo fixo*.

Óleo essencial: Extrato concentrado e não hidrossolúvel de uma planta obtido por destilação ou prensagem a frio. Também é chamado de *óleo volátil*, pois evapora rapidamente.

Óleo fixo: Óleo vegetal não volátil, também chamado *óleo base* ou *óleo carreador*.

Óleo não refinado: Óleo que não passou por diversos processos químicos para eliminar sua cor, seu odor e outras propriedades naturais.

Óleo parcialmente refinado: Óleo que, na maioria das vezes, passou por processos de branqueamento, desodorização e winterização para ganhar maior prazo de validade.

Óleo refinado: Óleo produzido de forma a não apresentar odor e a não ter quase nenhuma cor.

Óleo virgem: Óleo obtido pela primeira prensagem do material vegetal.

Pomada: Preparado com consistência pastosa que forma uma camada protetora sobre a pele.

***Pomade*:** Gordura perfumada obtida durante o processo de extração por *enfleurage*.

Prensagem a frio: Método mecânico de extração de óleo que não usa calor externo. Também é chamado simplesmente *prensagem*.

Prensagem: Método de extração de óleo, também chamado *prensagem a frio*, em cujo processo não se usa aplicação de calor externo.

Quimiotipo: Variação dos componentes químicos de uma planta devida ao clima e à localização.

Resinoide: Substância criada pela extração de resinas, gomas, bálsamos, oleorresina ou oleorresinas gomosas por meio de solventes. Pode ser um líquido viscoso ou uma substância sólida ou semissólida.

Terra de *fuller*: Silicato de alumínio usado para remover o máximo possível a cor dos óleos vegetais usados na alimentação.

Unguento: Preparado com consistência um pouco firme que constitui uma camada protetora sobre a pele.

Volátil: Substância (um óleo essencial, por exemplo) instável que evapora rapidamente.

Glossário Médico

Abortivo: Substância capaz de induzir o aborto de um feto.

Aguda: Doença que se instala rapidamente e dura pouco.

Analgésico: Substância que alivia a dor.

Antialérgico: Substância que reduz os sintomas das alergias.

Antibacteriano: Substância que combate o crescimento das bactérias.

Antiespasmódico: Substância que alivia os espasmos musculares e as câimbras.

Antifúngico: Substância que impede o crescimento dos fungos.

Anti-inflamatório: Substância que reduz as inflamações.

Antisséptico: Substância que destrói as bactérias que causam infecções.

Antiviral: Substância que inibe a multiplicação de um vírus.

Artrite: Inflamação de uma ou mais articulações, acompanhada de dor e rigidez.

Artrite reumatoide: Tipo de artrite autoimune que causa dor, rigidez, inchaço e limitação do movimento das articulações.

Asma: Doença crônica dos pulmões que inflama e estreita as vias respiratórias.

Ciática: Dor ou dormência que começa na região lombar e se espalha pela perna ao longo do nervo ciático.

Crônica: Doença persistente, que dura muito.

Dermatite: Termo geral que designa as inflamações da pele quando esta se torna vermelha, inchada e dolorida.

Distensão: Esticamento ou rompimento de um músculo.

Dores nas articulações temporomandibulares (ATMs): Dor que ocorre na articulação da mandíbula ou perto dela, causada por uma série de problemas.

Eczema: Doença inflamatória que faz com que áreas da pele se tornem vermelhas, ásperas e pruriginosas.

Edema: Inchaço não doloroso causado pela retenção de fluido sob a pele.

Escabiose: Infecção contagiosa da pele, que causa muita coceira, provocada pelo ácaro *Sarcoptes scabiei*. Também chamada *sarna*.

Estafilococo: Bactéria responsável por diversos tipos de infecções.

Estíptico: Substância que estanca sangramentos externos menores.

Frieiras: Inflamação dolorosa dos pequenos vasos sanguíneos da pele quando expostos ao frio e à umidade elevada.

Gota: Espécie de artrite que ocorre quando o ácido úrico se acumula e causa inflamação das articulações.

Hemorroidas: Dilatação das veias do reto.

Infecção fúngica: Infecção comum da pele causada por um fungo. Incluem-se aqui a candidíase, a dermatofitose, as micoses e o pé de atleta.

Micose: Tipo de infecção da pele causada por um fungo.

Psoríase: Doença de pele que provoca o surgimento de manchas dolorosas e pele vermelha e grossa, acompanhada por escamas de cor prateada.

Reumatismo: Termo informal que designa diversos sintomas de inflamação e dor nas articulações. Já não é usado na medicina para definir um transtorno ou uma doença.

Sensibilidade: Ao contrário da irritação, processo no qual a pele se torna cada vez mais reativa e hipersensível.

Tensão pré-menstrual (TPM): Termo que se refere a uma ampla gama de sintomas, entre os quais mudanças de humor, sensibilidade nos seios, desejos alimentares, fadiga, irritabilidade e depressão.

Torção: Distensão ou rompimento de um ligamento. Também chamada *entorse*.

Transtorno afetivo sazonal (TAS): Tipo de depressão que ocorre na mesma época todo ano. Ocorre, em geral, no inverno.

Varizes: Vasos sanguíneos dilatados e retorcidos que aparecem através da pele, mostrando-se azuis e inchados.

Bibliografia

Alcock, Joan P. *Food in the Ancient World*. Westport, CT: Greenwood Press, 2006.

Anderson, Graham. *Greek and Roman Folklore: A Handbook*. Westport, CT: Greenwood Press, 2006.

Arrowsmith, Nancy. *Essential Herbal Wisdom: A Complete Exploration of 50 Remarkable Herbs*. Woodbury, MN: Llewellyn Publications, 2009.

Aftel, Mandy. *Essence and Alchemy: A Natural History of Perfume*. Nova York: North Point Press, 2001.

Barnhart, Robert K.(org.). *The Barnhart Concise Dictionary of Etymology*. Nova York: HarperCollins, 1995.

Barrett, Judy. *What Can I Do with My Herbs? How to Grow, Use & Enjoy These Versatile Plants*. College Station, TX: Texas A&M University Press, 2009.

Başer, K. Hüsnü Can e Buchbauer, Gerhard (orgs.). *Handbook of Essential Oils: Science, Technology, and Applications*. 2ª. ed. Boca Raton, FL: CRC Press, 2016.

Bedson, Paul. *The Complete Family Guide to Natural Healing*. Dingley, Austrália: Hinkler Books Pty. Ltd., 2005.

Behra, Olivier, Chantal Rakotoarison e Rhiannon Harris. "Ravintsara vs Ravensara a Taxonomic Clarification", *International Journal of Aromatherapy*, vol. 11, nº 1 (2001): 4-7. https://doi.org/10.1016/S0962-4562(01)80062-X.

Bell, Kristen Leigh. *Holistic Aromatherapy for Animals: A Comprehensive Guide to the Use of Essential Oils and Hydrosols with Animals*. Forres, Escócia: Findhorn Press, 2002.

Bennet, Doug e Tiner, Tim. *The Wild Woods Guide: From Minnesota to Maine, the Nature and Lore of the Great North Woods*. Nova York: HarperCollins, 2003.

Berens, E. M. *The Myths and Legends of Ancient Greece and Rome*. Londres: Blackie & Son, 1880.

Binney, Ruth. *The Gardener's Wise Words and Country Ways*. Newton Abbot, Inglaterra: David and Charles, 2007.

Boddy, Kasia. *Geranium*. Londres: Reaktion Books Ltd., 2013.

Boland, D. J., Brooker, M. I. H., Chippendale, G. M., Hall, N., Hyland, B. P. M., Johnston, R. D., Kleinig, D. A., McDonald, M. W. e Turner, J. D. *Forest Trees of Australia*. 5ª ed. Collingwood, Victoria, Austrália: CSIRO Publishing, 2006.

Bonar, Ann. *The MacMillan Treasury of Herbs: A Complete Guide to the Cultivation and Use of Wild and Domesticated Herbs*. Nova York: MacMillan, 1985.

Brown, Kathleen. *Herbal Teas for Lifelong Health*. Desenvolvimento de receitas de autoria de Jeanine Pollack. North Adams, MA: Storey Publishing, 1999.

Bruneau, Stephanie. *The Benevolent Bee: Capture the Bounty of the Hive Through Science, History, Home Remedies, and Craft*. Beverly, MA: Quarto Publishing Group USA, 2017.

Butler, Hilda (org.). *Poucher's Perfumes, Cosmetics and Soaps*. 10ª ed. Dordrecht, Holanda: Springer Science+Business Media, 2000.

Campion, Kitty. *The Family Medical Herbal: A Complete Guide to Maintaining Health and Treating Illness with Plants*. Nova York: Barnes & Noble Books, 1996.

Castleman, Michael. *The New Healing Herbs: The Essential Guide to More than 130 of Nature's Most Potent Herbal Remedies*. 4ª ed. Emmaus, PA: Rodale Press, 2010.

Centers for Disease Control and Prevention. "Prevent Mosquito Bites." Lista de repelentes de pernilongos registrada junto à EPA (Environmental Protection Agency – Agência de Proteção Ambiental dos Estados Unidos). Acesso em: 25 abr. 2019. Disponível em: https://www.cdc.gov/zika/prevention/prevent-mosquito-bites.html.

Chandra, Anjana Motihar. *India Condensed: 5,000 Years of History and Culture*. Cingapura: Marshall Cavendish Editions, 2008.

Chevallier, Andrew. *The Encyclopedia of Medicinal Plants: A Practical Reference Guide to Over 550 Key Herbs and Their Medicinal Uses*. Nova York: Dorling Kindersley Publishing, 1996.

_____. *Herbal Remedies*. Nova York: Dorling Kindersley Publishing, 2007.

Clay, Horace F. e Hubbard, James C. *Tropical Shrubs*. Honolulu, HI: University Press of Hawaii, 1977.

Colonial Dames of America. *Herbs and Herb Lore of Colonial America*. Nova York: Dover Publications, 1995.

Coombes, Allen J. *Dictionary of Plant Names*. Portland, OR: Timber Press, 1985.

Couplan, François. *The Encyclopedia of Edible Plants of North America: Nature's Green Feast*. New Canaan, CT: Keats Publishing, 1998.

Cumo, Christopher. *Foods That Changed History: How Foods Shaped Civilization from the Ancient World to the Present*. Santa Barbara, CA: ABC-CLIO, 2015.

______(org.). *Encyclopedia of Cultivated Plants: From Acacia to Zinnia*. Santa Barbara, CA: ABC-CLIO, 2013. v. 3.

Dalby, Andrew. *Food in the Ancient World From A to Z*. Nova York: Routledge, 2003.

Damian, Peter e Damian, Kate. *Aromatherapy: Scent and Psyche: Using Essential Oils for Physical and Emotional Well-Being*. Rochester, VT: Healing Arts Press, 1995.

De la Tour, Shatoiya. *Earth Mother Herbal*. Gloucester, MA: Fair Winds, 2002.

Dobelis, Inge N. (org.). *Magic and Medicine of Plants*. Pleasantville, NY: Reader's Digest Association, 1986

Dugo, Giovanni e Bonaccorsi, Ivana (orgs.). *Citrus bergamia: Bergamot and Its Derivatives*. Boca Raton, FL: CRC Press, 2014.

Duke, James A. *Duke's Handbook of Medicinal Herbs*. 2ª ed. Boca Raton, FL: CRC Press, 2002.

_____. *CRC Handbook of Medicinal Spices*. Boca Raton, FL: CRC Press, 2003.

_____. *Duke's Handbook of Medicinal Plants of the Bible*. Boca Raton, FL: CRC Press, 2008.

_____. *Duke's Handbook of Medicinal Plants of Latin America*. Boca Raton, FL: CRC Press, 2009.

Durkin, Philip. *The Oxford Guide to Etymology*. Nova York: Oxford University Press, 2009.

Farrer-Halls, Gill. *The Aromatherapy Bible: The Definitive Guide to Using Essential Oils*. Nova York: Sterling Publishing, 2005.

Felty, Sheryl L. *Grow 15 Herbs for the Kitchen*. North Adams, MA: Storey Publishing, 1981.

Fernie, William Thomas. *Herbal Simples: Approved for Modern Uses of Cure*. Londres: Simpkin, Marshall, Hamilton, Kent & Co., 1895.

Fischer-Rizzi, Susanne. *Complete Aromatherapy Handbook: Essential Oils for Radiant Health*. Nova York: Sterling Publishing, 1990.

Foster, Steven e Johnson, Rebecca L. *National Geographic Desk Reference to Nature's Medicine*. Washington, DC: National Geographic Society, 2008.

Franck, Robert R. (org.).*Bast and Other Plant Fibres*. Boca Raton, FL: CRC Press, 2005.

Fulder, Stephen, Ph.D. e Blackwood, John. *Garlic: Nature's Original Remedy*. Rochester, VT: Healing Arts Press, 2000.

Gilbert, Avery. *What the Nose Knows: The Science of Scent in Everyday Life*. Fort Collins, CO: Synesthetics, 2014.

Goreja, W. G. *Shea Butter: The Nourishing Properties of Africa's Best-Kept Natural Beauty Secret*. Nova York: Amazing Herbs Press, 2004.

Govert, Johndennis. *Feng Shui: Art and Harmony of Place*. Phoenix: Daikakuji Publications, 1993.

Green, Aliza. *Field Guide to Herbs & Spices: How to Identify, Select, and Use Virtually Every Seasoning at the Market*. Filadélfia, PA: Quirk Productions, 2006.

_____. *Field Guide to Produce: How to Identify, Select, and Prepare Virtually Every Fruit and Vegetable at the Market*. Filadélfia, PA: Quirk Productions, 2004.

Gregg, Susan. *The Complete Illustrated Encyclopedia of Magical Plants*. Beverly, MA: Fair Winds Press, 2008.

Grieve, Maud. *A Modern Herbal*. Nova York: Dover Publications, 1971. 2 vols.

Groom, Nigel. *The New Perfume Handbook*. 2ª ed. Londres: Chapman & Hall, 1997.

Gut, Bernardo. *Trees in Patagonia*. Basileia, Suíça: Birkhäuser Verlag AG, 2008.

Halpern, Georges M. *The Healing Trail: Essential Oils of Madagascar*. North Bergen, NJ: Basic Health Publications, 2003.

Hanelt, Peter e Institute of Plant Genetics and Crop Plant Research (orgs.). *Mansfeld's Encyclopedia of Agricultural and Horticultural Crops (Except Ornamentals)*. Nova York: Springer, 2001.

Harkness, Peter. *The Rose: An Illustrated History*. Buffalo, NY: Firefly Books, 2003.

Harrison, Lorraine. *Latin for Gardeners: Over 3,000 Plant Names Explained and Explored*. Chicago, IL: The University of Chicago Press, 2012.

Hatfield, Gabrielle. *Encyclopedia of Folk Medicine: Old World and New World Traditions*. Santa Barbara, CA: ABC-CLIO, 2004.

Heilmeyer, Marina. *Ancient Herbs*. Traduzido por David J. Baker. Los Angeles, CA: J. Paul Getty Museum, 2007.

Hibler, Janie. *The Berry Bible*. Nova York: William Morrow, 2004.

Higley, Connie e Higley, Alan. *Quick Reference Guide for Essential Oils*. 9ª ed. Spanish Fork, UT: Abundant Health, 2005.

Holmes, Peter. *Aromatica: A Clinical Guide to Essential Oil Therapeutics*. Filadélfia, PA: Singing Dragon, 2016.

Insel, Paul, Ross, Don, McMahon, Kimberley e Bernstein, Melissa. *Discovering Nutrition*. 5ª ed. Burlington, MA: Jones & Bartlett Learning, 2016.

Janardhanan, Minija e Thoppil, John E. *Herb and Spice Essential Oils: Therapeutic, Flavour and Aromatic Chemicals of Apiaceae*. Nova Delhi, Índia: Discovery Publishing House, 2004.

Janick, Jules e Paull, Robert E. (orgs.). *The Encyclopedia of Fruit and Nuts*. Cambridge, MA: CABI North American Office, 2008.

Jones, Marlene. *The Complete Guide to Creating Oils, Soaps, Creams, and Herbal Gels for Your Mind and Body: 101 Natural Body Care Recipes*. Ocala, FL: Atlantic Publishing Group, 2011.

Jones, Peter C. e MacDonald, Lisa (orgs.). *The Gardener's Almanac*. Boston, MA: Houghton Mifflin, 1997.

Jordan, E. Bernard. *The Laws of Thinking: 20 Secrets to Using the Divine Power of Your Mind to Manifest Prosperity*. Carlsbad, CA: Hay House, 2007.

Jünemann, Monika. *Enchanting Scents: The Secrets of Aroma Therapy*. Wilmot, WI: Lotus Light Publications, 1988.

Kavasch, E. Barrie. *Medicine Wheel Garden: Creating Sacred Space for Healing, Celebration, and Tranquility*. Nova York: Bantam Books, 2002.

Khan, Iqrar Ahmad (org.). *Citrus Genetics, Breeding and Biotechnology*. Cambridge, MA: CABI, 2007.

Kiple, Kenneth F. e Ornelas, Kriemhild Coneè (orgs.). *The Cambridge World History of Food*. Nova York: Cambridge University Press, 2001. v. 1 e 2.

Kowalchik, Claire e Hylton, William H. (orgs.). *Rodale's Illustrated Encyclopedia of Herbs*. Emmaus, PA: Rodale Press, 1998.

Kremers, Edward. *Kremers and Urdang's History of Pharmacy*. 4ª ed. Revisado por Glenn Sonnedecker. Filadélfia, PA: Lippincott, 1976.

Lane, Clive. *Plants for Small Spaces*. Boston, MA: Horticulture Books, 2005.

Langenheim, Jean H. *Plant Resins: Chemistry, Evolution, Ecology, and Ethnobotany*. Portland, OR: Timber Press, 2003.

Lavabre, Marcel F. *Aromatherapy Workbook*. Rochester, VT: Healing Arts Press, 1990.

Lawless, Julia. *The Complete Illustrated Guide to Aromatherapy: A Practical Approach to the Use of Essential Oils for Health and Well-Being*. Londres: Element Books, 1999.

_____. *The Illustrated Encyclopedia of Essential Oils: The Complete Guide to the Use of Oils in Aromatherapy and Herbalism*. Londres: Element Books, 1995.

Leland, Charles Godfrey. *Gypsy Sorcery and Fortune-telling*. Londres: T. Fisher Unwin, 1891.

Lowitz, Leza e Datta, Reema. *Sacred Sanskrit Words: For Yoga, Chant, and Meditation*. Berkeley, CA: Stone Bridge Press, 2005.

MacEwan, Peter (org.). *The Chemist and Druggist: A Weekly Journal of Pharmacy and the Drug Trade*. Londres: The Chemist and Druggist, julho de 1891. v. 39.

Mackenzie, Donald A. *Myths of China and Japan*. Whitefish, MT: Kessinger Publishing, 2005.

Martin, Ingrid. *Aromatherapy for Massage Practitioners*. Filadélfia, PA: Lippincott Williams & Wilkins, 2007.

McGovern, Patrick E., Fleming Stuart J. e H. Katz, Solomon (orgs.). *The Origins and Ancient History of Wine*. Amsterdã, Holanda: Gordon and Breach Publishers, 1996.

McKenna, Dennis J., Jones, Kenneth e Hughes, Kerry. *Botanical Medicines: The Desk Reference for Major Herbal Supplements*. 2ª ed. Nova York: Routledge, 2011.

McLeod, Judyth A. *In a Unicorn's Garden: Recreating the Mystery and Magic of Medieval Gardens*. Londres: Murdoch Books, 2008.

McVicar, Jekka. *Grow Herbs: An Inspiring Guide to Growing and Using Herbs*. Londres: Dorling Kindersley, 2010.

Michalun, M. Varinia e DiNardo, Joseph C. *Milady Skin Care and Cosmetic Ingredients Dictionary*. 4ª ed. Boston, MA: Cengage Learning, 2014.

Miller, Light e Miller, Bryan. *Ayurveda and Aromatherapy: The Earth Essential Guide to Ancient Wisdom and Modern Healing*. Twin Lakes, WI: Lotus Press, 1996.

Miller, Richard Alan e Miller, Iona. *The Magical and Ritual Use of Perfumes*. Rochester, VT: Destiny Books, 1990.

Moerman, Daniel E. *Native American Medicinal Plants: An Ethnobotanical Dictionary*. Portland, OR: Timber Press, 2009.

Mojay, Gabriel. *Aromatherapy for Healing the Spirit: Restoring Emotional and Mental Balance with Essential Oils*. Rochester, VT: Healing Arts Press, 1997.

Monaghan, Patricia. *The Encyclopedia of Celtic Mythology and Folklore*. Nova York: Facts On File, 2004.

Moody-Weis, Jennifer. "The Population Ecology of Sunflowers (Helianthus Annuus) Through Space and Time." Tese de doutorado, University of Kansas, 2007. Ann Arbor, MI: Proquest Information & Learning Company. Acesso em: 15 set. 2017. Disponível em: http://www.proquest.com/products-services/dissertations.

Murray, Frank. *Health Benefits Derived from Sweet Orange: Diosmin Supplements from Citrus*. Laguna Beach, CA: Basic Health Publications, 2007.

Murray, Michael, Pizzorno, Joseph e Pizzorno, Lara. *The Encyclopedia of Healing Foods*. Nova York: Atria Books, 2005.

Nandwani, Dilip (org.). *Sustainable Horticultural Systems: Issues, Technology and Innovation*. Nova York: Primavera, 2014.

Neal, Bill. *Gardener's Latin: Discovering the Origins, Lore & Meanings of Botanical Names*. Chapel Hill, NC: Algonquin Books of Chapel Hill, 1992.

Nugent, Jeff e Boniface, Julia. *Permaculture Plants: A Selection*. White River Junction, VT: Chelsea Green Publishing, 2005.

Oxford Dictionary of English. 3ª ed. Nova York: Oxford University Press, 2010.

Panda, H. *Essential Oils Handbook*. Delhi, India: National Institute of Industrial Research, 2003.

Paull, Robert E. e Duarte, Odilo. *Tropical Fruits*. Vol. 1. 2ª ed. Cambridge, MA: CABI, 2011. v. 1.

Pauwels, Ivo e Christoffels, Gerty. *Herbs: Healthy Living with Herbs from Your Own Garden*. Cidade do Cabo, África do Sul: Struik Publishers, 2006.

Peter, K. V. (org.). *Handbook of Herbs and Spices.* 2ª ed. Filadélfia, PA: Woodhead Publishing, 2004. v. 2.

Phaneuf, Holly. *Herbs Demystified: A Scientist Explains How the Most Common Herbal Remedies Really Work.* Nova York: Marlowe & Co., 2005.

Phillips, Steven J., Wentworth Comus, Patricia, Dimmitt, Mark A. e Brewer, Linda M. (orgs.). *A Natural History of the Sonoran Desert.* 2ª ed. Oakland, CA: University of California Press, 2015.

Pickles, Sheila (org.). *The Language of Flowers.* Nova York: Harmony Books, 1990.

Platt, Ellen Spector. *Lemon Herbs: How to Grow and Use 18 Great Plants.* Mechanicsburg, PA: Stackpole Books, 2002.

Pleasant, Barbara. *The Whole Herb: For Cooking, Crafts, Gardening, Health and Other Joys of Life.* Garden City Park, NY: Square One Publishers, 2004.

Poth, Susanne e Sauer, Gina. *The Spice Lilies: Eastern Secrets to Healing with Ginger, Turmeric, Cardamom, and Galangal.* Rochester, VT: Healing Arts Press, 2000.

Poucher, W. A. *Poucher's Perfumes, Cosmetics and Soaps: The Production, Manufacture and Application of Perfumes.* 9ª ed. Nova York: Chapman & Hall, 1997. v. 2.

Prance, Sir Ghillean e Nesbitt, Mark (orgs.). *The Cultural History of Plants.* Nova York: Routledge, 2005.

Price, Shirley. *Aromatherapy for Common Ailments.* Nova York: Fireside, 1991.

Quattrocchi, Umberto. *CRC World Dictionary of Plant Names: Common Names, Scientific Names, Eponyms, Synonyms, and Etymology.* Boca Raton, FL: CRC Press, 2016. v. 1.

Raghavan, Susheela. *Handbook of Spices, Seasonings, and Flavorings.* 2ª ed. Boca Raton, FL: CRC Press, 2007.

Ransome, Hilda M. *The Sacred Bee in Ancient Times and Folklore.* Mineola, NY: Dover Publications, 2004. Publicado pela primeira vez em 1937.

Raven, Peter H., Evert, Ray F. e Eichhorn, Susan E. *Biology of Plants.* 7ª ed. Nova York: W. H. Freeman and Co., 2005.

Rayburn, Debra. *Let's Get Natural with Herbs.* Huntsville, AR: Ozark Mountain Publishing, 2007.

Ridley, Henry Nicholas. *Spices.* Londres: Macmillan and Co., 1912.

Rieger, Mark. *Introduction to Fruit Crops.* Binghamton, NY: Food Products Press, 2006.

Roberts, Margaret. *Edible & Medicinal Flowers*. Claremont, África do Sul: The Spearhead Press, 2007.

Rodd, Tony e Stackhouse, Jennifer. *Trees: A Visual Guide*. Berkeley, CA: University of California Press, 2008.

Rogers, Juliette. *Grow 15 Herbs for Fragrance*. North Adams, MA: Storey Publishing, 1999.

Rose, Jeanne. *Herbs & Things: Jeanne Rose's Herbal*. São Francisco, CA: Last Gasp of San Francisco, 2005.

_____. *375 Essential Oils and Hydrosols*. Berkeley, CA: Frog, 1999.

Rosengarten, Frederic, Jr. *The Book of Edible Nuts*. Mineola, NY: Dover Publications, 2004.

Santerre, Charles R. (org.). *Pecan Technology*. Nova York: Chapman & Hall, 1994.

Sauer, Jonathan D. *Historical Geography of Crop Plants: A Select Roster*. Boca Raton, FL: CRC Press, 1993.

Schiller, Carol e Schiller, David. *The Aromatherapy Encyclopedia: A Concise Guide to Over 385 Plant Oils*. Laguna Beach, CA: Basic Health Publications, 2008.

_____. *500 Formulas for Aromatherapy: Mixing Essential Oils for Every Use*. Nova York: Sterling Publishing, 1994.

Seidemann, Johannes. *World Spice Plants: Economic Usage, Botany, Taxonomy*. Nova York: SpringerVerlag, 2005.

Sell, Charles S. (org.). *The Chemistry of Fragrances: From Perfumer to Consumer*. 2ª ed. Cam-bridge, Inglaterra: Royal Society of Chemistry, 2006.

Seymour, Miranda. *A Brief History of Thyme and Other Herbs*. Nova York: Grove Press, 2002.

Small, Ernest. *Top 100 Food Plants: The World's Most Important Culinary Crops*. Ottawa, Canadá: NCR Research Press, 2009.

Small, Ernest e Catling, Paul M. *Canadian Medicinal Crops*. Ottawa, Canadá: National Research Council of Canada, 1999.

Sonneman, Toby. *Lemon: A Global History*. Londres: Reaktion Books, 2012.

Southwell, Ian e Lowe, Robert (orgs.) *Tea Tree: The Genus Melaleuca*. Amsterdã, Holanda: Hardwood Academic Publishers, 2005.

Staub, Jack. *75 Exceptional Herbs for Your Garden*. Layton, UT: Gibbs Smith, 2008.

_____. *75 Remarkable Fruits for Your Garden*. Layton, UT: Gibbs Smith, 2007.

Steel, Susannah, org. *Home Herbal: Cook, Brew & Blend Your Own Herbs*. Nova York: Dorling Kindersley Publishing, 2011.

Stokes, Dustin, Matthen, Mohan e Biggs, Stephen (orgs.). *Perception and Its Modalities*. Nova York: Oxford University Press, 2015.

Tisserand, Robert e Young, Rodney. *Essential Oil Safety: A Guide for Health Care Professionals*. 2ª ed. Nova York: Churchill Livingstone, 2014.

Toussaint-Samat, Maguelonne. *A History of Food*. Traduzido do francês por Anthea Bell. Malden, MA: John Wiley & Sons, 2009.

Tucker, Arthur O. e DeBaggio, Thomas. *The Encyclopedia of Herbs: A Comprehensive Reference to Herbs of Flavor and Fragrance*. Portland, OR: Timber Press, 2009.

Van Wyk, Ben-Erik e Wink, Michael. *Medicinal Plants of the World*. Portland, OR: Timber Press, 2004.

Visser, Margaret. *Much Depends on Dinner: The Extraordinary History and Mythology, Allure and Obsessions, Perils and Taboos, of an Ordinary Meal*. Nova York: Grove Press, 1986.

Warrier, P. K., Nambiar, V. P. K. e Ramankutty, C. (orgs.). *Indian Medicinal Plants: A Compendium of 500 Species*. Chennai, Índia: Orient Longman, 2005. v. 2.

Watson, Franzesca. *Aromatherapy Blends and Remedies*. Londres: Thorsons, 1995.

Watts, Donald. *Elsevier's Dictionary of Plant Lore*. Burlington, MA: Academic Press, 2007.

Webster's II New College Dictionary, s. v. "elemi". 3ª ed. Nova York: Houghton Mifflin.

Webster's Third New International Dictionary of the English Language, Unabridged, s. v. "*amyris*". Springfield, MA: G. & C. Merriam Co., 1981.

Weiss, E. A. *Spice Crops*. Nova York: CABI Publishing, 2002.

Wells, Diana. *Lives of the Trees: An Uncommon History*. Chapel Hill, NC: Algonquin Books of Chapel Hill, 2010.

Wheelwright, Edith Grey. *Medicinal Plants and Their History*. Nova York: Dover Publications, 1974.

Williams, Cheryll J. *Medicinal Plants in Australia, Vol. 2: Gums, Resins, Tannin and Essential Oils*. Kenthurst, Austrália: Rosenberg Publishing, 2011.

Wilson, Roberta. *Aromatherapy: Essential Oils for Vibrant Health and Beauty*. Nova York: Avery, 2002.

Wood, Matthew. *Earthwise Herbal: A Complete Guide to Old World Medicinal Plants*. Berkeley, CA: North Atlantic Books, 2008.

Worwood, Susan e Worwood, Valerie Ann. *Essential Aromatherapy: A Pocket Guide to Essential Oils and Aromatherapy*. Novato, CA: New World Library, 2003.

Worwood, Valerie Ann. *The Complete Book of Essential Oils and Aromatherapy*. Novato, CA: New World Library, 1991.

Zak, Victoria. *The Magic Teaspoon: Transform Your Meals with the Power of Healing Herbs and Spices*. Nova York: Berkley Books, 2006.

Zohary, Daniel, Hopf, Maria e Weiss, Ehud. *Domestication of Plants in the Old World*. 4ª ed. Nova York: Oxford University Press, 2012.

Índice Remissivo

A

B

C

D

E

F

G

H

I

J

L

M

N

O

P

Q

R

S

T

U

V

W

Z